北京协和医院

疑难重症皮肤病 病例精解

名誉主编：王家璧　晋红中

主　　编：左亚刚　刘　洁

副主编：李　丽　王　涛

科学技术文献出版社

SCIENTIFIC AND TECHNICAL DOCUMENTATION PRESS

·北京·

图书在版编目（CIP）数据

北京协和医院疑难重症皮肤病病例精解 / 左亚刚，刘洁主编. —北京：科学技术文献出版社，2021.8

ISBN 978-7-5189-8094-9

Ⅰ . ①北… Ⅱ . ①左… ②刘… Ⅲ . ①皮肤病—疑难病—病案—分析 Ⅳ . ① R751-64

中国版本图书馆 CIP 数据核字（2021）第 145804 号

北京协和医院疑难重症皮肤病病例精解

策划编辑：李 丹　责任编辑：李 丹　责任校对：张永霞　责任出版：张志平

出 版 者	科学技术文献出版社	
地 址	北京市复兴路15号　邮编　100038	
编 务 部	(010) 58882938，58882087（传真）	
发 行 部	(010) 58882868，58882870（传真）	
邮 购 部	(010) 58882873	
官 方 网 址	www.stdp.com.cn	
发 行 者	科学技术文献出版社发行　全国各地新华书店经销	
印 刷 者	北京地大彩印有限公司	
版 次	2021 年 8 月第 1 版　2021 年 8 月第 1 次印刷	
开 本	787×1092　1/16	
字 数	296千	
印 张	29	
书 号	ISBN 978-7-5189-8094-9	
定 价	188.00元	

《北京协和医院疑难重症皮肤病临床病例荟萃》

编 委 会

名誉主编：王家璧　晋红中

主　　编：左亚刚　刘　洁

副 主 编：李　丽　王　涛

编　委（以姓氏笔画为序）：

王　涛	王文明	王亚男	王译曼	王钧程
王海朦	王家璧	王煜坤	左亚刚	朱　天
刘　洁	刘兆睿	刘阳春	闫　言	闫天萌
李　丽	李思哲	杨　璐	杨语嫣	吴　超
张　姗	张时宇	陈心怡	罗毅鑫	赵文玲
晋红中	贾　力			

序

　　皮肤科是病种较多的科室，而北京协和医院皮肤科又以收治疑难重症皮肤病著称，多年来在这类疾病诊治方面积累了丰富的临床经验。在几代人的共同努力下，北京协和医院皮肤科已经成为国内著名的学科，也吸引了众多博士后到皮肤科深造。

　　本书有四个特点：一是写作风格新颖。本书写作风格是由左亚刚教授提出并写出了样本，在多位皮肤科教授共同努力下编写完成。在写作过程中体现了北京协和医院保留上百年的三级医师查房特色，对每一个病例进行由浅入深、层层递进式的详细解读，对各级皮肤科医师均有一定的指导价值。二是选择病例的病情多数较重。本书共收集 35 个病例，涵盖皮肤科中的罕见重症疾病，如重症药疹（中毒性表皮坏死松解症、伴嗜酸性粒细胞增多和系统症状的药疹等），大疱病（寻常型天疱疮、大疱性类天疱疮、疱疹样天疱疮、获得性大疱性表皮松解症等），皮肤淋巴瘤[蕈样肉芽肿、Sézary 综合征、原发性皮肤侵袭性亲表皮 CD8（＋）细胞毒性 T 细胞淋巴瘤、皮下脂膜炎样 T 细胞淋巴瘤、原发性皮肤间变性大细胞淋巴瘤等]。三是病例内容详细。每一个病例均有多张临床、病理及免疫组化或免疫荧光照片，可以多角度给医师提供临床资料，这对疾病诊断至关重要。四是内容新颖。在病例讨论环节，作者均对该病的国内外研究进展进行了叙述，以便医师掌握最新的诊疗手段。

阅读本书，不仅适合在皮肤科规培的住院医师和研究生培养临床思维，也适合皮肤科高年资主治医师或副教授提高自己的带教和查房水平。希望本书能给各级皮肤科医师提供理论和临床实践指导。书中有不足之处，请多提宝贵意见。

王家璧

2021 年 6 月 11 日

名誉主编简介

王家璧　主任医师，教授，博士研究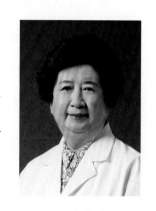
生导师，享受国务院特殊津贴专家。1961
年毕业于上海第一医学院医疗系，毕业后分
配至北京协和医院皮肤科工作至今。1982—
1983 年留学于美国斯坦福大学及纽约大学
皮肤科，做访问学者。1993 年由世界卫生
组织派赴泰国访问，学习性传播疾病。1991—2000 年担任北京协
和医院皮肤科主任。曾任中华医学会皮肤性病学分会常务委员、
秘书长，北京医学会皮肤性病学分会副主任委员，中国性学会副
理事长、性传播疾病防治专业委员会主任委员，中国性病艾滋病
防治协会理事，国际皮肤科学会会员，亚洲皮肤科学会会员，《中
国性科学》杂志副主编，《中华皮肤科杂志》《临床皮肤科杂志》
《中国皮肤性病学杂志》《中国麻风皮肤病杂志》《北京医学》等
多家皮肤科专业期刊编委。

　　主编著作有《皮肤科疑难病例诊断》、《阴部疾病与性病》、《皮
肤病理鉴别诊断》彩色幻灯片、《皮肤性病治疗与检测进展精要》、
《皮肤激光美容治疗》等专著 21 部。发表学术论文 300 余篇。主
译著作有《实用皮肤病理学》。科研成果曾荣获教育部科技进步二
等奖，北京市科技进步三等奖。获得中华医学会教育技术分会优

秀教材一等奖，第八届全国优秀科技图书二等奖，卫生部国家医学科技图书二等奖。获得中华医学会专家委员（2010 年），中国医师学会皮肤科医师分会杰出贡献奖（2012 年）。多次获得北京协和医院医疗成果奖、北京协和医院先进教师奖。

擅长皮肤病理诊断、皮肤激光治疗、性传播疾病与疑难皮肤性病诊治。经常出席国内外学术会议进行学术交流，作专题报告。长期从事血卟啉激光治疗皮肤癌的研究，用泵浦染料激光治疗皮肤癌 60 例，用金蒸汽激光在国内首次治疗皮肤癌 15 例，均取得满意疗效，在国内处于领先地位。在从事临床工作的 60 余年中积累了丰富的医疗经验，培养硕士研究生、博士研究生数十名，均已成为国内著名的皮肤病学专家。

在担任北京协和医院皮肤科主任期间，注重科室建设，在北京最早成立了皮肤激光门诊，引进先进的激光机，使以往无法治疗的太田痣获得痊愈的临床疗效；成立了皮肤性病门诊，建立了性病检测实验室，完善了皮肤病与性病的诊治工作；在周光霁教授和陈锡唐教授的指导下，成立了皮肤病理室，引进皮肤病理实验室的技术员，培养了多位皮肤病理专业人才，现都已成为皮肤病理专家。

历任北京市政协东城区第七届、第八届委员会委员，政协北京市第八届、第九届常务委员，在政协北京市第八届委员会会议期间，参与报告的《关于建立老年人社区服务中心案》等两件提案被评为优秀提案。

晋红中　主任医师，教授，博士研究生导师，临床博士后导师。现任北京协和医院皮肤科主任，北京协和医学院皮肤性病学系主任。目前担任中国医疗保健国际交流促进会皮肤科分会主任委员，中国罕见病联盟/北京罕见病诊疗与保障学会皮肤罕见病专

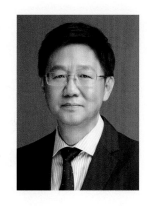

业委员会主任委员，中国医师协会皮肤科医师分会副会长，中华医学会皮肤性病学分会委员兼病理学组副组长，亚洲皮肤科学会（ADA）理事，亚洲银屑病学会（ASP）理事，北京医学会皮肤性病学分会候任主任委员，北京医师协会皮肤科医师分会会长，北京医师协会医疗美容专科医师分会副会长，北京中西医结合学会环境与健康专业委员会副主任委员，北京医学会过敏变态反应学分会常务委员。担任卫生部全国卫生专业技术资格考试专家委员会委员，中国医师协会毕业后医学教育专家委员会皮肤科专科委员会候任主任委员，中央保健会诊专家，中华医学会医疗鉴定专家库成员，国家自然科学基金评审专家，北京市住院医师规范化培训皮肤科专科委员会副主任委员，北京市继续教育委员会学科组成员、北京市自然科学基金评审专家。担任多家国家级期刊的副主编和编委。

主持国家自然科学基金、北京市自然科学基金、教育部高等学校博士学科点专项科研基金、首都卫生发展科研专项基金、中

央保健科研基金等多项省部级以上基金资助的科研课题。以第一及通讯作者发表 SCI 收录论文 40 篇、核心期刊论文 190 余篇。主编、主译书籍 10 部，参编书籍 40 余部。2009 年被中国医师协会皮肤科医师分会评为"优秀中青年医师"。获得北京市科技进步三等奖 1 项，北京市高等教育精品教材奖 1 项，中国医学科学院北京协和医院医疗成果奖 3 项，中国医学科学院北京协和医学院创新团队奖 1 项。

作为北京协和医院皮肤科主任，带领科室不断发展为学科技术力量雄厚、亚专业齐全的专科，在全国医院最佳专科排行榜中名列前茅。科室年门诊量近 30 万人次，居全国前列。北京协和医院皮肤科是教育部国家重点学科，中华医学会银屑病转化医学研究中心，全国皮肤病疑难重症诊治中心，国家教育委员会博士学位授权点，皮肤科临床博士后流动站，卫健委皮肤科住院医师培训基地，国家药品监督管理局皮肤科药物研究基地，国家级皮肤科继续教育基地。

主编简介

左亚刚 主任医师，教授，博士研究生导师，临床博士后导师。现任北京协和医院皮肤科副主任，中央保健会诊专家。2000年考取中国协和医科大学博士研究生，师从我国著名皮肤科专家王家璧教授，2003年毕业后留北京协和医院皮肤科工作至今。2009年 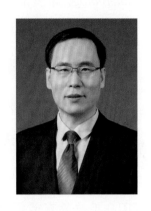 4月至2010年4月在美国北卡罗来纳大学教堂山分校皮肤科担任访问学者。

目前兼任：中国医疗保健国际交流促进会皮肤科分会副主任委员兼秘书长，国家皮肤与免疫疾病临床医学研究中心办公室副主任，中国医师协会皮肤科医师分会第五届委员会自身免疫病专业委员会副主任委员，中华医学会皮肤性病学分会第十三届青年委员会委员、第十四届实验学组委员，北京医学会皮肤性病学分会第三届青年委员会副主任委员，北京中西医结合学会第二届医学美容专业委员会副主任委员，中国中医药信息学会中西医结合皮肤病分会第一届理事会常务理事，中国性学会第三届、第四届性传播疾病防治专业委员会副主任委员兼秘书，北京针灸学会减肥美容专业委员会副主任委员，中国民族卫生学会皮肤学科分会常务委员，*Journal of Dermatology*、*Archives of Dermatological*

Research、*Journal of Dermatological Science*、*British Journal of Dermatology*、*Journal of the European Academy of Dermatology and Venereology* 等多家国际著名皮肤病期刊审稿专家，*Austin Journal of Dermatology* 编委。国家自然科学基金、北京市自然科学基金、首都医学发展科研基金等项目评审专家，教育部硕士、博士研究生学位论文评审专家。

多年来致力于皮肤科临床和科研工作，研究方向为自身免疫性疾病。2007年和2008年分别获得北京协和医院科研论文优秀奖。2010年被教育部授予"新世纪优秀人才"称号。2014年获得中国医师协会皮肤科医师分会优秀中青年医师奖。2015年被中国医药卫生事业发展基金会授予"德技双馨人民好医生"称号。2016年获得北京协和医院优秀员工。2019年获得北京协和医院医疗科研成果二等奖。先后主持国家自然科学基金3项、北京市自然科学基金2项，教育部新世纪优秀人才项目基金、人事部留学归国基金及其他科研基金多项。以第一作者和通讯作者发表SCI收录论文30余篇，国内核心期刊论文80余篇。曾先后牵头撰写自身免疫性大疱病专家建议或指南6篇，参与编写3篇。多次参加国内外会议并作学术报告。

刘洁 主任医师，教授，博士研究生导师，临床博士后导师，中央保健会诊专家。现任北京协和医院皮肤科副主任。

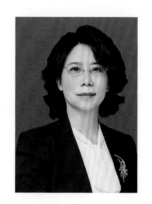

现任国际皮肤镜协会（IDS）执行委员，国际皮肤淋巴瘤协会（ISCL）委员，中国罕见病联盟／北京罕见病诊疗与保障学会皮肤罕见病专业委员会副主任委员兼秘书长，中国医疗保健国际交流促进会皮肤科分会皮肤影像学组组长，华夏皮肤影像人工智能协作组副主任兼秘书长等学术任职。任 *Journal of Investigative Dermatology*、*Journal of the American Academy of Dermatology*、*British Journal of Dermatology*、*Journal of the European Academy of Dermatology and Venereology*、*Archives of Dermatological Research*、*European Journal of Dermatology*、《中华医学杂志》《中华皮肤科杂志》等杂志审稿专家。

主持参与国家级、省部级课题16项，国家卫生健康委员会医政医管局"皮肤病相关质控体系研究项目"专家组副组长。目前以第一作者、通讯作者发表论文100余篇，其中SCI收录论文30余篇，多篇文章发表于 *Journal of the American Academy of Dermatology*、*British Journal of Dermatology*、*Journal of the European Academy of Dermatology and Venereology* 等业内顶级期刊。主持制定皮肤影像学领域专家共识、指南 10 余篇，主持国家级继续教育项目"协和皮肤影像诊断学习班"，并获得实用新型专利 1 项。曾在世界皮肤病大会、世界皮肤镜大会、欧洲皮肤病和性病学会年会、美国研究皮肤病学会年会、亚洲皮肤科大会、中华医学会全国皮肤性病学术年会、中国医师协会皮肤科医师年会等国际、国内会议上进行大会报告百余次。此外，牵头成立北京协和医院皮肤淋巴瘤多学科诊疗 MDT，依托中国罕见病联盟平台建立中国原发性皮肤淋巴瘤数据库，多年来致力于皮肤罕见病、疑难病的临床诊疗工作。主编《协和皮肤镜图谱》《实用皮肤镜学》，主译《非肿瘤皮肤病的皮肤镜应用》，担任国家级规划教材《皮肤性病学图谱》副主编，担任全国高等学校医学专业研究生国家级规划教材《皮肤性病学》第二版，全国研究生教材《罕见病学》《协和皮肤临床病理学》《皮肤病与性病学》等专著编委。

主要研究领域为皮肤淋巴瘤、皮肤影像学及人工智能。曾获得 2015 年中国医师协会皮肤科医师分会优秀中青年医师奖、2019 年北京协和医学院院级优秀教师、2020 年北京协和医院医疗科研成果奖等。

副主编简介

李丽　北京协和医院皮肤科副主任医师，副教授，硕士研究生导师。

现任国际天疱疮与类天疱疮基金会特邀会诊医生，*British Journal of Dermatology* 青年编委，国际抗癌联盟终生会员，美国宾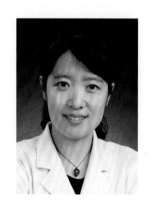夕法尼亚大学皮肤科访问学者，国家自然科学基金、北京市自然科学基金、首都医学发展科研基金评审专家，教育部研究生学位论文评审专家，中华医学会皮肤性病学分会老年皮肤病研究中心研究者。国家科学技术委员会、北京市科学技术委员会入库专家，中国罕见病联盟/北京罕见病诊疗与保障学会皮肤罕见病专业委员会委员，中国医师协会皮肤科医师分会第一届青年委员，欧美同学会医师协会青年委员会常务委员，白求恩医学专家委员会常务委员。

主持 3 项国家自然基金、2 项国际科研项目、4 项北京协和医学院科研及教学基金。发表论文 103 篇，其中 SCI 收录论文 55 篇。获得 2016 年中国医师协会皮肤科医师分会中国皮肤科优秀中青年医师奖，北京协和医院青年医师科研成果一等奖，全国高校微课教学比赛一等奖，北京协和医学院校级优秀教师，北京协和医院优秀员工、优秀教育工作者等奖项。先后入选北京协和医院百人计划、北京协和医学院青年教师专项培养项目。

　　担任《英国皮肤病学》中文版杂志 2019 年第 4 期执行主编，UpToDate 中文版翻译专家、审稿专家，*Journal of the American Academy of Dermatology*、*Journal of Investigative Dermatology*、*Clinical and Experimental Dermatology*、*European Journal of Dermatology*、《中华医学杂志》、《中华皮肤科杂志》等多家国际国内权威杂志审稿专家。

　　作为北京协和医学院皮肤性病学系教学秘书，长期负责北京协和医学院八年制、研究生及住院医师教学工作。多次参与全国博士研究生招生考试、卫健委高级职称考试（皮肤性病学）、博士后考试命题及阅卷工作。以第一负责人主持北京协和医学院青年教师培养基金、教学改革项目。和全科教学团队一起于 2015 年获得北京协和医学院教学创新团队奖、精品教材奖。组织完成多次中华医学会诊疗培训周、老年皮肤病义诊科普等活动。

王涛　医学博士，北京协和医院副主任医师，副教授，硕士研究生导师，主任助理。2006年毕业于武汉大学医学院，取得临床医学学士学位；同年进入中国医学科学院北京协和医学院攻读硕博连读，2011年取得皮肤病与性病学博士学位，留院工作至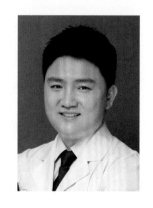今。留院后在北京协和医院完成住院医师规范化培训，在整形美容外科、风湿免疫科、泌尿外科、妇产科、重症医学科、急诊科抢救室、消化内科、呼吸内科和心内科轮转学习，多次参加中国医师协会皮肤科医师分会和中华医学会皮肤性病学分会举办的学习班。

专业擅长：白癜风，皮肤外科疾病，遗传性皮肤病（如皮肤卟啉症、鱼鳞病等）诊疗及皮肤病理诊断。目前在皮肤科门诊承担门诊、病房工作和国际医疗与保健工作，开设有白癜风专科门诊；开展皮肤肿瘤切除手术，尤其是色素痣、甲母痣、甲周肿物切除手术。首次报道国内X连锁红细胞生成性原卟啉症；取得临床新药观察的GCP证书，并多次参与国内、国际上银屑病和皮肤淋巴瘤新药研究。教学方面，承担北京协和医学院八年制遗传学和皮肤病学教学工作，协助培养多名硕士研究生、博士研究生及博士后，多次带教哈佛大学医学院附属麻省总医院、加利福尼亚大学旧金山分校、香港中文大学医学院的交换生，承担皮肤科国际交流专家的接待和翻译工作。

数次参加中国医师协会皮肤科医师分会、中华医学会皮肤性病学分会和国际遗传学大会等会议，3次获得中国医师协会皮肤科医师年会优秀论文奖。以第一作者或通讯作者发表专业论文87篇，其中SCI收录论文29篇，近3年来发表SCI收录论文16篇。

前　言

　　北京协和医院三级医师查房制度已经保留了近百年，三级医师查房分别由住院医师、主治医师和主任医师（或副主任医师）完成。住院医师查房每天至少两次，主治医师查房每天至少一次，主任医师（或副主任医师）查房每周至少一次。住院医师查房重点工作是对患者做出初步病情判断，开出检查单，给出初步治疗方案。主治医师查房时，对住院医师的诊疗内容做出修订或补充。主任医师查房的重点工作是判断目前的诊治方案是否正确，并补充新的诊疗内容，介绍目前对该类疾病的研究进展。三级医师查房制度可以让各级医师的技能得到充分锻炼和提升，经过几年培养后，具有北京协和医院特色的诊疗思路就会形成。这套三级医师查房体系经过上百年的临床实践，被证明是非常成功的，也成为北京协和医院的一个标志性品牌。

　　本书以北京协和医院标准的三级医师查房制度为切入点进行撰写，精选35个疑难重症皮肤病案例，在选择这些案例时兼顾了几方面，有简单也有复杂、有常见也有罕见，以便于更多的医师去阅读。对每一病例进行由浅入深的分析，层层剥茧，最终显现疾病真相。在"主任医师查房"部分，我们增加了"住院医师补充患者的病史资料"环节，因为在主任医师查房时，患者经过了一段时间的治疗，患者入院后的检查结果已经回报，需要对病史资料进行补充说明，然后才是"主任医师查房"内容（如"主任医师总结病例特点"）。在本书中，编者将每个病例的主诉作为题目，而不是按照传统的以疾病名称进行撰写，以期给医师带来更多的想象空间，启发医师去思考，同时开拓医师的思路。

如何阅读本书？笔者建议，首先阅读题目，也就是患者的主诉，可以适当停留，思考一下患者的可能诊断是什么，再阅读现病史和既往史（既往史也很重要，有些病例的诊断线索就来自于既往史），查看患者的临床照片，有病理结果的可以同时阅读病理照片。然后再做停留，继续思考患者的可能诊断。继续往下读，带着您的初步诊断结果和各级医师的诊断结果进行对比，寻找差距和不足。同时在各级医师查房的内容中也可能含有您曾经思考过的内容。

感谢本书主编与各位编委，在繁重的临床工作之余撰写本书。特别感谢本书名誉主编王家璧教授，她仔细阅读和修改了本书中展示的所有病例，发现了许多编者未能发现的错误，更为本书的书名提出了修改建议，这种严谨求精的协和精神值得我辈终身学习。由于时间关系和水平限制，书中难免有错误和不足之处。有些病例撰写的逻辑性不是很强、有些查房内容重复，这些问题难以避免。希望广大读者将在阅读中发现的问题及时反馈给我们，编者将在后续版本中做出修改，笔者在此对各位同道的支持表示感谢。

今年是中国共产党成立100周年，也是北京协和医院建院100周年。今天是个好日子，阳光明媚，蓝天白云，6月8日，"6"和"8"两个数字是中国人比较喜欢的吉祥数字，更有一个特殊的含义——"协和百年"倒计时100天。今天为本书撰写前言，心中实在含着些激动。感恩协和多年的培养，给我们提供了温暖、祥和、充满干劲的工作环境，也希望北京协和医院在新百年开启新征程、跨越新高度、走向新辉煌！

谨以此书为协和百年献礼！

2021 年 6 月 8 日

目 录

病例 1
全身红斑水疱 9 年，加重
1 个月，黑便 1 天

病例介绍

患者男，65 岁。全身红斑水疱 9 年，加重 1 个月，黑便 1 天。

患者于 2011 年无明显诱因口腔出现散在针尖至米粒大小水疱，破溃后形成糜烂面，伴疼痛。其后上胸部出现散在数十枚米粒至绿豆大小红斑及松弛性水疱，疱液清，易破溃形成糜烂面，疼痛明显。至当地医院就诊，诊断为"天疱疮"，予泼尼松 30 mg/d 及中药汤剂口服，皮损无明显好转，逐渐扩展至头面、躯干及四肢，红斑及水疱数量增多，面积增大。2013 年 7 月就诊于北京协和医院皮肤科门诊，查间接免疫荧光（indirect immunofluorescence，IIF）提示抗棘细胞桥粒抗体于棘细胞间呈网状沉积，滴度 1：160，诊断为"寻常型天疱疮"（pemphigus

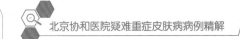
vulgaris，PV），予泼尼松 30 mg/d、雷公藤多苷片 20 mg（tid）等药物口服，外用卤米松三氯生乳膏，每日新发水疱减少，糜烂逐渐愈合。患者长期口服泼尼松 30 mg/d，皮损可控制，但减量即复发。2015 年 6 月无明显诱因皮损加重，表现为口腔及躯干出现较多新发红斑，红斑基础上出现松弛性水疱，疱壁薄，易破溃，破溃后形成红色糜烂面。患者于 2015 年 6 月 24 日至 2015 年 7 月 14 日于北京协和医院第一次住院治疗，入院查天疱疮相关自身抗体谱：桥粒芯糖蛋白（desmoglein，Dsg）-3、Dsg-1 抗体均大于 150 U/mL，皮肤病理符合 PV，入院后予泼尼松 60 mg/d×16 d → 50 mg/d×4 d，2015 年 6 月 30 日加服吗替麦考酚酯 1 g（bid）×14 d，联合补钙、补钾、护胃等激素辅助药物，西吡氯胺、制霉菌素和地塞米松溶液含漱，外用卤米松三氯生乳膏，皮损好转。自 2015 年 7 月 14 日出院后口服吗替麦考酚酯 1 g（bid）、甲泼尼龙 40 mg/d，之后每 2 周减 4 mg 甲泼尼龙，红斑、糜烂逐渐好转。2015 年 9 月患者出现反复黑便、头晕，就诊于外院急诊，诊断为"失血性休克、上消化道出血"，予输液、止血对症治疗后好转。患者因担心激素的不良反应，自行停用甲泼尼龙和吗替麦考酚酯，停药期间口腔、躯干均无新发皮疹。2019 年 1 月无明显诱因口腔黏膜出现多发小水疱，破溃后形成糜烂面，伴疼痛、影响进食，躯干、四肢未受累，就诊于当地医院，予泼尼松 35 mg/d 及中药口服，口腔糜烂逐渐好转，规律减量至泼尼松 20 mg/d。2019 年 6 月患者因面部受外伤，口服头孢类抗生素，自行停用糖皮质激素 10 天后皮疹再次加重，表现为躯干、四肢新发大片红斑及红斑基础上松弛性水疱，疱液清亮，破溃后形成红色糜烂面，可自行结痂，同时伴有发热，最高体温 39 ℃，否认畏寒、寒战、头痛等其他不适。2019 年 7 月就诊于北京协和医院皮肤科门诊，考虑患者有消化道出血病史，予吗替麦考酚酯 0.5 g（bid）口服，未见明显疗效，1 周后加用泼尼松龙 20 mg（bid）口服，同时予卤米松软膏外用。皮疹逐渐好转，于门诊规律随诊，每 2 周减 1 片泼尼松龙。减量至 20 mg/d 1 月余时，每日出现新发小水疱 3～4 个，伴瘙痒。2019 年 11 月 13 日至 2019 年 12 月 4 日于北京协和医院第二次住院治疗。入院后查 IIF：抗棘细胞桥粒抗体（+）1 ∶ 320，棘细胞间网状沉积；抗 BP180 阴性，抗 Dsg-3 104 U/mL，抗 Dsg-1 148 U/mL。考虑 PV 复发，予泼尼松龙 20 mg/d 联合吗替麦考酚酯 0.5 g（bid）口服治疗；红斑、水疱处外用卤米松三氯生封包，复方多粘菌素 B 外用于糜烂处，地塞米松＋利多卡因含漱液含漱。治疗期间，患者躯干部糜烂面逐渐愈合，但每日仍有新发 1～2 个水疱，考虑病情控制不理想，2019 年 11 月 25 日将吗替麦考酚酯加量至 1 g，每日 2 次。患者皮疹逐渐好转，持续无新发红斑、水疱，躯干、四肢糜烂面基本愈合、结痂。2019 年 12 月 4 日患者出院后规律口服泼尼松龙 20 mg（qd）、吗替麦考酚酯 1 g（bid）和激素相关辅助药物治疗，此后泼尼松龙规律减量，每 2 周减 1 片，红斑、糜烂逐渐好转，无新发皮疹。2020 年 1 月泼尼松龙减量至 10 mg/d 时，面部、躯干偶有 3～5 个新发水疱，自行外用卤米松软膏后可好转，泼尼松龙未继续减量。2020 年 3 月 10 日因高血压自行服用缬沙坦胶囊、苯磺酸氨氯地平后，头面部新发较多红斑、水疱，伴瘙痒，遂于 2020 年 3 月 24 日停用该两种降压药。其后躯干、四肢迅速出现多发红斑、水疱、大疱，水疱及大疱破溃后形成糜烂面及结痂，无发热及口腔黏膜受累，自行将泼尼松龙加量至 20 mg/d，皮损未控制。2020 年 3 月 31 日就诊于北京协和医院皮肤科门诊，考虑天疱疮复发，将泼尼松龙加量至 30 mg/d，皮疹较前稍好转，但仍有新发红斑、水疱。2020 年 4 月 6 日起，患者自行将泼尼松龙加量至 40 mg/d。2020 年 4 月 7 日起，无明显诱因出现黑便，此后反复出现，共 6 次，每次便量 100～200 mL，无腹痛、腹胀、恶心、呕血，无发热、心悸、胸闷、呼吸困难。现为进一步诊治收入北京协和医院皮肤科。起病以来，听力、视力较前下降，未治疗，否认光过敏、雷诺现象、脱发等其他不适。近期精神、睡眠、饮食差，小便大致正常，体重无明显变化。

既往史：高血压病史 10 年余，近期不规律口服拜新同 30 mg（qd），血压控制于 130～140/80 mmHg。2015 年 9 月诊断"失血性休克、上消化道出血"，于外院住院，对症支持治疗后好转。1996 年因腰椎间盘突出行手术治疗。

个人史、婚育史、家族史：无特殊。

体格检查：脉搏（pulse，P）113 次/分、呼吸（respiration，R）18 次/分、血压（blood pressure，Bp）114/70 mmHg、脉搏血氧饱和度（pulse oxygen saturation，SpO_2）99%，一般情况尚可。头皮、面部、躯干、四肢近端可见多发形状不规则的红斑、糜烂面及褐色结痂，未见完整水疱及大疱。背部、臀部、双侧腹股沟可见大片糜烂面，表面少量渗出（图 1-1）。口腔黏膜及外阴黏膜未见异常。

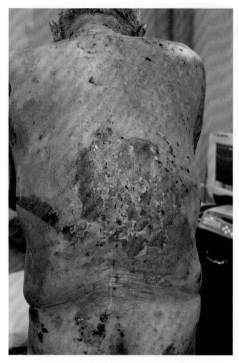

图 1-1　背部多发片状红斑糜烂

实验室检查：

血常规检查：白细胞计数（white blood cell count，WBC）15.16×10⁹/L，中性粒细胞比例（neutrophil ratio，NEUT%）80.4%，中性粒细胞绝对值（neutrophil，NEUT#）12.20×10⁹/L，血红蛋白（hemoglobin，Hb）116 g/L，嗜酸性粒细胞百分比（percentage of eosinophils，EOS%）0.7%，血小板计数（platelet count，PLT）314×10⁹/L。

肝、肾功能检查：白蛋白（albumin，Alb）28 g/L，谷丙转氨酶（alanine aminotransferase，ALT）34 U/L，总胆红素（total bilirubin，TBil）7.6 μmol/L，肌酐（creatinine，Cre）132 μmol/L，肌酸激酶（creatine kinase，CK）66 U/L。

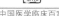

住院医师查房

患者老年男性，既往 PV 病史长达 9 年，长期服用糖皮质激素联合免疫抑制剂治疗，激素减量过程中天疱疮多次复发加重，本次复发前，激素减量至泼尼松龙 10 mg/d。此外，患者 1 天前出现黑便，考虑合并消化道出血。综合患者的临床表现、既往的组织病理及免疫荧光结果，目前诊断仍首先考虑 PV。

PV 好发于中年患者，临床表现为黏膜损害伴皮肤水疱、大疱。口腔黏膜最常受累（占 50% ～ 70%），表现为水疱、糜烂、溃疡，症状严重且常发生在皮肤损害之前。眼结膜、外阴、肛周也可受累。大疱以头面、躯干及皮肤皱褶部位多见，疱壁薄而松弛，尼氏征阳性，极易破裂形成红色湿润糜烂面，结黄褐色痂，皮损不断向周围扩展、融合，很少自愈。皮肤活检病理提示棘层下方、基底层上裂隙、水疱形成，疱液中见棘层松解细胞，直接免疫荧光（direct immunofluorescence，DIF）提示表皮细胞间免疫球蛋白 G（immunog lobulin G，IgG）、C_3 沉积，IIF 提示血清中存在天疱疮抗体，且抗体滴度与病情活动度平行。

鉴别诊断：

（1）自身免疫性表皮下大疱病

如大疱性类天疱疮、疱疹样皮炎、线状 IgA 大疱性皮病等。水疱疱壁紧张，部分患者可有黏膜损害，多在皮损泛发期或疾病后期发生，尼氏征阴性，病理提示表皮下水疱形成。患者本次水疱松弛易破、形成糜烂面及结痂，既往病理及免疫荧光结果符合 PV，故暂不考虑自身免疫性表皮下大疱病。

（2）副肿瘤性天疱疮

部分肿瘤患者可出现天疱疮样损害，皮损组织病理与天疱疮类似，顽固的口腔黏膜受累和严重的口周焦痂是特征性表现。合并的肿瘤以网状内皮细胞肿瘤为主，如淋巴瘤，其他肿瘤如乳腺癌、肺癌、宫颈癌等也可出现。患者既往无明确肿瘤病史，本次皮疹无口腔黏膜受累，暂不考虑副肿瘤性天疱疮。入院后可完善肿瘤相关筛查以除外。

（3）中毒性表皮坏死松解型药疹

起病前有服药史，起病急，皮疹初起于面颈胸部，发生深红色暗红色斑，很快融合成片，发展至全身，斑片上发生大小不等的松弛性水疱及表皮松解，可以用手指推动，稍用力表皮即可擦掉，黏膜也有大片坏死剥脱。尼氏征阳性。患者本次皮疹加重前有特殊服药史，但目前无大面积皮肤剥脱松解，外周血嗜酸性粒细胞不高，暂不考虑此诊断。

下一步诊疗计划：

（1）目前有明确消化道出血病史，密切监测血常规（每天2 次），关注血红蛋白有无进行性下降趋势；完善大便常规和便隐血、尿常规、肝肾功能、免疫指标、肿瘤及感染相关指标、天疱疮自身抗体、IIF 等。

（2）支持治疗：目前患者血压较基础血压偏低，心率快，密切监测生命体征，每 1 ～ 2 小时测血压、心率、指氧，必要时行心电监护。请内科医师急会诊，针对消化道出血进行诊治，暂予禁食禁水、抑酸、补液、止血等对症治疗。静脉输注人血白蛋白以纠正低蛋白血症。

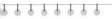 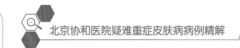
（3）系统治疗：由于患者目前合并消化道出血，暂缓应用系统性糖皮质激素治疗，避免加重消化道出血。请示上级医师、并与患者及家属充分沟通，可用静脉注射人免疫球蛋白（human immunoglobulin for intravenous injection，IVIG）治疗，30 g/d，应用5天。

（4）局部治疗：每日予生理盐水清洁全身皮损，红斑处外用卤米松三氯生乳膏，糜烂面处外用莫匹罗星软膏，背部、臀部、腹股沟大片糜烂面处覆百多邦和凡士林油纱，预防经皮感染。

（5）告病重，向患者及家属交代病情。目前原发病较重，且同时合并消化道出血等并发症，风险较高，预后不佳。

📋 主治医师查房

患者老年男性，慢性病程，反复发作，近期再次复发加重。临床上表现为头部、面部、躯干、四肢多发红斑、水疱、糜烂，尼氏征阳性，有黏膜受累。实验室检查抗 Dsg-1 抗体、抗 Dsg-3 抗体阳性，IIF 提示抗表皮细胞间质抗体阳性。皮肤病理检查可见表皮深层裂隙，可见棘层松解细胞。结合上述病例特点，诊断为 PV。

本病应与以下疾病相鉴别：①自身免疫性表皮下大疱病，如大疱性类天疱疮、线状 IgA 大疱性皮病、疱疹样皮炎等。②副肿瘤性天疱疮。③中毒性表皮坏死松解型药疹。

治疗是本病的难点。

（1）PV 方面

既往足量激素联合吗替麦考酚酯治疗，病情一度控制，激素减量至每天2片时及患者自行停用后皮疹反复发作，患者目前合并急性活动性消化道出血，为使用激素的禁忌，暂不能使用激素治疗；免疫抑制剂如甲氨蝶呤、环孢素、环磷酰胺，但由于患者目前处于禁食禁水状态，无法使用口服药物，同时急性活动性消化道出血时甲氨蝶呤为使用禁忌，可考虑加用静脉环磷酰胺，但使用免疫抑制剂起效较慢，无法在短期内迅速控制症状；生物制剂如英夫利昔单抗、利妥昔单抗等，患者长期使用激素，处于免疫抑制状态，使用利妥昔单抗后存在较大继发感染风险，暂不考虑使用利妥昔单抗，英夫利昔单抗为肿瘤坏死因子（tumor necrosis factor，TNF）-α抑制剂，目前仅有文献报道，为超适应证非医保用药，费用较高，且在真性红细胞增多症中的疗效仍有争议；IVIG起效快，安全性好，可予30 g（qd）静脉滴注，疗程5天，以迅速控制症状。

综合上述临床特点及药物特点，经与患者家属充分沟通后，予环磷酰胺0.4 g（静脉滴注，qw），继续IVIG 30 g（静脉滴注，qd），连用5天。外用药方面：加强清创换药，头面、躯干、四肢皮疹，红斑处外用强效激素，糜烂面处外用抗生素软膏；头面部及背部压迫糜烂面处有异味，且表面可见分泌物，继发皮肤感染可能性大，完善皮肤拭子细菌、真菌培养及药敏，暂经验性予头孢呋辛酯治疗，待药敏结果回报后调整抗生素，警惕经皮感染引发脓毒血症、感染性休克等并发症。

（2）急性活动性消化道出血方面

患者行急诊内镜检查，提示十二指肠球部溃疡引起出血，镜下未见活动性出血表现，复查血红蛋白较前下降，继续禁食禁水、

9

卧床、监护，必要时吸氧、输血（血红蛋白低于 80 g/L）治疗，积极补液及对症支持治疗，持续奥美拉唑和生长抑素静脉泵入，卡络磺钠、氨甲环酸静脉输液治疗，监测血红蛋白水平、大便隐血试验，警惕失血性休克。

（3）高血压方面

患者既往血压控制 130 ~ 140/80 mmHg，用药控制可；入室血压 114/70 mmHg，偏低，可能与消化道出血有关；密切监测血压，若血压超过 150/90 mmHg，予硝酸甘油 0.6 mL/h 持续静脉泵入，血压目标控制在 130/80 mmHg 左右。

（4）血肌酐水平升高方面

患者基础肾功能正常，入院后查肾功能血肌酐水平较前升高，考虑为急性肾损伤，可能与上消化道出血、血容量不足引起的肾前性损伤有关。积极补液，每日入量＞ 2000 mL，监测 24 小时出入量、肾功能。

（5）低白蛋白血症方面

每日予白蛋白 10 g（qd）对症支持。患者高龄，长期口服激素处于免疫抑制状态，此次入院病情危重，一般情况差，原发病活动未控制，同时合并急性活动性消化道出血、皮肤感染、高血压、低白蛋白血症、急性肾损伤等，密切监测生命体征及各项实验室检查结果，及时提请相关科室急会诊协助诊治。向家属充分交代患者病情重、预后差，若出血加重可能随时出现失血性休克，同时可能出现经皮肤感染引发脓毒血症、感染性休克，重则存在生命危险；此外，患者应用免疫球蛋白、生长抑素等自费药物，费用较高。家属表示知情理解，积极配合治疗。

📋 主任医师查房

　　患者 PV 诊断明确，并发症包括消化道出血、皮肤感染、急性肾功能不全、高血压等。患者目前病情十分复杂且危重，主要包括以下几个特点：①皮疹面积大，全身泛发皮肤松解及糜烂，尼氏征阳性，进展速度较快，病情凶险。②并发症较多且严重，包括消化道出血、感染、高血压、急性肾功能不全、低蛋白血症等。③治疗棘手，天疱疮最有效的治疗方案是应用足量系统性糖皮质激素，对于较快控制病情有较大帮助，而由于患者合并消化道出血、感染等情况，存在系统性糖皮质激素应用的禁忌证，导致原发病的治疗受到较大限制，治疗原发病与并发症之间存在矛盾。若积极治疗原发病，则消化道出血和感染将进一步加重、危及生命；若积极治疗消化道出血、感染等并发症，则原发病将逐渐加重，最后导致皮肤感染加重甚至出现败血症、感染性休克。因此，患者的治疗极为棘手。经过多次讨论，选择非激素治疗的方案，尽量在不加重消化道出血及感染的情况下控制原发病病情，包括静脉注射免疫球蛋白、静脉注射环磷酰胺。目前病情仍未控制，仍有大片新发红斑糜烂，可进行血浆置换治疗。血浆置换可短时间去除外周血中的致病抗体，减少抗体对皮肤的攻击作用。向患者及家属充分交代病情危重，并发症多，治疗风险较大，且治疗费用较高，预后不良。

📋 诊断

　　PV、十二指肠溃疡、上消化道出血、贫血、皮肤感染、低蛋白血症、急性肾功能损伤、营养不良（疼痛数字评分法 4 分，重度）、高血压病（3 级，很高危）。

诊疗经过

入院后完善相关检查。IIF：抗棘细胞桥粒抗体阳性，≥ 1∶1280，棘细胞间网状沉积。总 IgE 514 KU/L。天疱疮相关自身抗体谱（3 项）：抗 Dsg-3 > 150 U/mL，抗 Dsg-1 > 150 U/mL。创面细菌培养发现奇异变形杆菌超广谱 β- 内酰胺酶（extended-spectrum beta-lactamase，ESBL）和肺炎克雷伯菌 ESBL。胸部 CT 示大致正常。PV 诊断明确，合并消化道出血、皮肤感染、低蛋白血症、肾功能异常、高血压病等。

（1）原发病方面

入院后停用泼尼松龙，予 IVIG 30 g 静脉滴注（qd，共 5 天），环磷酰胺 0.4 g 静脉滴注（qw，共 2 次）。因皮肤松解及糜烂面积迅速扩大，血清天疱疮抗体滴度较高，床旁行血浆置换术 2 次，间隔 1 周，过程顺利。后因患者出现高热，最高体温达 39 ℃，考虑与管路感染有关，遂拔除颈内静脉置管并做细菌培养。血浆置换后 10 天病情仍不能控制，背部、臀部糜烂面增多（图 1-2），与家属充分交代病情及风险后，予利妥昔单抗 500 mg 静脉滴注，2 周后再次注射 1 次，共 2 次，患者皮疹较前逐渐好转，全身创面分泌物明显减少，皮肤松解面积未进一步扩大，但臀部、上肢每日仍有散在新发水疱，加用甲泼尼龙 16 mg（qd）。加强清创换药，每日予 1∶10000 高锰酸钾溶液清洁创面后覆盖百多邦和卤米松三氯生＋凡士林油纱。

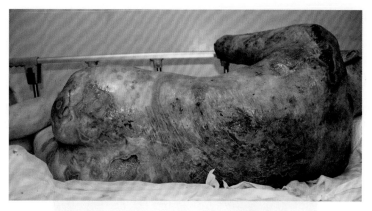

图1-2　背部、肩部、臀部糜烂面增多

（2）消化道出血方面

入院后查电子胃镜：十二指肠球腔变形，近球后可见1枚溃疡，直径约0.4 cm，表覆厚白苔，周边黏膜充血水肿明显，未见活动性出血表现。镜下诊断十二指肠球部溃疡（A1期）、慢性浅表性胃炎。嘱患者禁食禁水，予全肠外营养，持续静脉泵入奥美拉唑（5 mL/h）、思他宁（4 mL/h），静脉输注卡络磺钠80 mg/d、氨甲环酸2 g/d止血治疗，2单位红细胞输血治疗2次。后逐渐过渡至软食、奥美拉唑静脉输液治疗，无黑便且血红蛋白水平稳定。

（3）感染方面

患者入院后，因头面部及背部糜烂面处有异味，且表面见分泌物，考虑皮肤感染可能性大，完善皮肤拭子细菌、真菌培养及药敏，同时经验性予头孢呋辛酯1.5 g静脉注射，每12小时1次，共5天抗感染治疗。后因发热，完善外周血培养及颈内静脉导管血培养后，经验性予美罗培南0.5 g静脉注射，每6小时1次，联合万古霉素1 g静脉注射，每12小时1次，体温下降。2天后因患者体温再次升高，4天后仍有发热，考虑万古霉素药物热不除外，遂停用万古霉素及美罗培南，调整为头孢他啶 2 g 静脉注射，每 8 小时 1 次，联合利奈唑胺注射液 300 mL 静脉注射，每 12 小时 1 次，患者体温逐渐恢复正常。因背部糜烂面局部出现少量脓点，加用盐酸莫西沙星 0.4 g（qd）口服。患者身体状况及皮疹明显好转（图 1-3），出院。

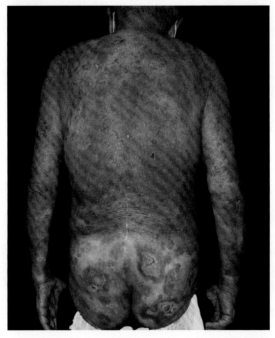

图 1-3　治疗后背部、肩膀、臀部大片糜烂面愈合，仅遗留小片状糜烂

📋 病例讨论

　　PV 是最常见的天疱疮类型，多有黏膜受累，口腔黏膜是最常见的受累部位，其他可累及的黏膜包括眼结膜、鼻、外阴、阴道等。大多数患者会出现皮肤受累，主要累及头面颈、胸背及四肢，表现为外观正常或者红斑上的水疱、大疱，壁薄，易破溃，尼氏

征阳性。结合本例患者的特点，皮疹表现为全身多发形状不规则的红斑、糜烂面及褐色结痂性损害，病程中躯干、四肢及黏膜部位反复出现完整水疱，符合 PV 的表现。

PV 组织病理上棘层松解，棘层下方或基底层上方的裂隙或水疱，沿基底膜区排列的角质形成细胞呈墓碑状排列，疱液内可见棘层松解细胞。取病灶周围皮肤或黏膜进行 DIF 检查可发现角质形成细胞间 IgG 沉积。取患者外周血采用 IIF 可检测特异性自身抗体。

PV 的治疗采取个性化方案，其治疗目的是控制皮损、促使疾病缓解、保护创面等。系统治疗包括糖皮质激素，免疫抑制剂（吗替麦考酚酯、甲氨蝶呤、硫唑嘌呤、环孢素等），生物制剂，IVIG 等；局部治疗主要用于促进创面愈合及降低感染风险，皮损局部可外用抗生素软膏、激素软膏等，口腔黏膜部位可用含激素或抗生素的含漱液漱口。对于难治性天疱疮的治疗方案包括环磷酰胺、利妥昔单抗、IVIG、血浆置换等。利妥昔单抗通常作为系统糖皮质激素的联合用药，一项泼尼松联合利妥昔单抗与泼尼松单药治疗天疱疮的研究表明，联合治疗组 90% 的患者在治疗 2 年时达到停止治疗的完全缓解，泼尼松单药组为 28%。在我国的 PV 诊疗专家建议中，利妥昔单抗的推荐级别为 B 级。利妥昔单抗具有较好的安全性，严重的不良反应较少见，其常见的不良反应是输液反应，如发热、寒战、头痛、皮疹等，暂停或者减慢输注速度可缓解或避免输液反应。

PV 作为一种慢性免疫性疾病，病程长，治疗周期长。病程中可并发的疾病包括皮肤感染及由此继发的系统感染、低蛋白血症、营养不良、多器官功能不全、水电解质平衡紊乱、内环境失衡等。在原发性疾病的治疗过程中，同样需要处理并发症和药物相关不良反应。

（作者：王文明，吴超；审校：左亚刚，王涛）

参考文献

1. MUSTAFA M B，PORTER S R，SMOLLER B R，et al. Oral mucosal manifestations of autoimmune skin diseases. Autoimmun Rev，2015，14（10）：930-951.

2. VENUGOPAL S S，MURRELL D F. Diagnosis and clinical features of pemphigus vulgaris. Dermatol Clin，2011，29（3）：373-380，vii.

3. MARTIN L K，WERTH V P，VILLANEUVA E V，et al. A systematic review of randomized controlled trials for pemphigus vulgaris and pemphigus foliaceus. J Am Acad Dermatol，2011，64（5）：903-908.

4. KASPERKIEWICZ M，SCHMIDT E，ZILLIKENS D. Current therapy of the pemphigus group. Clin Dermatol，2012，30（1）：84-94.

5. AHMED A R，SPIGELMAN Z，CAVACINI L A，et al. Treatment of pemphigus vulgaris with rituximab and intravenous immune globulin. N Engl J Med，2006，355（17）：1772-1779.

6. AMAGAI M，IKEDA S，SHIMIZU H，et al. A randomized double-blind trial of intravenous immunoglobulin for pemphigus. J Am Acad Dermatol，2009，60（4）：595-603.

7. JOLY P，MAHO-VAILLANT M，PROST-SQUARCIONI C，et al. First-line rituximab combined with short-term prednisone versus prednisone alone for the treatment of pemphigus（Ritux 3）：a prospective，multicentre，parallel-group，open-label randomised trial. Lancet，2017，389（10083）：2031-2040.

8. 中国医疗保健国际交流促进会皮肤科分会. 寻常型天疱疮诊断和治疗专家建议（2020）. 中华皮肤科杂志，2020，53（1）：1-7.

9. HUANG A，MADAN R K，LEVITT J，et al. Future therapies for pemphigus vulgaris：Rituximab and beyond. J Am Acad Dermatol，2016，74（4）：746-753.

10. LESHEM Y A，GDALEVICH M，ZIV M，et al. Opportunistic infections in patients with pemphigus. J Am Acad Dermatol，2014，71（2）：284-292.

病例2
口腔糜烂4个月，双唇、掌跖、躯干红斑、水疱、糜烂3个月

病例介绍

患者女，24岁。口腔糜烂4个月，双唇、掌跖、躯干红斑、水疱、糜烂3个月。

4个月前无诱因口腔黏膜糜烂，伴疼痛。就诊于当地医院口腔科，诊断为"口腔溃疡"，予外用喷剂治疗无好转，糜烂逐渐加重。3个月前上下唇、双手、外阴出现多发红斑及绿豆至黄豆大小水疱、大疱，破溃后形成糜烂面，伴渗出、结痂、疼痛。于当地医院风湿免疫科住院治疗，诊断为"白塞病"，予静滴甲泼尼松40 mg（qd）×15 d治疗，皮肤黏膜损害有所缓解。出院后改为口服泼尼松片50 mg（qd），每3～4天自行减量5 mg。10天前泼尼松减量至10 mg（qd）时自行停用，皮疹逐渐加重，

唇部糜烂面的表面形成大量黑色焦痂，双手背及手掌弥漫红斑、糜烂、厚痂，躯干、双足新发大量钱币大小红斑，边界清，红斑中央糜烂、结痂，双眼结膜红、分泌物较多。现为进一步诊治收入北京协和医院皮肤科病房。既往体健，无类似疾病家族史。

体格检查：生命体征平稳，心肺腹查体无特殊。皮肤科情况：上、下唇表面覆黑色焦痂（图2-1）；双手背及手掌见弥漫性红斑、红色糜烂面及黄色厚痂，局部糜烂面伴脓性渗出（图2-2），无明显异味；躯干、双足见多发黄豆至钱币大小红斑，边界清，红斑中央糜烂、结痂，部分红斑呈靶形（图2-3）。口腔黏膜多发糜烂面，无白色分泌物。双眼结膜红，少量分泌物。

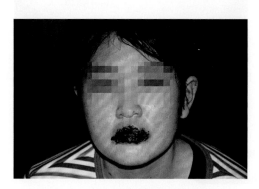

图2-1　上、下唇表面覆黑色焦痂

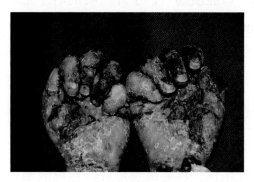

图2-2　双手背及手掌见弥漫性红斑、红色糜烂面及黄色厚痂，局部糜烂面伴脓性渗出

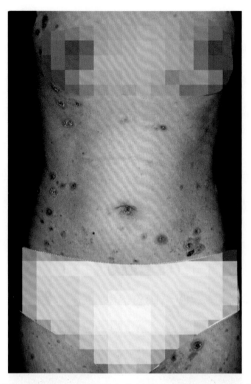

图 2-3 躯干、双足见多发黄豆至钱币大小红斑，边界清，红斑中央糜烂、结痂，部分红斑呈靶形

住院医师查房

患者青年女性，慢性病程；皮肤损害表现为唇部、躯干、四肢多发的红斑、水疱、糜烂，躯干呈多形红斑样皮疹；口腔黏膜损害出现早且严重；系统性糖皮质激素治疗有效。综合以上特点，目前诊断首先考虑 PV。PV 好发于中年患者，临床表现为黏膜损害伴皮肤水疱、大疱。口腔黏膜最常受累，症状严重且常发生在皮肤损害之前；大疱以头面、躯干及皮肤皱褶部位多见，疱壁薄而松弛，尼氏征阳性，极易破裂形成红色湿润糜烂面。组织病理示棘层下方、基底层上裂隙、水疱形成，疱液中见棘层松解细胞，

DIF 示表皮细胞间 IgG、C_3 沉积，IIF 示血清中存在天疱疮抗体。患者以口腔黏膜糜烂起病，逐渐出现唇部、手足红斑、水疱、糜烂，首先考虑 PV，完善皮肤活检组织病理、DIF、IIF、Dsg-1、Dsg-3 以明确诊断。

鉴别诊断：PV 需要与 Stevens-Johnson 综合征（Stevens-Johnson syndrome，SJS）进行鉴别。SJS 多为药物诱发，皮疹呈多形性，有红斑、丘疹、风团、水疱、大疱、紫癜，红斑扩大后中央有水疱或紫癜，形成靶形损害；皮损分布于身体任何部位，黏膜损害广泛而严重，口腔黏膜损害最常见。患者躯干有典型的靶形红斑，伴口腔黏膜、眼结膜损害，这些符合 SJS 的特点；但 SJS 通常起病急、病程较短，而患者起病前无特殊药物暴露史，且病程慢性，故目前暂不支持 SJS。

下一步诊疗计划：暂予系统性糖皮质激素联合 IVIG 治疗。向上级医师汇报病情。

主治医师查房

本病例特点：①青年女性，慢性病程，进行性加重。②皮疹主要表现为口周黑色焦痂，掌跖红斑、水疱、糜烂及角化，躯干靶形红斑。③伴严重口腔黏膜及外阴黏膜损害。

综合以上特点，目前诊断不能排除副肿瘤性天疱疮（paraneoplastic pemphigus，PNP）。PNP 是一种致命性的副肿瘤性皮肤黏膜水疱性疾病，最常与 PNP 相关的疾病为非霍奇金淋巴瘤、慢性淋巴细胞性白血病和 Castleman 病。PNP 的临床表现存

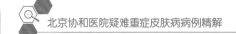

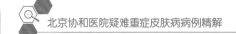

在较大差异，所有患者均会发生黏膜受累，口腔黏膜最常受累。皮肤表现多种多样，最常见的皮疹是松弛性或紧张性大疱、苔藓样丘疹或斑块、靶形病损及糜烂。本患者发病年龄小，黏膜损害严重，皮疹具有多形性，不能除外 PNP，需完善肿瘤相关筛查。需和 PV、SJS 和扁平苔藓（lichen planus，LP）鉴别。患者有口腔黏膜受累，躯干、四肢有红斑、水疱、糜烂，需考虑 PV，但躯干靶形红斑样损害、显著的口周焦痂不符合典型 PV 的特点，目前不能完全排除 PV，需待病理及免疫荧光检查以排除。患者病程慢性，起病前无特殊药物暴露，伴有难治性口炎和口周特征性黑色焦痂，不符合 SJS 的特点。LP 是一种好发于皮肤、黏膜、毛囊和指（趾）甲的慢性特发性炎症性皮肤病，皮疹常为紫红色多角形瘙痒性扁平丘疹；组织病理示基底层细胞液化变性，以真皮浅层淋巴细胞为主的带状浸润是特征性改变。患者以口腔黏膜糜烂起病，躯干、手足有紫红斑，需考虑 LP，但患者唇部表现为特征性黑色焦痂，躯干表现为多形红斑样损害，全身皮疹较为多形，不符合 LP 的特点。入院后完善皮肤活检组织病理检查，并完善 DIF、IIF、Dsg-1、Dsg-3 以明确诊断；完善免疫指标；完善创面及口腔黏膜分泌物细菌、真菌涂片、培养、药敏；完善胸腹盆 CT、肿瘤标志物、外周血涂片以筛查实体肿瘤及血液系统肿瘤。系统治疗方面，患者体重 45 kg，按 1 mg/（kg·d）泼尼松当量计算，予甲泼尼龙琥珀酸钠 40 mg（qd）静滴联合 IVIG 30 g（qd）；加强补钾、补钙、护胃等辅助治疗。局部治疗方面，口腔黏膜糜烂予西吡氯铵溶液、制霉菌素溶液和地塞米松磷酸钠溶液交替含漱，促进创面愈合，预防继发感染；口唇及双手红斑、糜烂、结痂处予生理盐水＋地塞米松＋阿米卡星溶液每日清创后外涂复方多粘菌素 B 软膏；躯干及足部红斑处外用卤米松三氯生软膏；眼结膜外用妥布霉素地塞米松滴眼液滴眼。密切监测糖皮质激素相关不良反应。

主任医师查房

住院医师补充病史资料。

患者入院后完善相关检查：全血细胞分析：WBC 4.37 × 10^9/L，NEUT% 74.4%，EOS% 3.7%，Hb 96 g/L，PLT 425 × 10^9/L。尿常规：WBC 125 Cells/μL，尿隐血（urine occult blood，BLD）80 Cells/μL。粪便常规＋粪便隐血试验（occult blood test，OBT）阳性（＋）。肝、肾功能检查：总蛋白（total protein，TP）56 g/L（60 ～ 85 g/L），Alb 25 g/L（35 ～ 52 g/L），Ca 2 mmol/L（2.13 ～ 2.70 mmol/L），尿素 1.3 mmol/L（2.78 ～ 7.14 mmol/L）。超敏 C 反应蛋白（hypersensitive C-reactive protein，hsCRP）12.42 mg/L（0 ～ 3 mg/L）。红细胞沉降率（erythrocyte sedimentation rate，ESR）43 mm/h（0 ～ 15 mm/h）。白细胞介素（interleukin，IL）-6 13 pg/mL（＜ 5.9 pg/mL）。血清蛋白电泳：α_1 7.9%（2.2% ～ 4.8%），α_2 13.6%（5.4% ～ 11.1%），Alb% 41%（53.5% ～ 70.4%），γ 28.2%（9.1% ～ 24.0%），A/G 0.7（1.0 ～ 2.5）。免疫球蛋白 3 项：IgG 18.04 g/L（7 ～ 17 g/L）。创面分泌物细菌涂片：革兰氏阴性杆菌少量，革兰氏阳性球菌较多。细菌培养：铜绿假单胞菌。抗核抗体谱 3 项：ANA（＋），抗波形蛋白相关抗体 1 ∶ 320，DNA-IF 阴性，DNA-ELISA 阴性。血清免疫固定电泳、抗中性粒细胞胞质抗体谱、抗可溶性核抗原抗体

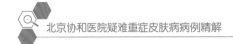

阴性。胸部增强 CT：左前纵隔区软组织肿块影，最大横截面积约 75 mm×51 mm，考虑胸腺来源肿瘤（图 2-4）。北京协和医院皮肤组织病理：表皮内水疱，基底层液化变性，真皮浅层有淋巴细胞带状浸润（图 2-5），考虑 PNP。DIF：基底膜带可见 C_3 呈线状沉积。IIF：抗棘细胞桥粒抗体（＋），滴度 1∶1280，棘细胞间网状沉积。天疱疮相关自身抗体谱（3 项）：抗 BP180 抗体阴性（0～9），抗 Dsg-3 抗体 74 U/mL（0～150 U/mL），抗 Dsg-1 抗体阴性（0～150 U/mL）。

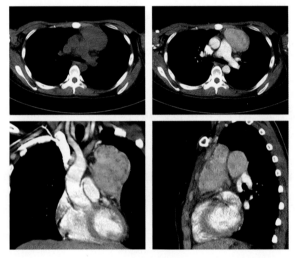

图 2-4　胸部增强 CT：左前纵隔区软组织肿块影，最大横截面积约 75 mm×51 mm

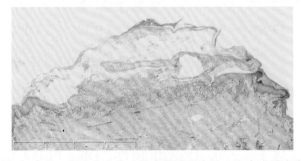

图 2-5　皮肤组织病理：表皮内水疱，基底层液化变性，真皮浅层有淋巴细胞带状浸润

主任医师总结病例特点

①患者青年女性，慢性病程，皮疹反复，近期明显加重。②临床主要表现为皮肤损害及黏膜损害两方面：皮肤损害以口唇、肢端为主，表现为红斑、糜烂，躯干及足部有靶形红斑样皮疹；黏膜损害较重，主要表现为口腔黏膜、外阴黏膜、眼结膜糜烂。③影像学检查发现纵隔巨大占位。④皮肤组织病理提示表皮内水疱，基底层液化变性，真皮浅层有淋巴细胞带状浸润。⑤ DIF 示基底膜带 C_3 呈线状沉积；IIF 示抗棘细胞桥粒抗体阳性，滴度 1 ∶ 1280，棘细胞间网状沉积；抗 Dsg-3 抗体阳性，抗 Dsg-1 抗体阴性。综合以上特点，目前 PNP 诊断明确。本病例有以下特点：①患者发病年龄较小。②皮疹有多形性，除了红斑、糜烂、水疱，可伴有靶形红斑。③黏膜损害重，尤其是难治性口腔炎。④肢端受累重。⑤合并潜在肿瘤。

患者临床上需要和白塞病、多形红斑、SJS、扁平苔藓鉴别；病理上需要和其他类型天疱疮及扁平苔藓、药疹鉴别。结合患者的病程、黏膜及皮肤表现、潜在肿瘤、病理及免疫荧光结果，可排除其他疾病。PNP 最常合并的潜在肿瘤为 Castleman 病、胸腺瘤、白血病、淋巴瘤等。患者的胸部增强 CT 结果显示左前纵隔区占位，考虑 Castleman 病或胸腺瘤可能性较大。对于有 Castleman 病或胸腺瘤的患者，手术切除原发肿瘤可改善皮疹，尽快请胸外科及麻醉科医师会诊评估，判断患者是否有手术适应证，并沟通转科手术时间、指导术前准备及相关检查。

治疗方面：①继续当前方案，即足量糖皮质激素联合 IVIG 治

笔记

疗。同时注意加强一般支持治疗及营养补充，注意局部护理、加速创面愈合、防止继发感染。②由于少数 PNP 患者会发生闭塞性细支气管炎，严重者可危及生命，故需密切关注患者呼吸道症状体征，尽快完善肺功能评估，警惕阻塞性细支气管炎。③若胸外科同意手术治疗，待皮疹及黏膜损害改善至符合手术及插管条件后，转胸外科行纵隔占位切除术，术前及术后 2 ～ 3 天可再次加用 IVIG 治疗。④患者若行纵隔肿瘤切除术，术中肿瘤压迫可使肿瘤组织内抗体进入血循环，术后体内循环抗体可能上升，皮疹可能会复发，手术切除不能完全缓解皮肤问题。术后仍需密切复查 IIF，若滴度持续升高，必要时联用免疫抑制剂或行血浆置换治疗。⑤患者一般情况弱，长期应用足量糖皮质激素治疗，应高度警惕感染、消化道出血等激素相关不良反应。

🩺 诊断

PNP，纵隔肿物。

🩺 诊疗经过

入院后予静滴甲泼尼龙琥珀酸钠 40 mg（qd）× 12 d，联合 IVIG 30 g/d × 5 d，同时加强皮疹局部清创换药及眼结膜、口腔黏膜护理，预防继发感染。患者全身皮疹逐渐好转，口腔黏膜疼痛减轻，眼部症状较前好转。胸外科医师会诊后，认为患者有手术指征，遂待皮肤、黏膜损害好转后转入北京协和医院胸外科行纵隔肿物切除术。转入胸外科后，于全麻下行正中开胸、前纵隔肿物切除术，术程顺利，术后组织标本见图 2-6。

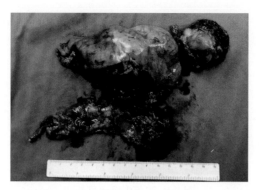

图 2-6 前纵隔肿物切除的大体标本

围手术期予静滴甲泼尼龙琥珀酸钠 20 mg（qd）×3 d→40 mg（qd）×2 d，IVIG 30 g（qd）×3 d，阿米卡星 0.3 g（q12h）、头孢呋辛 1.5 g（q12h）×10 d。术后 5 天转回皮肤科病房进行后续治疗。复查 IIF 示滴度 1∶5120，考虑患者循环抗体滴度高，遂行 3 次血浆置换治疗，同时予甲泼尼龙琥珀酸钠 40 mg（qd）静滴。治疗 25 d 后停用甲泼尼龙琥珀酸钠，改为口服甲泼尼龙 20 mg（bid）联合吗替麦考酚酯 0.5 g（tid）。纵隔肿物切除术切口愈合良好，术后病理回报：Castleman 病。治疗过程中患者皮肤、黏膜损害逐渐好转（图 2-7、图 2-8），遂予出院。出院后于北京协和医院皮肤科门诊规律随诊，将糖皮质激素及吗替麦考酚酯缓慢减量。随访 1 年，全身皮疹未复发。

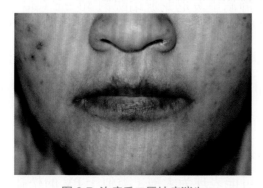

图 2-7 治疗后口唇结痂消失

笔记

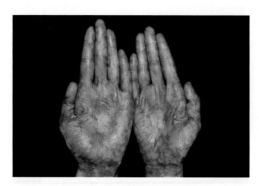

图 2-8 双手皮损明显好转

病例讨论

PNP 是一种致命性的副肿瘤性皮肤黏膜水疱性疾病，最常由淋巴组织增生性疾病诱发。与 PNP 相关性最强的肿瘤为慢性淋巴细胞性白血病、非霍奇金淋巴瘤、Castleman 病及胸腺瘤等。好发于 45 ~ 70 岁，也可发生于儿童。目前发病机制不明，抗周斑蛋白和包斑蛋白的抗体与 PNP 强相关，但这两种抗体及 PNP 患者体内发现的多种其他抗体的致病作用仍不明确，导致 PNP 患者皮肤和黏膜产生、沉积抗体的途径亦不明确。可能机制有：肿瘤中存在少数 B 细胞可产生抗体；肿瘤诱导的免疫调节异常刺激抗体生成；针对肿瘤细胞的抗体与上皮抗原之间发生交叉反应；表位扩展等。在这些情况下，肿瘤诱导的皮肤细胞毒性或炎症反应会导致免疫系统识别桥粒及半桥粒胞内的抗原，并发生免疫反应。

PNP 的临床表现存在较大差异，所有患者均会发生黏膜受累，尤其口腔黏膜受累最常见，表现为疼痛、难治的糜烂性口炎及口唇焦痂。皮肤损害通常在黏膜损害出现后发生。皮疹的形态高度多样化，患者可能表现为大疱（类似于 PV 的松弛性大疱或大疱

笔记

性类天疱疮的紧张性大疱）、紫红色丘疹或斑块（类似于 LP 或移植物抗宿主病）、靶形皮损（类似于多形红斑或 SJS）或广泛的皮肤剥脱松解（类似于中毒性表皮坏死松解症）。少数 PNP 患者会发生与闭塞性细支气管炎相符的限制性细支气管炎，肺部受累常可危及生命，应高度警惕。我们回顾性分析了北京协和医院近 10 年收治的共计 13 例 PNP 患者的临床资料，所有患者均出现外生殖器黏膜糜烂或溃疡，11 例以黏膜糜烂或溃疡为首发症状，皮损呈多形性；8 例出现掌跖损害，表现为水疱及扁平苔藓样损害；10 例指（趾）甲受累，表现为甲沟炎、甲脱落、甲周红肿脱屑等；7 例出现脱发；9 例呼吸道受累，早期症状是逐渐进展的呼吸困难，胸片无异常，肺功能检查可出现大小气道的气流阻塞，气管镜发现呼吸道上皮存在棘层松解。

　　PNP 的组织病理学表现多样，与取材部位及时机有关。若于松弛性水疱处取材，组织病理可能表现为基底层上方棘层松解，类似 PV；若于紧张性水疱处取材，组织病理可出现表皮下裂隙，类似大疱性类天疱疮；若于红斑处取材，组织病理可能出现表皮角化不良、基底层液化变性及苔藓样淋巴细胞浸润等表现，类似 LP、多形红斑或移植物抗宿主病。总体来讲，PNP 最常见的组织病理学表现为基底层上方棘层松解、角质形成细胞坏死和苔藓样界面性皮炎。由于组织病理表现可与其他多种皮肤病重叠，故结合临床表现及其他实验室检查结果对于正确诊断至关重要。DIF 可发现在细胞间和（或）基底膜带 IgG 或 C_3 沉积，但部分患者 DIF 呈阴性。IIF 可发现抗棘细胞桥粒抗体阳性。IIF 优选大鼠膀胱的移行上皮作为底物，有助于与寻常型天疱疮鉴别。以猴食管

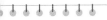 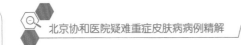

上皮作为底物时，PNP 与 PV 均有上皮细胞表面的 IgG 沉积，但以大鼠膀胱上皮作为底物时仅 PNP 有此表现，这种特点是由于大鼠膀胱上皮缺乏桥粒芯糖蛋白（PV 抗体的靶点）导致。PNP 最可靠的血清学标志是针对 plakin 蛋白家族的多克隆 IgG 自身抗体，包括 Dsg-1、Dsg-3，桥粒芯胶粘蛋白（desmosome core adhesive protein，Dsc）-1、Dsc-2、Dsc-3。最具有特征性和一致性的 plakin 家族抗原是包斑蛋白（envoplakin）和周斑蛋白（periplakin），其他抗原还包括 desmoplakins Ⅰ、Ⅱ，epiplakin，plectin，BP230 及 α-2 巨球蛋白样蛋白 1（α-2-macroglobulin-like protein 1）等。

目前缺乏 PNP 的标准疗法。针对皮肤及黏膜的治疗，常将系统性糖皮质激素作为初始方案，起始剂量为泼尼松当量 1.0 ~ 1.5 mg/（kg·d），以迅速改善皮肤黏膜损害。文献报道的其他有效的辅助治疗方案包括利妥昔单抗、环磷酰胺、吗替麦考酚酯、硫唑嘌呤、环孢素、血浆置换及 IVIG。对于合并 Castleman 病或胸腺瘤的患者，手术切除原发肿瘤可获益，但对于合并其他恶性肿瘤的患者可能获益较小。手术切除肿瘤后，PNP 的缓解可能还需 1 ~ 2 年，某些患者的肿瘤切除后 PNP 仍持续存在。预后与合并肿瘤的类型有关，文献报道的 PNP 患者 1 年、2 年及 5 年生存率分别为 49%、41% 及 38%。

（作者：吴超；审校：左亚刚，王涛）

参考文献

1. TIRADO-SÁNCHEZ A，BONIFAZ A. Paraneoplastic Pemphigus. A Life-Threatening Autoimmune Blistering Disease. Actas Dermosifiliogr，2017，108（10）：902-910.

2. MARUTA C W，MIYAMOTO D，AOKI V，et al. Paraneoplastic pemphigus：a clinical，laboratorial，and therapeutic overview. An Bras Dermatol，2019，94（4）：388-398.

3. DIDONA D，FANIA L，DIDONA B，et al. Paraneoplastic Dermatoses：A Brief General Review and an Extensive Analysis of Paraneoplastic Pemphigus and Paraneoplastic Dermatomyositis. Int J Mol Sci，2020，21（6）：2178.

4. PAOLINO G，DIDONA D，MAGLIULO G，et al. Paraneoplastic Pemphigus：Insight into the Autoimmune Pathogenesis，Clinical Features and Therapy. Int J Mol Sci，2017，18（12）：2532.

5. 李丽，吴超，苏飞，等 . 13 例副肿瘤性天疱疮的临床特征分析 . 中国麻风皮肤病杂志，2015（7）：398-400.

6. KIM J H，KIM S C. Paraneoplastic Pemphigus：Paraneoplastic Autoimmune Disease of the Skin and Mucosa. Front Immunol，2019，10：1259.

7. LEGER S，PICARD D，INGEN-HOUSZ-ORO S，et al. Prognostic factors of paraneoplastic pemphigus. Arch Dermatol，2012，148（10）：1165-1172.

笔记

病例 3
头皮斑块、肿物、溃疡 2 年

病例介绍

患者女，76 岁。头皮斑块、肿物、溃疡 2 年。

患者 2 年前无明显诱因于头顶出现一黄豆大小红色丘疹，未予重视，随后逐渐增大为手掌大小条索状红色斑块，边界清楚，上覆少量鳞屑，伴瘙痒及毛发脱落，无溃疡及渗出。当地医院诊断为"盘状红斑狼疮"，予抗组胺药、中成药口服及激素药膏外用（具体不详），效果欠佳，皮损逐渐隆起并持续增大，表现为表面凹凸不平的浸润性斑块及肿物，偶然外伤后出现破溃及脓液渗出，伴触痛，皮损无法自行愈合。8 个月前患者就诊于北京某医院，行组织病理学检查提示"上皮样细胞肉芽肿，伴毛囊炎"，不除外寻常狼疮继发感染，予四联抗结核治疗 5 天，但因药物反

笔记

应停用，自行改为服用中药治疗，头顶皮损进行性扩展至头皮大部，伴多处溃疡、渗出及结痂，疼痛明显。患者为求进一步诊治，就诊于北京协和医院。起病以来无发热，饮食、睡眠、精神可，二便正常，体重无明显变化。

既往史：患者 13 年前因外伤行"右髋关节置换术"，术中因输血感染丙型肝炎病毒，未治疗；20 余年前因乳腺腺瘤行"左侧乳腺切除术"；否认结核史；起病前无长期服用免疫抑制剂等药物史。

个人史、月经史、婚育史、家族史：无特殊。

体格检查：一般情况良好，系统查体未见明显异常，浅表淋巴结未触及肿大。头皮可见弥漫红色至紫红色浸润性斑块、肿物，累及头皮大部分区域，约占头皮总面积 80%，边缘隆起呈堤状，皮损内较多粗大的青色至紫红色血管扩张，可见多处溃疡，表面覆盖蜜黄色或黑色结痂，伴少许渗出，皮损累及区域毛发脱落，伴触痛及压痛（图 3-1）。左侧腰背部可见一鳞屑性红斑，约 12 cm × 10 cm 大小，皮损边缘伴色素沉着。口腔黏膜、生殖器黏膜、眼结膜未见明显异常。

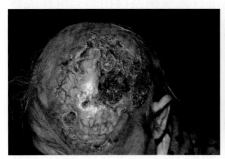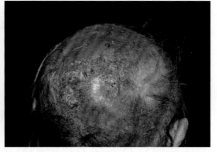

图 3-1　临床照片可见累及头皮大部的弥漫红色至紫红色浸润性斑块、肿物，边缘隆起呈堤状，皮损内较多粗大的青色至紫红色血管扩张，伴毛发脱落，可见多处大小不一溃疡，表面覆盖蜜黄色或黑色结痂

33

住院医师查房

患者老年女性，慢性病程，以头皮大面积红色及紫红色斑块、肿物为主要表现，皮损逐渐增大，伴毛发脱落、溃疡及结痂，伴触痛及压痛，曾予外用激素、中药、抗结核治疗，疗效均不明显，皮损仍持续进展。本例患者病程仅 2 年，进展较快，外院病理提示"上皮样细胞肉芽肿"，结合上述患者临床表现，考虑诊断及鉴别诊断如下。

（1）感染性肉芽肿

①寻常狼疮：为慢性和进展性皮肤结核病，可由感染灶直接侵犯，或经淋巴、血行播散发生。初为一群散在红棕色丘疹，随后逐渐融合形成苹果酱样狼疮结节，可逐渐扩大至 0.5 ～ 10.0 cm 大小，病程中溃疡愈合形成瘢痕和皮损进展常同时发生，继发感染后可出现渗出及结痂。但寻常狼疮病程进展缓慢，与本例患者临床病程不符，考虑可能性小，可完善组织病理活检、结核感染 T 细胞斑点试验（T cell spot test of tuberculosis infection，T-SPOT. TB）、结核杆菌抗体试验等鉴别。

②结核样型麻风：皮损较大，可呈环形或地图状，可伴毛发脱落，但结核样型麻风往往存在感觉功能障碍及数条粗大质硬的周围神经，与本病例不符。

（2）瘢痕性脱发相关疾病

①盘状红斑狼疮：患者皮损早期呈条索状红色斑块，伴明显毛发脱落，且头皮为该病的好发部位。但该病常表现为多发盘状损害，伴有面部、耳部皮损，与本例临床表现不符，可完善相关免疫学及组织病理检查，进一步排除。

②毛发扁平苔藓：主要累及 25 ～ 70 岁的成年女性，以毛囊周围红斑、毛囊角化过度和永久性脱发为临床特点，常合并有皮肤或黏膜扁平苔藓，但较少进展为肿物等，可以排除。

（3）环状肉芽肿

环状肉芽肿多发生于青年和儿童，以环状丘疹或结节性损害为特征，少部分可呈持久隆起红斑样和结核样麻风样损害，病理表现为灶性胶原纤维变性及栅栏状肉芽肿形成，本病例的病理结果不符。

（4）皮肤肿瘤

①原发性皮肤淋巴瘤：最为常见的类型为蕈样肉芽肿，常表现为持续性或缓慢进展的、大小形状各异的皮损，可由初始的鳞屑性斑片逐渐发展至更为广泛的浸润性斑块及肿物，伴瘙痒，但确诊该病需有明确的临床与病理结果，需完善组织病理、免疫组化以证实。

②头面部血管肉瘤：表现为头面部红色、紫红色隆起性斑块及肿物，恶性程度高者易发生溃疡。本例患者为老年女性，临床表现需考虑该病可能，需完善组织病理及免疫组化检查以明确诊断。

下一步诊疗计划：完善常规检查，如血、尿、便常规，肝、肾功能检查；完善浅表淋巴结超声及头颈部 CT 等明确系统受累情况；完善抗核抗体、抗 dsDNA 抗体等免疫学检查；完善病原学检查，包括结核杆菌抗体试验、分枝杆菌菌种鉴定基因检测、结核分枝杆菌基因检测等；完善组织病理学检查、免疫组化及基因重排。向上级医师汇报病情，制定诊疗方案。

主治医师查房

住院医师补充病历资料。

常规检查：血、尿、便常规，肝、肾功能检查未见明显异常。感染四项：丙肝病毒抗体阳性。免疫学检查：抗核抗体谱、抗 β_2 糖蛋白抗体（−）。病原学检查：T-SPOT.TB 弱阳性，结核杆菌抗体试验（−），分枝杆菌菌种鉴定基因检测（−），结核分枝杆菌基因检测（−）。头皮分泌物真菌涂片及培养（−）。

影像学检查：浅表淋巴结超声：双侧颈部淋巴结可见，双腋窝未见明显肿大淋巴结。头颈增强 CT：左额顶骨皮质欠光整，左额颞顶广泛头皮下软组织增厚、肿胀，恶性病变可能。胸腹盆增强 CT：未见明显异常。皮肤镜检查示红色背景、粗大线状及分支状血管扩张，可见角化结痂及少许鳞屑（图 3-2）。

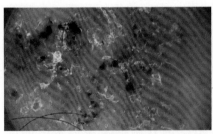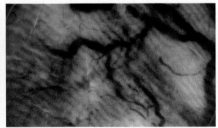

图 3-2　皮肤镜图片。红色背景，可见深褐色角化结痂及黄白色鳞屑，局部可见粗大线状及分枝状血管扩张，未见明显毛囊红点、周围白晕及毛囊角栓

组织病理检查：表皮萎缩，似有单一核细胞移入。真皮内弥漫淋巴样细胞和大量组织细胞浸润，破坏胶原纤维和皮下脂肪组织，局部见上皮样细胞团块，真皮全层和脂肪层结构紊乱（图 3-3），PAS 染色（−），抗酸染色（−）。免疫组化（图 3-4）：CD3（＋），CD4（＋），CD8（−），CD20（−），CD30（−），CD1a（−），CD68（＋），TIA（−），EMA（−），Langerin（−），Gran B（−），Ki-67（20%＋）。

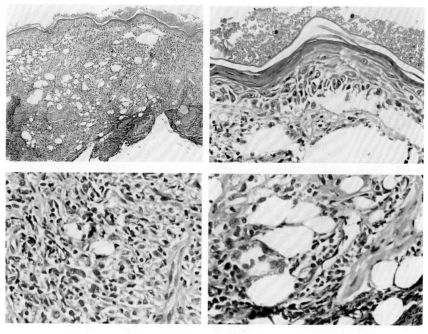

图 3-3　组织病理：表皮萎缩，似有单一核细胞移入。真皮内弥漫淋巴样细胞和
大量组织细胞浸润，破坏胶原纤维和皮下脂肪组织，局部见上皮样细胞团块，真皮
全层和脂肪层结构紊乱

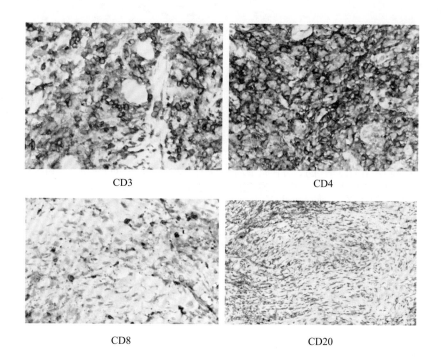

CD3　　　　　　　　　　　　CD4

CD8　　　　　　　　　　　　CD20

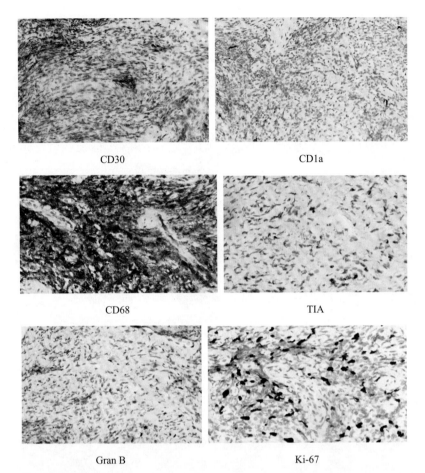

图 3-4 免疫组化：CD3（+），CD4（+），CD8（−），CD20（−），CD30（−），
CD1a（−），CD68（+），TIA（−），Gran B（−），Ki-67（20%+）

  患者老年女性，病程 2 年，由手掌大小斑块进行性发展至
占头皮大部的肿物，伴有破溃及结痂，部分溃疡无法自行愈
合，需同时考虑肿瘤性及非肿瘤性疾病，特别是皮肤淋巴瘤及
头面部血管肉瘤可能。此外，入院后查体发现左侧腰背部一约
12 cm×10 cm 大小鳞屑性红斑。

  综合以上病史及检查结果，首先可排除盘状红斑狼疮和寻常
狼疮的诊断，理由如下：①前者皮损往往表现为附有黏着性鳞屑
的扁平盘状皮损，中央可见凹陷性萎缩及毛囊角栓，不会形成明

显隆起的浸润性斑块，皮肤镜下也未见明显毛囊红点、周围白晕及毛囊角栓等征象，组织病理学结果不符合盘状红斑狼疮，且其免疫学检查结果也并不支持其他皮肤型或系统性红斑狼疮存在。②寻常狼疮多为继发性病变，患者否认病程中有发热、盗汗及既往结核感染病史，肺部 CT 也未见明显肺部结核感染病灶，同时结合以上结核病原菌检查及组织病理学检查结果，可排除寻常狼疮诊断。考虑患者皮损浸润程度深、皮损面积不断扩大，感染性皮肤病、瘢痕性脱发疾病等非肿瘤性疾病难以解释患者病情，诊断方面仍需重点考虑恶性肿瘤。组织病理学结果未见大量不规则血管腔及异型内皮细胞，可排除血管肉瘤；结合临床表现及免疫组化结果 CD3（＋）、CD4（＋）、CD8（－），提示可能为原发性皮肤 T 细胞淋巴瘤，如最为常见的蕈样肉芽肿，支持点如下：①蕈样肉芽肿多发生于老人，本病例符合发病年龄。②蕈样肉芽肿皮损可分布于体表任何部位，常见的初始皮损为瘙痒性鳞屑性斑片，斑块期皮损为常为暗红色不规则隆起，大小不等，多伴瘙痒；肿瘤期皮损不断加重可出现破溃及结痂，皮损区域毛发脱落，与本病例临床症状相符。查体发现患者腰背部红斑鳞屑性皮损，符合本病早期表现，不排除之前存在此类皮损，因无明显不适症状，未进行及时诊治。③尽管多数蕈样肉芽肿呈慢性进展，但仍有少数蕈样肉芽肿病例进展较快，由红斑期迅速发展至斑块期及肿瘤期，可解释本病例的整体病程。④组织病理学存在可疑亲表皮现象，有强烈提示作用，但为明确诊断，考虑再次行组织活检及免疫组化。

📋 主任医师查房

住院医师补充病历资料。

组织病理检查结果：角化过度及灶状角化不全，表皮内可见散在淋巴细胞，可见 Pautrier 微脓肿，真皮内淋巴细胞结节状浸润，散在多核巨细胞，可见肉芽肿形成，弹性纤维未见明显破坏（图 3-5）。免疫组化（图 3-6）：CD4（＋），CD5（＋），CD7（＋），CD8（－），CD20（－），CD68（＋），Ki-67（15%＋）。基因重排：TCRβ（＋），TCRδ（－），TCRγ（＋），IgH（＋），IgK（＋），IgL（－）。

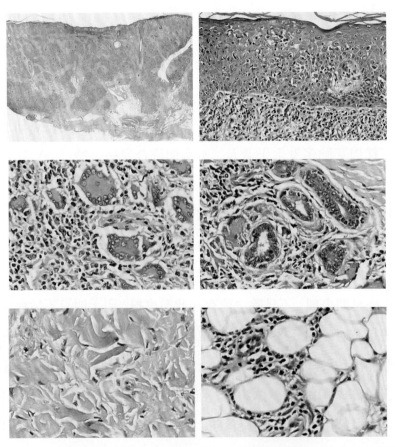

图 3-5　组织病理：角化过度及灶状角化不全，表皮萎缩变薄，表皮内可见散在淋巴细胞，可见亲表皮现象及 Pautrier 微脓肿形成，真皮内弥漫性淋巴样细胞和组织细胞浸润，部分淋巴细胞有异型性，可见散在多核巨细胞，局部肉芽肿形成，胶原纤维局灶破坏，累及皮下脂肪组织

笔记

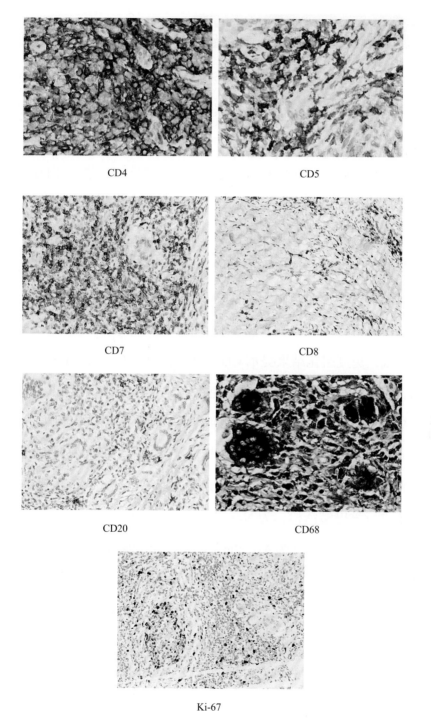

CD4   CD5

CD7   CD8

CD20   CD68

Ki-67

图 3-6 免疫组化：CD4（＋），CD5（＋），CD7（＋），CD8（－），CD20（－），
CD68（＋），Ki-67（15%＋）

笔记

主任医师总结病例特点

患者老年女性，头皮肿物伴溃疡 2 年，肝、肾功能，血常规正常，病原学指标无特殊。根据患者临床症状及病程，可从以下几类疾病考虑：①感染性肉芽肿性疾病。②非感染性肉芽肿性疾病。③皮肤肿瘤，如皮肤 B 细胞淋巴瘤、蕈样肉芽肿、肉芽肿性皮肤松弛症。根据以上提及的组织病理学检查结果及临床分析，可先排除感染性肉芽肿性疾病及非感染性肉芽肿性疾病，考虑皮肤肿瘤可能性大，根据皮损进展速度及侵袭范围，良性皮肤肿瘤的可能性较小，而倾向于恶性皮肤肿瘤。患者两次组织病理学检查均可见淋巴细胞浸润真皮，且存在典型亲表皮现象，可见肉芽肿形成，免疫组化结果提示 CD3（＋）、CD4（＋）、CD8（－）。结合患者病史、组织病理学及免疫组化、TCR 基因及 IG 基因重排结果，考虑蕈样肉芽肿诊断明确，由于病理提示有肉芽肿形成，倾向于考虑该病例为肉芽肿性蕈样肉芽肿。病情评估及分期方面，患者皮损已有肿瘤形成，为 T_3；患者颈部淋巴结超声下提示肿大，但未进行淋巴结活检，为 N_x；头颈胸腹盆增强 CT 未提示其他内脏及血液系统受累，为 M_0；完善血常规及外周血细胞形态学检查未提示明显异常，为 B_0。综上所述，根据经典型蕈样肉芽肿分级分期标准，目前 TNM 分期为 $T_3N_xM_0B_0$，为 ⅡB 期。治疗方面，治疗目的在于清除或缩小皮损，提高生活质量，延长患者生存期，患者为局限于头皮的单发肿物及腰背部鳞屑性红斑，未见明显系统受累，根据病期及本病对放疗敏感，可予 6MeV 电子射线局部照射治疗，总照射剂量 20 Gy，分 10 次给予。

诊断

肉芽肿性蕈样肉芽肿（$T_3N_XM_0B_0$，ⅡB 期）。

诊疗经过

患者出院后定期至放射科门诊行局部放疗，以 6MeV 电子射线局部照射头皮，20 Gy/10 次，治疗过程顺利，头皮皮损较前明显缩小，溃疡愈合，期间加强局部保湿润肤，患者未诉明显不适，考虑下一步继续行第二程放疗。背部皮损给予外用激素治疗，皮损未见进展。于北京协和医院皮肤科门诊长期密切随诊。

病例讨论

肉芽肿性蕈样肉芽肿（granulomatous mycosis fungoides，GMF）是蕈样肉芽肿（mycosis fungoides，MF）的一类不常见的临床病理亚型，一项病例对照研究显示 GMF 在 MF 中的发生率为 6.3%。其临床表现不典型，可与经典型 MF 相似，表现为斑片、丘疹、斑块或表面角化过度的肿瘤或红皮病，全身皮肤均可受累，四肢是最常见的受累部位。

GMF 的肉芽肿性病变可伴随、先于或晚于经典型 MF 皮损发生，多见于肿瘤期，在斑片期、斑块期也可观察到，少数病例甚至可见于受累淋巴结。然而当 GMF 开始表现出明显的病理学上的肉芽肿特征时，反而容易被误诊为"肉芽肿性皮炎"。淋巴细胞亲表皮现象具有极强的提示作用，有利于 GMF 与其他肉芽肿

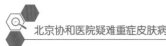

性疾病鉴别，但该特征有时可缺如。因此，为提高诊断的准确率，多次活检至关重要。GMF 与 MF 免疫组化结果一致，呈 CD3（+），CD4（+）及 CD8（−）等成熟辅助 T 细胞表型，完善免疫组化有助于 GMF 与其他原发性皮肤淋巴瘤鉴别。TCR 及 IG 基因重排也有助于疾病的诊断，与炎症性疾病相比，在不同皮肤部位的皮损中检测出相同的克隆似乎对 MF 和 GMF 具有高度特异性。但值得注意的是，无克隆性并不能排除 MF 的可能性，而存在克隆性也无法直接诊断为 MF，在对早期 MF 和 GMF 进行诊断时，需同时结合临床表现、组织病理、免疫组化及基因重排结果综合判断。

GMF 需要与炎性肉芽肿或感染性肉芽肿相鉴别，它们的共同点在于均能形成肉芽肿，利用特殊染色、免疫组化、基因重排有助于鉴别诊断，必要时需要多点取材或者连续切片，本例患者的免疫组化结果提示为 T 细胞来源肿瘤，可排除其他肉芽肿性疾病。此外，MF 的另一种亚型肉芽肿性皮肤松弛症（granulomatous slack skin，GSS）与 GMF 在临床表现和组织病理上均有重叠。两者的不同之处在于，GMF 无明显好发部位且临床表现多样，皮肤无松弛、下垂，而 GSS 皮损好发于腋窝及腹股沟，皮肤松弛下垂。组织病理中 GMF 的巨细胞核数量较少，弹性纤维减少不明显，而 GSS 中的巨细胞核数量大，广泛吞噬淋巴细胞和弹性纤维，以致弹性纤维几乎完全消失。本病例的组织病理学提示弹性纤维较为完整，支持 GMF 诊断。

既往研究提示 GMF 的预后相比经典型 MF 较差，GMF 疾病进展更加频繁，对治疗反应较差，可长期缓解的病例较少。此外，患者再次发生血液系统恶性肿瘤的风险更高，尤其易发生霍奇金淋巴瘤。

GMF 的治疗与 MF 相似，治疗的主要目标是长期疾病控制、迅速缓解症状及管理侵袭性疾病。针对早期病变，可选择的治疗包括应用补骨脂素联合长波紫外线（psoralen plus ultraviolet-A light，PUVA）、阿维 A 酯、干扰素（interferon，IFN）及局部放疗等，均可取得一定疗效。若发展至肿瘤期，对于累及范围较为有限的病例（＜ 10% 体表面积），可采用针对肿瘤的局部放疗，放疗可使 90% 以上病例的肿瘤完全清除；对于受累广泛的肿瘤（＞ 10% 体表面积），可考虑全皮肤电子束治疗或全身性治疗（如 IFN-α、维 A 酸类药物或光分离置换疗法等）。病情难以控制的晚期患者，可考虑应用异基因造血干细胞移植。本例患者损害以头皮为著，未见明显系统性受累，因此最终选用局部放射治疗作为主要治疗方案。

（作者：王钧程；审校：刘洁）

参考文献

1. LI J Y, PULITZER M P, MYSKOWSKI P L, et al. A case-control study of clinicopathologic features, prognosis, and therapeutic responses in patients with granulomatous mycosis fungoides. J Am Acad Dermatol, 2013, 69（3）：366-374.

2. GARRIDO M C, MAROÑAS-JIMENEZ L, ORTIZ P L, et al. Lichenoid Granulomatous Mycosis Fungoides. Am J Dermatopathol, 2017, 39（8）：614-617.

3. SCARABELLO A, LEINWEBER B, ARDIGÓ M, et al. Cutaneous lymphomas

with prominent granulomatous reaction：a potential pitfall in the histopathologic diagnosis of cutaneous T- and B-cell lymphomas. Am J Surg Pathol，2002，26（10）：1259-1268.

4. GALLARDO F，GARCÍA-MURET M P，SERVITJE O，et al. Cutaneous lymphomas showing prominent granulomatous component：clinicopathological features in a series of 16 cases. J Eur Acad Dermatol Venereol，2009，23（6）：639-647.

5. THURBER S E，ZHANG B，KIM Y H，et al. T-cell clonality analysis in biopsy specimens from two different skin sites shows high specificity in the diagnosis of patients with suggested mycosis fungoides. J Am Acad Dermatol，2007，57（5）：782-790.

6. 耿松梅，王俊民 . 肉芽肿性蕈样肉芽肿 . 临床皮肤科杂志，2009，38（12）：775-777.

7. WIESER I，WOHLMUTH C，DUVIC M，et al. Granulomatous Mycosis Fungoides in an Adolescent-A Rare Encounter and Review of the Literature. Pediatr Dermatol，2016，33（5）：e296-e298.

8. MOTTA L M D，CLEVERSON TEIXEIRA SOARES C T S，NAKANDAKARI S，et al. Granulomatous slack skin：a rare subtype of mycosis fungoides. An Bras Dermatol，2017，92（5）：694-697.

9. WILLEMZE R. Mycosis fungoides variants-clinicopathologic features，differential diagnosis，and treatment. Semin Cutan Med Surg，2018，37（1）：11-17.

10. 程海星，葛兰，翟志芳，等 . 肉芽肿性蕈样肉芽肿 . 临床皮肤科杂志，2019，48（12）：749-751.

11. PHOTIOU L，WEYDEN C V D，MCCORMACK C，et al. Systemic treatment options for advanced-stage mycosis fungoides and sézary syndrome. Curr Oncol Rep，2018，20（4）：32.

12. HRISTOV A C，TEJASVI T，WILCOX R A，et al. Mycosis fungoides and Sézary syndrome：2019 update on diagnosis，risk-stratification，and management. Am J Hematol，2019，94（9）：1027-1041.

病例 4
躯干、四肢回状红斑伴微痒
2 年

病例介绍

患者男，48 岁。躯干、四肢回状红斑伴微痒 2 年。

患者于 2 年前口服布洛芬及某中药（具体不详）后，右足背出现散在红色斑点，伴右足疼痛，发热，最高体温 39 ℃，咽痛，双侧扁桃体肿大。口服某抗生素（具体不详）后，皮损扩大成环状，中心再出现环形红斑，多个环形红斑呈同心圆排列。20 日后，皮损自行消退。21 个月前就诊于当地医院，予肌内注射地塞米松 5 mg/d，皮损逐渐消退，糖皮质激素逐渐减量。18 个月前地塞米松减至 0.375 mg/d 时，皮损复发，伴咽痛。此后 2 年内躯干、四肢无明显诱因反复出现类似皮损，微痒。当地医院胸腹部 CT 检查无异常。曾先后或同时内用地塞米松、环磷酰胺、甲氨蝶呤等药物治疗，皮损仍反复，遂来北京协和医院就诊。

笔记

既往史：肺结核20余年，现已痊愈；患有慢性咽炎、扁桃体炎、支气管炎、胆囊息肉、脂肪肝；无类似疾病家族史，无药物过敏史。否认蜱虫叮咬史。

体格检查：一般情况良好，心肺腹未见明显异常。躯干、四肢散在环形水肿性红斑，排列成同心环形、半环形、扇形、弧形或呈水纹状，皮损边缘略隆起（图4-1）。

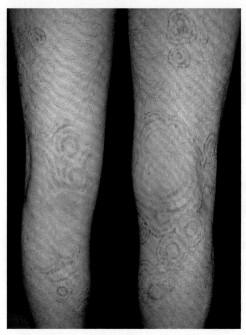

图4-1 双下肢散在排列成同心环形、半环形、扇形、弧形或水纹样的条形红斑，边缘略隆起

🏥 住院医师查房

患者中年男性，以躯干、四肢回状红斑为主要临床表现。患者诊断主要从典型的回状或环状红斑皮损考虑。根据患者临床表现，考虑以下疾病。

（1）匐形性回状红斑（erythema gyratum repens，EGR）：典型临床表现为呈匐形性、螺旋性等特殊形态排列的红斑；初起为小丘疹，离心性扩大形成环状，环中央可不断出现新发皮损，呈同心环状；环形红斑可相互连接，构成脑回状、水纹状、地图状、木纹状等多种形态的皮损；环状皮损边缘略隆起，呈紫红色，常有鳞屑；皮损消退后遗留色素沉着。匐形性回状红斑好发于躯干部，最后波及全身，可伴轻痒。组织学上无特异性。

（2）离心性环状红斑（erythema annulare centrifugum，EAC）：表现为环状、边缘隆起、离心性扩展、中央消退的皮疹，常于躯干、四肢对称性局限性分布。深层型组织病理表现为真皮乳头、真皮中层和深层血管周围淋巴细胞浸润，存在真皮血管出血时可表现为匐形性回状红斑样皮损。

（3）亚急性皮肤型红斑狼疮（subacute cutaneous lupus erythematosus，SCLE）：可表现为略带鳞屑的红色环状斑块，常融合成多环形等图案，好发于光照部位。组织病理可见基底膜空泡和真皮内黏蛋白沉积。

（4）嗜酸性粒细胞性环状红斑（eosinophilic annular erythema，EAE）：较罕见。表现为反复发作的环形红斑，常见于躯干和四肢近端。组织病理可见嗜酸性粒细胞在真皮层血管周围弥漫性浸润，一般无"火焰征"。

（5）坏死松解性游走性红斑（necrolytic migratory erythema，NME）：表现为周期性发作的游走性环状红斑，常伴水疱、糜烂、结痂。组织病理可见基底层上1/2至1/3棘层坏死松解，形成裂隙及小水疱。

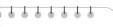
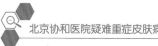

诊断

结合患者的临床表现、体格检查，考虑匐形性回状红斑可能性大。70% 的匐形性回状红斑为副肿瘤性疾病，通常在肿瘤之前 1～72 个月（平均 7 个月）被发现，由于副肿瘤性匐形性回状红斑在肿瘤切除后皮损即可消退，因此，需进一步排查肿瘤等并发症，以选择合适的治疗方案。

下一步诊疗计划：进一步完善常规检查、皮肤病理及全面肿瘤筛查，行结核菌素、自身免疫性疾病相关指标检测。向上级医师汇报病情。

主治医师查房

住院医师补充病史资料。

血、尿常规及肝、肾功能均正常。血沉 29 mm/h（正常值 0～20 mm/h），抗核抗体（+），滴度 1 ∶ 80。类风湿因子、C 反应蛋白、抗中性粒细胞胞质抗体（antineutrophil cytoplasmic antibody，ANCA）、结核菌纯蛋白衍生物试验（pure protein derivative test，PPD）、可提取性核抗原（extractable nuclear antigen，ENA）、自身抗体均阴性。胸部 X 线片未见异常。皮肤病理回报：表皮角化过度，轻度萎缩，真皮浅中层可见中性粒细胞、淋巴细胞浸润（图 4-2）。

笔记

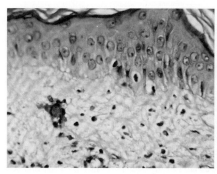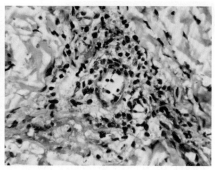

图 4-2 表皮角化过度，轻度萎缩，真皮浅中层可见中性粒细胞、淋巴细胞浸润
（HE 染色 ×400）

[图片出处：李丽，王宝玺，方凯 . 匐形性回状红斑 . 临床皮肤科杂志，2005，34（10）：
641-642.]

患者中年男性，以躯干、四肢回状红斑为主要表现，病例主要特点如下：①临床表现为躯干、四肢散在环形水肿性红斑，排列成同心环形、半环形、扇形、弧形或呈水纹状，皮损边缘略隆起，微痒。②组织病理示表皮角化过度，轻度萎缩，真皮浅中层可见中性粒细胞、淋巴细胞浸润。③现患有多种其他疾病，包括慢性咽炎、扁桃体炎、支气管炎、胆囊息肉、脂肪肝。④既往肺结核 20 余年，已痊愈，结核菌纯蛋白衍生物试验阴性。结合患者的临床表现、病理结果、并发症和既往史，考虑匐形性回状红斑可能性大。匐形性回状红斑好发于老年人（平均发病年龄 60 岁），发病率男：女接近 2：1，多数合并其他疾病，患者病因尚不明确。

治疗方面：暂不用药，寻找引起回状红斑皮损的原发疾病及其治疗方案。

主任医师查房

患者中年男性，躯干、四肢回状红斑间断发作 2 年，组织病理无特异性，未行 DIF 及肿瘤标志物检测，抗核抗体滴度 1：80，血沉 29 mm/h，血尿常规正常，类风湿因子、ANCA、ENA、自身抗体和结核菌素阴性，胸部 X 线无异常，地塞米松、环磷酰胺、甲氨蝶呤治疗效果不佳。首先，本例患者的诊断思路可从以下几方面入手：①临床表现方面。表现为躯干、四肢散在环形水肿性红斑，排列成同心环形、半环形、扇形、弧形或呈水纹状，皮损边缘略隆起，微痒。考虑的疾病包括匐形性回状红斑、坏死松解游走性红斑、离心性环状红斑、亚急性皮肤型红斑狼疮、嗜酸性粒细胞性环状红斑。实验室检查：无贫血、高血糖、高胰高血糖素，可除外坏死松解游走性红斑。②病理表现方面。无特异性，示表皮角化过度，轻度萎缩，真皮浅中层可见中性粒细胞、淋巴细胞浸润，可除外离心性环状红斑、亚急性皮肤型红斑狼疮、嗜酸性粒细胞性环状红斑。总之，结合患者发病年龄、临床表现、实验室检查、病理检查，匐形性回状红斑诊断明确。

患者病因尚不明。70% 的匐形性回状红斑为副肿瘤性疾病，通常在肿瘤之前 1 ～ 72 个月（平均 7 个月）被发现，支气管肺癌是最常见的并发恶性肿瘤。患者有支气管炎病史，但胸片无异常，未行肿瘤标志物检查，需进一步排查肿瘤。其余 30% 匐形性回状红斑可伴发肺部结节、皮肤病、自身免疫性疾病、结核等。患者抗核抗体阳性，暂不能排除自身免疫病引起的可能。少数药物如硫唑嘌呤和 IFN-α 也可诱发匐形性回状红斑，患者无相关用药史，可排除。此外，匐形性红斑丘疹也可见于毛发红糠疹的康复阶段，即出现匐形性回状红斑未必提示并发症预后不良。建议排查引起回状红斑皮损的原发疾病，全面排查肿瘤，皮损可对症治疗。

诊断

匐形性回状红斑。

诊疗经过

患者尚未明确病因，全身检查未发现肿瘤。目前继续对症处理，监测患者病情变化。

病例讨论

匐形性回状红斑是一种少见的皮肤综合征，又称持久性回状红斑、持久性图状红斑等。典型临床表现为好发于躯干部、最终波及全身的呈匐形性、螺旋性等特殊形态排列的红斑，可伴轻痒。起病之初为小丘疹，离心性扩大形成环状，环中央可不断出现新发皮损，形成同心环状。同心环状皮损再相互连接，构成特征性木纹状或脑回状、水纹状、地图状等各种形态的皮损。环状皮损边缘略隆起，呈紫红色，常有鳞屑，皮损消退后遗留色素沉着。匐形性回状红斑的诊断主要依赖于典型的临床表现。

组织病理上（图 4-2），常表现为表皮角化过度，轻度萎缩，可见表皮细胞内水肿和轻度海绵形成，真皮浅中层血管周围有中性粒细胞、淋巴细胞等炎性细胞浸润，可见少量嗜酸性粒细胞与

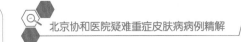

黑素细胞。DIF 在皮损区和非皮损区皮肤基底膜带处均可见 IgG、
C_3 或 C_4 沉积。匐形性回状红斑的病理结果无特异性，常用于鉴
别诊断。

匐形性回状红斑的发病机制及病因不明，可能与潜在合并肿
瘤诱发免疫反应有关：①肿瘤抗原诱发抗体和内源性皮肤抗原交
叉反应。②肿瘤改变周围组织的正常成分，使其产生异常的抗原
性。③肿瘤抗原和宿主抗体结合形成的免疫复合物在皮肤中沉积，
诱发炎症反应。L- 谷氨酰胺的异常自组装模式也与该病的皮损排
列方式有关。

绝大多数匐形性回状红斑伴发其他疾病。70% 的匐形性回状
红斑合并有内脏肿瘤，通常在肿瘤之前 1 ~ 72 个月（平均 7 个月）
被发现。其余 30% 不伴发肿瘤，通常合并肺结节，或毛发红糠疹、
银屑病、鱼鳞病等皮肤病，以及 CREST 综合征、类风湿关节炎、
红斑狼疮等自身免疫性疾病，也可合并结核病、嗜酸性粒细胞增
多症等其他疾病。药物如硫唑嘌呤和 IFN-α 也可诱发匐形性回状
红斑。

匐形性回状红斑尚无特异性疗法，治疗原则为首先治疗原发
病。副肿瘤性匐形性回状红斑常在肿瘤切除后消退。部分不伴发
肿瘤的匐形性回状红斑在使用局部激素或润肤剂治疗后可缓解。
出现匐形性回状红斑未必提示并发症预后不良，如匐形性红斑丘
疹多见于毛发红糠疹的康复阶段。患者使用地塞米松、环磷酰胺、
甲氨蝶呤治疗后，皮损仍反复，建议系统性查体，并定期随诊和
体检。

（作者：杨语嫣，李丽；审校：左亚刚，王涛）

参考文献

1. RONGIOLETTI F，FAUSTI V，PARODI A. Erythema gyratum repens is not an obligate paraneoplastic disease：a systematic review of the literature and personal experience. J Eur Acad Dermatol Venereol，2014，28（1）：112-115.

2. EUBANKS L E，MCBURNEY E，REED R. Erythema gyratum repens. Am J Med Sci，2001，321（5）：302-305.

3. DEMONCHY E，LACOUR J-P，ORTONNE J-P，et al. Erythema gyratum repens，not always a bad omen for patients. J Eur Acad Dermatol Venereol，2010，24（6）：738-739.

4. 赵辩. 临床皮肤病学 . 3 版 . 南京：江苏科学技术出版社，2001：752.

5. FORRESTER D M. Self-assembled multi-ring formations of glutamine and a possible link to erythema gyratum repens. Med Hypotheses，2015，85（1）：10-16.

6. CAMPBELL L，FREEDMAN J R，O'DONOGHUE M，et al. Erythema gyratum repens without associated malignancy. J Am Acad Dermatol，2011，65（1）：e22-e23.

笔记

病例 5
左大腿棕红色斑块 7 年

病例介绍

患者女，65 岁。左大腿棕红色斑块 7 年。

7 年前无明显诱因患者左大腿后侧出现一棕红色斑块，直径约 1 cm，界限清楚，稍隆起，无自觉症状。随后皮损逐渐扩大，表面粗糙，轻微摩擦后易出血。为进一步诊治，遂来北京协和医院就诊。

既往史：2 型糖尿病 20 年，高血压 5 年，房颤 5 年，规律用药，控制可；否认放射线暴露史、肿瘤病史。

体格检查：一般情况良好，全身浅表淋巴结未触及肿大。左大腿棕红色界限清楚斑块，上覆厚痂（3.0 cm × 2.7 cm）。触之质硬、无浸润感（图 5-1A）。

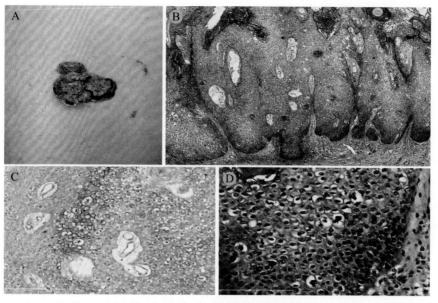

图 5-1   A. 患者左大腿后侧棕红色斑块伴厚痂；B. 病理示表皮角化过度和角化不全，表皮突不规则伸长（HE×50）；C. 棘层可见明显的空泡样异型细胞（部分含有较大的非典型细胞核，核染色较深）（HE×200）；D. 空泡样细胞形似 Paget 细胞，基底膜未受累（HE×400）

[图片出处：ZHU T，WANG T，MA D L，et al. A Case of Pagetoid Bowen's Disease. Chin Med J（Engl），2017，130（24）：3023-3024.]

📋 住院医师查房

  患者中老年女性，慢性病程，以左大腿后侧棕红色斑块伴厚痂为主要表现，根据临床表现考虑以下疾病：①鲍温病（Bowen's disease，BD）。通常表现为界限清楚的红色鳞屑性斑片或斑块，位于日光暴露区域，如头颈部和四肢。皮损也可能呈肤色或色素沉着样，尤其是对于肤色较深的人。BD 皮损往往生长缓慢，患者可能出现疼痛、出血或瘙痒。②基底细胞癌（basal cell carcinoma，BCC）。常发生于面部，也可发生于躯干，表现为浸润性斑块，皮损内常见扩张的毛细血管，周围隆起，常见溃疡形成，组织病理表现为花蕾样基底样细胞团与表皮相连。③鳞状细胞癌（squamous cell carcinoma，SCC）。可发生于任何部位，常表现为界限清楚的红色鳞屑性斑片或斑块，病理可见表皮增厚及角质层角化过度、角化不全，增生的角质形成细胞呈多形性，细胞核深染，且病理性有丝分裂相较多。真皮中有鳞状细胞肿瘤团块。

下一步诊疗计划：追查病理检查结果，完善常规检查。

主治医师查房

补充皮损处皮肤病理表现：表皮角化过度和角化不全。表皮突不规则伸长，棘层可见明显的空泡样异型细胞（胞质透明，部分含有较大的非典型细胞核，核染色较深），形似 Paget 细胞，基底膜未受累（图 5-1B、图 5-1C、图 5-1D）；免疫组化：PAS（−），S100（−），HMB45（−），CEA（−），GCDFP15（−），CK34βE12（＋），P63（＋），Ki-67 指数约 30%，CAM$_{5.2}$（±）。

患者中老年女性，慢性病程。结合患者临床表现、病理及免疫组化，Paget 样鲍温病（Pagetoid Bowen's disease，PBD）的诊断基本明确。PBD 是一种罕见的具有组织学变异的 BD。BD 是一种表皮内鳞状细胞癌，也称为皮肤原位鳞癌。PBD 是 BD 的一种组织病理类型，而不是一类独立的疾病。另外，免疫组化支持 PBD 的诊断，其中 S100、Melan-A 和 HMB45 等标志物可鉴别原位恶性黑色素瘤（malignant melanoma in situ，MIS），CEA 和 GCDFP15 标记的细胞往往来自腺体，CAM$_{5.2}$ 通常被认为支持乳房外 Paget 病（extramammary Paget's disease，EMPD）的诊断，

CK34βE12 阳性表明肿瘤细胞源于角化细胞，P63 是不典型角化细胞的标记。

　　临床上需要与银屑病、神经性皮炎、光线性角化病、汗孔角化症等鉴别。神经性皮炎、银屑病等炎症性皮肤病无肿瘤性病变，通过组织病理活检可以鉴别。病理方面要与 EMPD、MIS 鉴别。EMPD 是原发的皮肤腺癌，也可能是由下消化道或泌尿道癌扩散而来的继发性皮肤肿瘤。一些 EMPD 为下层顶泌汗腺或小汗腺腺癌的表皮扩散，但也可以来源于多能干细胞。EMPD 通常表现为界限欠清楚的湿疹样斑块，主要发生于肛门、生殖器区域，偶见于腋窝。多灶性和双侧肿瘤也有报道。组织病理学上，EMPD 与乳房的 Paget 病相似，表现为较大的上皮细胞增殖，境界不清，单个分布或小簇状分布于表皮正常角质形成细胞间，可伴有不同程度的导管分化。结合临床及病理可予排除。MIS 的鉴别需要同时结合病理和通过免疫组化。手术切除是该病的主要治疗手段，为了减少复发，采用病损局部扩大切除（边缘扩切 1 cm），术后密切随访。

主任医师查房

　　患者中老年女性，病程慢性。根据患者临床表现、病理及免疫组化，诊断基本明确。PBD 指组织学上有大量 Paget 细胞样淡染细胞（Paget 样细胞）巢形成的鲍温病，其可能是 BD 增殖过程中表皮内出现的一过性的细胞，也或者是 BD 的一个病理亚型，约占 BD 的 5%。重点需与 EMPD 及 MIS 鉴别。EMPD 皮损常发生于顶泌汗腺分布区（如肛门、生殖器等部位），组织病理与该病类似，特征为 Paget 细胞散在或呈巢状分布于表皮中下层，与周围角质形成细胞界限清楚，细胞间无间桥，Paget 细胞可扩散至皮肤附属器，CEA、PAS 染色阳性，而 P63 染色阴性；而 PBD 皮损很少累及外生殖器部位，Paget 样细胞分布于表皮全层，但不突破基底层，Paget 样细胞与周围正常细胞界限不清，细胞间可见细胞间桥，CEA、PAS 染色阴性，而 P63 染色阳性。Paget 样 MIS 常见于背部和腿部，主要表现为色素性丘疹、斑块，偶尔为鳞屑性红色斑片，病变主要位于表皮下部，表现为大的胞质丰富的黑素细胞，常呈巢状，单个细胞常出现在真表皮交界处，细胞巢与周围表皮界限清楚，Paget 样细胞可向上迁移而出现在角质层，Paget 样细胞经淀粉酶消化后 PAS 染色呈阴性，S100、HMB45 和 Melan-A 可准确标记黑素细胞，在 Paget 样 MIS 常呈阳性。本例皮损表现为棕红色斑块，外用皮质类固醇激素软膏无效，组织病理下不仅可见到 BD 的病理表现，还可见到 Paget 样细胞，免疫组化显示 CK34βE12（＋），P63（＋），Ki-67 指数约 30%，CAM$_{5.2}$（±），PAS（－），S100（－），HMB-45（－），CEA（－），GCDFP15（－），故诊断 PBD。

同意本例患者诊疗方案，注意随访。

诊断

Paget 样鲍温病。

诊疗经过

局部扩大切除（切缘距肿物 1 cm）治疗，术后病理显示切缘和基底部无肿瘤细胞。随访 1 年未见复发。

病例讨论

BD 系原位鳞状细胞癌，通常表现为界限清楚的红色鳞屑性斑片或斑块，位于日光暴露区域，如头颈部和四肢。皮损也可能呈肤色或色素沉着样，尤其是对于肤色较深的人。BD 的皮损往往生长缓慢，经数年逐渐扩大。与银屑病或慢性湿疹等可能类似原位皮肤鳞状细胞癌（cutaneous squamous cell carcinoma，cSCC）的炎症性病损不同，BD 的皮损通常无症状。患者也可能出现疼痛、出血或瘙痒。BD 病因及发病机制不明，可能与下列因素有关：①辐射；②致癌物，如砷剂；③免疫抑制，如艾滋病、肾移植患者；④病毒，如人乳头瘤病毒（human papilloma virus，HPV）；⑤其他，外伤或基础皮肤病，如脂溢性角化。一般认为暴露部位发病与日光暴晒有关，非暴露部位发病可能与接触砷剂有关。

Ackerman 于 1982 年首次提出 PBD 这一概念，指组织学上有大量 Paget 细胞样淡染细胞巢形成的 BD，约占 BD 的 5%。PBD 皮损一般多发，而本例皮损仅局限于左侧大腿后侧。本病主要与 EMPD、MIS 鉴别，具体鉴别见表 5-1。

表 5-1　PBD 与 EMPD、MIS 的鉴别诊断

	PBD	EMPD	MIS
部位	上下肢，很少累及生殖器部位	顶泌汗腺分布区（肛门、生殖器）	背部，腿部
临床表现	棕红色斑块	界限欠清楚的湿疹样斑块	色素性丘疹，斑块
病理	累及表皮全层，细胞异型性，核分裂相，界限不清，有细胞间桥，不突破基底层	Paget 细胞散在或巢状，表皮中下层，界限清楚。无细胞间桥，可扩散至附件结构	大的胞质丰富的黑素细胞，巢状，表皮下部
免疫组化	可有 CK7（+），CK5（−），PAS（−），CEA（−），GCDFP（−）syndecan-1 细胞膜（+）S-100、HMB-45、Melan-A 均（−）	CK7（+），CK5（+），PAS（+）或假阴性，CEA（+），GCDFP15（+）syndecan-1 细胞质（+）S-100、HMB-45、Melan-A 均（−）	PAS（−）syndecan-1（−）S-100、HMB-45、Melan-A 均（+）

　　BD 治疗首选手术切除，较大的肿瘤可以进行手术切除加植皮。Mohs 显微外科手术被推荐用于治疗指（趾）部 BD 及一些生殖器 BD，也适用于头颈部或境界不清的 BD，其优势是可节省组织且复发率较低。局部光动力疗法、5-氟尿嘧啶、5% 咪喹莫特软膏已被证实为皮肤 BD 的有效治疗方法，尤其适用于大面积皮损或难以治疗的部位。另外，冷冻治疗的疗效确切，但有不适感且愈合时间比光动力疗法慢。放疗对 BD 有效，在肢体远端应避免大剂量应用，这样可减少发生骨坏死或溃疡等风险。激光疗法可用于治疗指（趾）部 BD 及生殖器 BD，但治疗肛周 BD 的疗效弱于广泛手术切除。

　　BD 患者需要接受监测及随访，以早期识别和处理治疗相关并发症、局部或区域复发及新发皮肤癌。随访检查应包括视诊治疗

区域是否存在可见的复发体征，并且对皮肤及邻近结构（包括淋巴结）进行触诊，以评估可能的更深部位的复发或区域转移。询问患者在治疗部位有无任何外观上、质地上或感觉上的改变，这常是发现亚临床或更深部复发的有用线索。此外，应鼓励患者在两次随访之间进行皮肤自检，并在发现任何新的皮肤病变生长或其他可疑病变时就诊。任何可疑的区域均应进行活检。对于疑似深部复发，可能需要更深部的环钻活检。早期发现并及时治疗可有助于预防复发。

（作者：朱天，李丽；审校：左亚刚，王涛）

参考文献

1. PULITZER M，DESMAN G，BUSAM K J. CK7 expression in primary cutaneous squamous cell carcinoma. J Cutan Pathol，2010，37（9）：966-972.

2. MISAGO N，TODA S，NARISAWA Y. Heterogeneity of cytokeratin 7 expression in pagetoid Bowen's disease. J Cutan Pathol，2012，39（7）：724-726.

3. BAYER-GARNER I B，REED J A. Immunolabeling pattern of syndecan-1 expression may distinguish pagetoid Bowen's disease，extramammary Paget's disease，and pagetoid malignant melanoma in situ. J Cutan Pathol，2004，31（2）：169-173.

4. RAJU R R，GOLDBLUM J R，HART W R. Pagetoid squamous cell carcinoma in situ（pagetoid Bowen's disease）of the external genitalia. Int J Gynecol Pathol，2003，22（2）：127-135.

5. CHANG J，PRIETO V G，SANGUEZA M，et al. Diagnostic utility of p63 expression in the differential diagnosis of pagetoid squamous cell carcinoma in situ and extramammary Paget disease：a histopathologic study of 70 cases. Am J Dermatopathol，2014，36（1）：49-53.

6. WILLIAMSON J D，COLOME M I，SAHIN A，et al. Pagetoid bowen disease：a

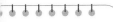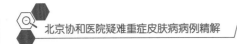

report of 2 cases that express cytokeratin 7.Arch Pathol Lab Med，2000，124（3）：427-430.

7. ARMES J E，LOURIE R，BOWLAY G，et al. Pagetoid squamous cell carcinoma in situ of the vulva：comparison with extramammary paget disease and nonpagetoid squamous cell neoplasia. Int J Gynecol Pathol，2008，27（1）：118-124.

8. SELLHEYER K，KRAHL D. Ber-EP4 enhances the differential diagnostic accuracy of cytokeratin 7 in pagetoid cutaneous neoplasms. J Cutan Pathol，2008，35（4）：366-372.

9. SAH S P，KELLY P J，MCMANUS D T，et al. Diffuse CK7，$CAM_{5.2}$ and BerEP4 positivity in pagetoid squamous cell carcinoma in situ （pagetoid Bowen's disease） of the perianal region：a mimic of extramammary Paget's disease. Histopathology，2013，62（3）：511-514.

10. MEMEZAWA A，OKUYAMA R，TAGAMI H，et al. p63 constitutes a useful histochemical marker for differentiation of pagetoid Bowen's disease from extramammary Paget's disease. Acta Derm Venereol，2008，88（6）：619-620.

11. ZAAR O，FOUGELBERG J，HERMANSSON A，et al. Effectiveness of photodynamic therapy in Bowen's disease：a retrospective observational study in 423 lesions. J Eur Acad Dermatol Venereol，2017，31（8）：1289-1294.

12. MOHANDAS P，LOWDEN M，VARMA S，et al. Bowen's disease. BMJ，2020，368：m813.

病例 6
全身弥漫性红斑鳞屑，
伴瘙痒 4 年

病例介绍

患者男，33 岁。全身弥漫性红斑鳞屑，伴瘙痒 4 年。

患者 4 年前无明显诱因于腹部出现片状红斑，伴瘙痒，无脱屑或局部皮温变化。患者遂就诊于外院，考虑"湿疹"，予静脉滴注糖皮质激素当量 40 mg（qd）×6 d、抗组胺药物口服及炉甘石洗剂外用等治疗，皮损无明显好转，并逐渐增多，扩大并累及躯干、四肢至全身，＞90% 人体体表面积（body surface area，BSA），表现为弥漫性红斑及细小鳞屑，伴瘙痒、渗出，无发热。患者 10 个月前再次就诊外院，予中药口服 ×3 个月治疗，皮损仍无缓解。9 个月前，患者于双侧颈前、腋窝及腹股沟触及肿大包块，无压痛，表面皮肤无红肿、破溃。8 个月前，患者出现双侧眉毛及腿毛脱落，脱落后无新生毛发长出。7个月前，患者就诊外院，诊断为"红皮病"，并于左肩部红斑行皮肤活检，组织病理学检查示表皮不规则增生，部分区域淋巴细胞移入，疑诊"淋巴瘤"；免疫组化染色：CD3（+），CD4（+），CD8（-），CD30（-），ALK（-），PD-1 灶状（+），Ki-67（15%）；右侧颈前淋巴结活检示"反应性增生性淋巴结炎"；骨髓活检示疑似淋巴瘤细胞（1.5%），嗜酸性粒细胞增多，TCR-GA 基因片段克隆性重排（+）；骨髓流式细胞术提示不能除外异常 T 淋巴细胞或反应性活化的 T 淋巴细胞亚群可能；PET-CT 示双侧腮腺、左侧咽旁间隙、双侧颈部、双侧锁骨上、双侧腋窝、双侧腹股沟多发淋巴结增大、代谢增高（SUVmax 6.1），左侧鼻咽部代谢稍增高。患者入院后经阿维 A 20 mg（qd）×1 周→30 mg（qd）×3 周→40 mg（qd）×2 个月、复方甘草酸苷片及维生素 C 口服，辅以光疗（具体不详，共计 15 次）治疗，皮损瘙痒及渗出较前减轻，但红斑未变淡或消退。5个月前，患者完善腹股沟淋巴结活检，提示"皮病性淋巴结病"；流式免疫分型 CD4/CD8=4，可检测到 TCR-BA 及 TCR-GA 克隆性重排基因片段；淋巴组织基因测序未检测到致病基因突变。患者于4个月前出院后改为甲氨蝶呤口服 10 mg（qw）×1.5 个月→15 mg（qw）至1个月前，皮损及瘙痒无明显缓解，并逐渐出现双手指甲、双足趾甲增厚、粗糙。患者 1 周前就诊北京协和医院皮肤科门诊，血常规：WBC 46.8×10^9/L，淋巴细胞 37.86×10^9/L；血涂片检查见胞核有切迹的异常淋巴细胞；乳酸脱氢酶（lactate dehydrogenase，LDH）400 U/L，诊断"红皮病"，并于左前臂红斑处再次行皮肤活检，组织病理学检查考虑"淋巴瘤不除外"，予阿维 A 10 mg（bid）口服治疗。患者目前周身仍呈红皮病样改变，伴瘙痒，现为进一步诊治收入北京协和医院皮肤科病房。

患者既往体健。

个人史、婚育史及家族史：无特殊。

体格检查：一般情况良好，生命体征平稳，双侧颈前、颈后、耳前、腋窝、腹股沟可及数枚肿大淋巴结，质中，活动度可，轻压痛，表面皮肤无红肿或破溃。右侧颈部及右侧腹股沟可见既往手术瘢痕。全身弥漫性红斑伴大量糠秕状鳞屑，累及＞90% BSA（图 6-1），腹部局部可见色素沉着斑，全身散在绿豆大小丘疹，部分中央破溃、结痂。双侧眉毛远端及双侧腿毛毛发脱失。双手掌、足底皮肤增厚、粗糙，指甲及趾甲增厚，甲下可见角质堆积（图 6-2）。口腔黏膜、生殖器黏膜、眼结膜未见明显异常。

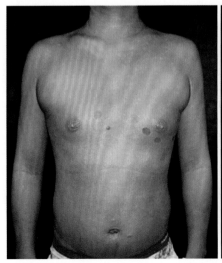
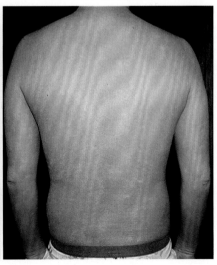

图 6-1　患者临床照片可见躯干、四肢弥漫性红斑伴大量糠秕状鳞屑，呈红皮病样改变

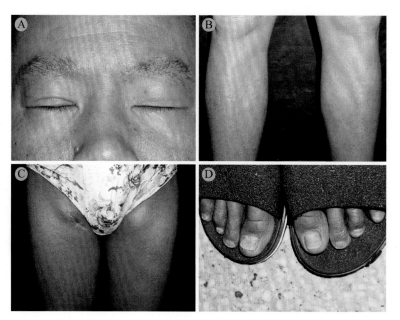

A. 双侧眉毛远端毛发脱失；B. 双侧腿毛毛发脱失；C. 双侧腹股沟淋巴结肿大，右侧腹股沟可
见淋巴结活检术后瘢痕；D. 双足多发趾甲增厚、粗糙及甲下角质堆积。

图 6-2　患者临床照片

🩺 住院医师查房

　　患者青年男性，慢性病程。临床表现为全身弥漫性红斑、糠
秕状鳞屑伴明显瘙痒，并有毛发脱失、掌跖及甲粗糙增厚、全
身多发浅表淋巴结肿大等表现，病程中无发热、消瘦等系统症
状，曾经阿维 A、甲氨蝶呤口服及光疗等治疗，部分症状缓解，
但整体病情仍持续进展。既往体健，无银屑病、湿疹等皮肤病病
史，个人史、婚育史及家族史无特殊。辅助检查：外院、北京协
和医院皮肤活检均可见表皮角化过度、角化不全、棘层肥厚，
真皮浅层及血管周围不典型淋巴细胞浸润，部分异型性明显，
外院切片可见异型淋巴细胞亲表皮现象；免疫组化染色示异型

淋巴细胞为 T 细胞来源 [CD3（＋）、CD4（＋）、CD8（－）]，骨髓及外周血涂片均可见可疑淋巴瘤细胞，骨髓 TCR 基因重排（＋）。结合患者临床表现，考虑红皮病诊断明确，红皮病病因方面需要考虑：①皮炎湿疹类疾病，最常见。主要包括特应性皮炎、湿疹、接触性皮炎、脂溢性皮炎及慢性光化性皮炎等，患者既往通常有上述疾病病史，由于病情本身进展或治疗不当逐渐发展为红皮病。本例患者起病前无皮炎湿疹类疾病病史或家族史，皮损初起表现为瘙痒性红斑及细小鳞屑，经抗组胺药物及系统糖皮质激素治疗一度效果不佳，持续进展为红皮病样损害，且皮炎湿疹类疾病无法解释患者外周血异型核淋巴细胞及 TCR 基因重排阳性，考虑原发病为皮炎湿疹类疾病可能性不大。②银屑病，即红皮病型银屑病。多数患者既往有明确的银屑病病史和（或）家族史，在系统糖皮质激素使用不当、突然停用原有治疗药物、感染、应激、饮酒等诱因作用下发展为红皮病，少数银屑病患者也可以红皮病起病，患者通常有大量麸皮样脱屑，并伴有甲凹陷、浑浊、肥厚甚至甲剥离及脱落。本例患者既往无银屑病病史，皮损初起无蜡滴现象、Auspitz 征等提示银屑病的特征，皮肤组织病理学检查未见典型的角化不全、颗粒层变薄及棘层肥厚等表现，不支持红皮病型银屑病诊断。③药疹。多种药物均可导致红皮病样药物超敏反应，包括卡马西平、别嘌醇、苯巴比妥、磺胺类及青霉素类等，患者通常在使用药物后突然发病，皮损初起可呈麻疹样 / 猩红热样，也可迅速发展为红皮病并出现水疱、大疱及剥脱，瘙痒明显，外周血嗜酸性粒细胞水平可升高，也可伴有肝、肾功能受损。本例患者起病前无可

笔记

疑用药史，皮损进展较缓慢，口、眼及生殖器黏膜未受累，且病程为慢性，外周血嗜酸性水平不高，暂不考虑药物所致红皮病可能。④肿瘤，较少见。主要需要考虑皮肤 T 细胞淋巴瘤，患者临床表现为逐渐发展至全身的瘙痒性红斑、鳞屑伴广泛的浅表淋巴结肿大，并有毛发脱落、掌跖和甲角化过度等表现。皮肤病理可见真皮浅层淋巴细胞浸润及亲表皮现象，免疫组化示其符合 T 细胞来源表型；骨髓及淋巴结组织送检 TCR 基因重排（＋），血涂片可见异型核淋巴细胞。综合上述辅助检查结果，目前考虑患者原发病为皮肤 T 细胞淋巴瘤可能性大。

下一步诊疗计划：完善常规检查，如血、尿、便常规，肝、肾功能检查；完善胸腹盆 CT、腹部超声及肿瘤标志物检测，警惕第二肿瘤；复查外周血涂片，完善患者 TNMB 标准分期分类。暂予患者阿维 A 10 mg（bid）口服，辅以依巴斯汀片 10 mg（qd）、酮替芬片 1 mg（qn）口服对症止痒，全身外用白凡士林润肤。向上级医师汇报病情。

主治医师查房

患者青年男性，病史 4 年，临床主要特点为较迅速发展的全身红皮病样改变伴有毛发脱失、掌跖角化过度及甲受累，瘙痒明显，此外尚伴有颈部、腋下及腹股沟等广泛的浅表淋巴结肿大，以上临床特点提示需高度警惕皮肤淋巴瘤，尤其是蕈样肉芽肿或 Sézary 综合征。患者皮肤病理示表皮角化过度、角化不全，真皮淋巴细胞浸润，部分侵入表皮，免疫组化（图 6-3）示该组淋巴细胞 CD3（＋）、CD4（＋）及 CD8（－），且患者外周血淋巴细胞

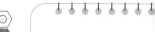

显著增多，血涂片可见异型核淋巴细胞，外院查见克隆性 TCR 基因重排，均符合 Sézary 综合征表现。根据定义，确诊 Sézary 综合征尚需满足外周血 Sézary 细胞 ≥ 1000/μL，或：① CD4（+）细胞或 CD3（+）细胞增多，CD4/CD8 比值 ≥ 10；② 具有异常表型的 CD4（+）细胞增多 [如 CD4（+）、CD7（-）细胞比值 ≥ 40%] 其中之一，入院后可进一步复核外周血涂片 Sézary 细胞占比或复查流式免疫分型以确定诊断。

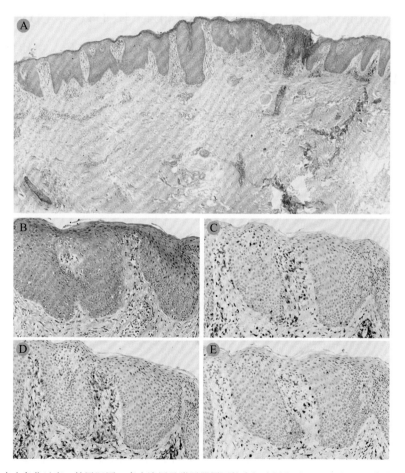

A. 表皮角化过度，棘层肥厚，真皮浅层及附属器周围较多细胞浸润（HE×40）；B. 真皮浸润细胞以淋巴细胞为主，较多异型核淋巴细胞，部分移入表皮（HE×200）；C. 淋巴细胞 CD3 染色（+）；D. 淋巴细胞 CD4 染色（+）；E. 少数淋巴细胞 CD8 染色（+），考虑为反应性。

图 6-3　患者皮肤病理及免疫组化染色

鉴别诊断方面尚需要考虑以下疾病。

（1）红皮病型蕈样肉芽肿

部分蕈样肉芽肿患者也会出现红皮病样改变，但一般由典型的斑片期或斑块期病变发展而来，更为重要的是在蕈样肉芽肿或 Sézary 综合征的 TNMB 标准分期分类系统中外周血受累分类未达 B_2 水平 [即外周血较高的肿瘤负荷。克隆性增殖的肿瘤细胞满足以下标准之一：① Sézary 细胞 $\geqslant$ 1000/μL；② CD4/CD8 $\geqslant$ 10；③ CD4（＋）/CD7（－）$\geqslant$ 40%；④ CD4（＋）/CD26（－）$\geqslant$ 30%]。本例患者皮损方面无明显的蕈样肉芽肿斑片、斑块进展过程，而更为符合 Sézary 综合征表现，入院后应尽快复核其外周血受累情况明确诊断。

（2）毛发红糠疹

本病典型的临床表现为多发角化过度的毛囊性丘疹、橘红色斑块及掌跖角化过度，可伴有指（趾）甲增厚粗糙及甲下角质堆积，但少数患者也可发展为红皮病并伴有浅表淋巴结肿大。鉴别要点主要在于：①毛发红糠疹总体病程为良性；②患者皮肤病变浸润的淋巴细胞为非克隆性且无外周血受累发生。本例患者已有经证实的不典型淋巴细胞克隆性增殖，考虑毛发红糠疹诊断可能性不大。

病情评估方面：①完善相关影像学检查以明确患者除皮肤、淋巴结及外周血受累外有无合并内脏受累（尤其注意外院 PET-CT 所查见的左侧鼻咽部代谢增高灶及右肺下叶微小结节）；②患者目前一般情况尚良好，但考虑患者病程已有 4 年，肿瘤负荷可能较大，随时有急剧加重可能，需要密切监测患者生命体征及常规指标；③复核患者外周血受累情况后，请血液内科会诊，协助患者诊治。

治疗方面：同意目前治疗方案，患者口服阿维 A 需密切监测，尤其是血常规，肝、肾功能检查及血脂水平，警惕药物相关不良反应发生，可根据病情调整剂量。

主任医师查房

住院医师补充病史资料。

患者入院后完善相关检查检验。①血涂片：部分淋巴细胞胞核畸形、扭曲折叠（占 12%）；②血肿瘤标志物：CEA 21.8 ng/mL，CA125 168.9 U/mL，NSE 26.5 ng/mL，AFP 1.9 ng/mL，CA19-9 20.8 U/mL；③B 细胞亚群：CD4（＋）T 37596/μL（99.3%），CD8（＋）T 151/μL（0.4%），CD4/CD8=248.25；④胸腹盆 CT 平扫：右肺下叶微小结节，肝囊肿可能。患者经阿维 A 10 mg（bid）、抗组胺药口服，辅以全身白凡士林加强润肤治疗，目前全身弥漫性潮红斑基本同前，前述散在丘疹消退，脱屑及瘙痒减轻，监测血常规，肝、肾功能检查及血脂水平基本同前。血液内科医师会诊考虑患者基本符合 Sézary 综合征诊断，肿瘤负荷高，预后可能不佳，需尽快化疗。

主任医师总结病例特点

患者青年男性，慢性病程，临床表现为红皮病样改变伴明显瘙痒、广泛浅表淋巴结肿大，并有皮肤附属器受累（毛发脱落、甲增厚粗糙等）。皮肤组织病理学检查示表皮角化过度伴融合性角化不全，棘层肥厚，皮突延长，真皮部分乳头水肿，真皮浅层及血管周围可见淋巴细胞浸润，部分移入表皮。免疫组化染色证实该组异型性淋巴细胞为 T 细胞来源。外周血白细胞显著升高（以淋巴细胞为主），可见异型核淋巴细胞（Sézary 细胞），其绝对值 > 1000/μL 且 TB 细胞亚群检查示 CD4/CD8 > 10，TCR 克隆性基因重排检测（+）。结合患者病史、临床表现、皮肤活检、免疫组化染色及其他辅助检查结果，考虑患者诊断 Sézary 综合征基本明确。病情评估方面，根据蕈样肉芽肿、Sézary 综合征标准分期分类系统，患者皮肤分期为 T_4（红皮病）、N_x（有临床异常淋巴结，但无组织学证据证实为肿瘤侵犯所致）、M_0（无内脏器官受累证据）及 B_2（Sézary 细胞 ≥ 1000/μL），分期达 Ⅳ A 1，属于较晚期病变。结合患者病程长、外周血异型核淋巴细胞数量多、CD4/CD8 比例及 LDH 等均显著升高，考虑患者目前肿瘤负荷大，预后不佳，需充分向患者及家属交代病情，未来可能需要长期化疗且预后不佳。若患者及家属充分理解并坚持于北京协和医院继续治疗，可遵血液内科会诊意见尽快转科并暂行 CHOP-E+ 西达本胺化疗，根据患者病情变化决定后续诊疗方案。

诊断

Sézary 综合征（$T_4N_xM_0B_2$，Ⅳ A 1 期）。

诊疗经过

患者经阿维 A 10 mg（bid）口服，辅以依巴斯汀片 10 mg（qd）、酮替芬片 1 mg（qn）口服对症止痒，全身外用白凡士林润肤治疗共 10 天，周身瘙痒、脱屑较前明显缓解，前述散在丘疹消退，但全身红斑及浅表多发淋巴结肿大未见消退，期间监测血常规，肝、肾功能及血脂水平基本同前。向患者及家属充分解释病情、治疗方案选择及相关不良反应、经济花费等，患者及家属经充分讨论后表示理解，要求出院转当地医院血液内科行后续化疗，遂予出院，嘱患者定期于北京协和医院血液内科和皮肤科随诊，随诊至出院 3 个月，病情尚稳定。

病例讨论

Sézary 综合征（Sézary syndrome，SS）是一种较为少见的白血病样皮肤 T 细胞淋巴瘤，侵袭性较强。从病因和发病机制来看，虽然少数 SS 患者发病可能与人类嗜 T 细胞病毒（human T-cell lymphotropic virus，HTLV）1 型和 2 型感染有关，但绝大多数 SS 患者的病因尚不明确。既往曾认为 SS 由 MF 发展而来，但目前分子学研究已证实 SS 的肿瘤细胞来源于中央记忆 T 细胞（表达 CD27、CCR7、L- 选择素和 CCR4），而 MF 的肿瘤细胞则来源于效应记忆 T 细胞（表达高水平的 CCR4 和 CLA，但不表达 CD27、CCR7 和 L- 选择素），显示出两者可能有不同的病理生理学背景。流行病学调查显示，SS 主要累及中老年男性（男：女≈2：1），且尚无患者近亲易患病的报道。典型

笔记

的 SS 临床主要表现为较快进展的红皮病和广泛的浅表淋巴结肿大，常伴有明显瘙痒。红皮病患者出现毛发脱失、睑外翻、掌跖角化过度和甲营养不良等特征也应高度警惕 SS 可能。目前也有报道显示少部分 SS 患者于病程初起时或于病程始终均不出现红皮病，而表现为斑片、斑块、肿瘤等，甚至无任何皮损而仅有明显瘙痒，值得我们引起重视。SS 患者出现内脏器官受累（如脾和骨髓）也并不少见。此外，由于肿瘤消耗和免疫功能障碍等因素，患者合并感染和第二恶性肿瘤（如其他类型淋巴瘤和恶性黑色素瘤）的风险也会升高。SS 的皮肤组织病理学改变可与 MF 相似 [真皮淋巴细胞浸润，具有亲表皮性，免疫组化染色示 CD3（+）、CD4（+），而 CD8 和 CD7 常（-）]，但多达 1/3 患者的病理改变不具特异性，不典型淋巴细胞在真皮浅层血管周围的浸润可较散在，且亲表皮性可轻微或缺失。如上所述，由于 SS 的临床和病理改变常不特异，对于疑诊 SS 患者的血液受累评估便显得尤为重要。目前，SS 诊断主要依据以下标准：①典型临床表现为红皮病；②血液中肿瘤性淋巴细胞克隆性 TCR 基因重排检测阳性；③血液受累达到标准为，Sézary 细胞绝对值计数 > 1000/μL 或 CD4（+）T 细胞数量增多 [CD4/CD8 > 10、CD4（+）/CD7（-）T 细胞 ≥ 30% 或 CD4（+）/CD26（-）T 细胞 ≥ 40%]。

鉴别诊断多需考虑可引起红皮病的其他常见病因（如特应性皮炎、银屑病及药疹）和其他淋巴细胞增殖性疾病或血液系统肿瘤（如成人 T 细胞白血病 / 淋巴瘤）等。根据 MF/SS 的标准分期分类系统，SS 为 T_4 期皮肤病变（红皮病）伴有 B_2 期外周血受累，其分期则主要依据淋巴结（N）和内脏（M）受累情况：若无内脏受累，为ⅣA期（其中ⅣA1期无淋巴结受累，ⅣA2期有淋巴结受累），若有内脏受累，则为ⅣB期。

SS 的治疗较为困难，应综合患者的疾病分期、肿瘤负荷、进展速度和耐受情况等因素进行选择。对于初治患者，ⅣA期可采用 A 类系统治疗方案，包括体外光分离置换疗法（extracorporeal photopheresis，ECP）、维 A 酸、干扰素、组蛋白去乙酰化酶抑制剂（如伏立诺他）和低剂量甲氨蝶呤，上述治疗可考虑联用，一般推荐 ECP 联合维 A 酸或干扰素的治疗方案；对于ⅣB期及 A 类系统治疗方案治疗效果不佳、复发的 SS 患者则推荐采用 B 类治疗方案，包括聚乙二醇化脂质体多柔比星、吉西他滨、阿仑单抗、苯丁酸氮芥、氟达拉滨（可联合环磷酰胺）、喷司他丁、中等剂量甲氨蝶呤、普拉曲沙、本妥昔单抗和派姆单抗，必要时也可进行联合化疗（如 CHOP 和 CHOP 样联合化疗方案）。对于较为年轻的高危患者，可以考虑行造血干细胞移植。辅助治疗有：①皮肤定向治疗（skin-directed therapy，SDT），如外用糖皮质激素、外用氮芥、外用维 A 酸（贝沙罗汀）、光疗、全身皮肤电子束照射局部放疗等；②缓解瘙痒，如外用润肤剂和使用抗组胺药物等；③对继发感染的皮损，根据病原培养和药敏试验结果进行抗感染治疗。多数 SS 患者对初始治疗有反应，但此后常会复发，5 年疾病特异性生存率仅 36%，中位生存期为 3 ～ 4 年。在临床工作中需要向患者及家属充分解释病情、各种治疗利弊及预后，个体化地选择处理方案，争取提高患者的生存期限。

（作者：王煜坤；审校：刘洁）

参考文献

1. KEMPF W, ZIMMERMANN A-K, MITTELDORF C, et al. Cutaneous lymphomas-An update 2019.Hematol Oncol, 2019, 37 Suppl 1: 43-47.

2. WILLEMZE R, CERRONI L, KEMPF W, et al. The 2018 update of the WHO-EORTC classification for primary cutaneous lymphomas. Blood, 2019, 133（16）: 1703-1714.

3. WILLEMZE R, JAFFE E S, BURG G, et al. WHO-EORTC classification for cutaneous lymphomas. Blood, 2005, 105（10）: 3768-3785.

4. 刘洁, 罗毅鑫, 刘兆睿, 等. 原发性皮肤淋巴瘤 WHO-EORTC 分类最新进展解读. 协和医学杂志, 2020, 11（6）: 698-702.

5. CAMPBELL J J, CLARK R A, WATANABE R, et al. Sézary syndrome and mycosis fungoides arise from distinct T-cell subsets: a biologic rationale for their distinct clinical behaviors. Blood, 2010, 116（5）: 767-771.

6. BRADFORD P T, DEVESA S S, ANDERSON W F, et al. Cutaneous lymphoma incidence patterns in the United States: a population-based study of 3884 cases. Blood, 2009, 113（21）: 5064-5073.

7. CRISCIONE V D, WEINSTOCK M A. Incidence of cutaneous T-cell lymphoma in the United States, 1973—2002.Arch Dermatol, 2007, 143（7）: 854-859.

8. KAMIJO H, MIYAGAKI T, NORIMATSU Y, et al. Sézary syndrome without erythroderma: A case report and review of published work. J Dermatol, 2019, 46（1）: 61-64.

9. SAUSVILLE E A, EDDY J L, MAKUCH R W, et al. Histopathologic staging at initial diagnosis of mycosis fungoides and the Sézary syndrome. Definition of three distinctive prognostic groups. Ann Intern Med, 1988, 109（5）: 372-382.

10. BEYLOT-BARRY M, PARRENS M, DELAUNAY M, et al. Is bone marrow biopsy necessary in patients with mycosis fungoides and Sézary syndrome? A histological and molecular study at diagnosis and during follow-up. Br J Dermatol, 2005, 152（6）: 1378-1379.

11. HUANG K P，WEINSTOCK M A，CLARKE C A，et al. Second lymphomas and other malignant neoplasms in patients with mycosis fungoides and Sézary syndrome：evidence from population-based and clinical cohorts. Arch Dermatol，2007，143（1）：45-50.

12. TALPUR R，BASSETT R，DUVIC M. Prevalence and treatment of Staphylococcus aureus colonization in patients with mycosis fungoides and Sézary syndrome. Br J Dermatol，2008，159（1）：105-112.

13. KLEMKE C D，BOOKEN N，WEISS C，et al. Histopathological and immunophenotypical criteria for the diagnosis of Sézary syndrome in differentiation from other erythrodermic skin diseases：a European Organisation for Research and Treatment of Cancer（EORTC）Cutaneous Lymphoma Task Force Study of 97 cases. Br J Dermatol，2015，173（1）：93-105.

14. OLSEN E，VONDERHEID E，PIMPINELLI N，et al. Revisions to the staging and classification of mycosis fungoides and Sézary syndrome：a proposal of the International Society for Cutaneous Lymphomas（ISCL）and the cutaneous lymphoma task force of the European Organization of Research and Treatment of Cancer（EORTC）. Blood，2007，110（6）：1713-1722.

15. OLSEN E A，ROOK A H，ZIC J，et al. Sézary syndrome：immunopathogenesis，literature review of therapeutic options，and recommendations for therapy by the United States Cutaneous Lymphoma Consortium（USCLC）. J Am Acad Dermatol，2011，64（2）：352-404.

16. TRAUTINGER F，EDER J，ASSAF C，et al. European Organisation for Research and Treatment of Cancer consensus recommendations for the treatment of mycosis fungoides/Sézary syndrome - Update 2017.Eur J Cancer，2017，77：57-74.

17. KIM Y H，LIU H L，MRAZ-GERNHARD S，et al. Long-term outcome of 525 patients with mycosis fungoides and Sézary syndrome：clinical prognostic factors and risk for disease progression. Arch Dermatol，2003，139（7）：857-866.

18. KUBICA A W，DAVIS M D P，WEAVER A L，et al. Sézary syndrome：a study of

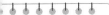
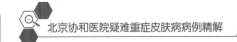

176 patients at Mayo Clinic. J Am Acad Dermatol，2012，67（6）：1189-1199.

19. SCARISBRICK J J，PRINCE H M，VERMEER M H，et al. Cutaneous Lymphoma International Consortium Study of Outcome in Advanced Stages of Mycosis Fungoides and Sézary Syndrome：Effect of Specific Prognostic Markers on Survival and Development of a Prognostic Model. J Clin Oncol，2015，33（32）：3766-3773.

病例 7
面部多发边缘隆起性红色斑块
11 个月，偶痒

病例介绍

患者女，63 岁。面部多发边缘隆起性红色斑块 11 个月，偶痒。

患者于 11 个月前无明显诱因发现其面部出现多发红色丘疹，随后皮损逐渐增大，呈多发性环状斑片、斑块，中央消退、愈合，边缘隆起呈侵袭性生长，偶痒。为求进一步诊治，患者遂到北京协和医院皮肤科门诊就诊。

实验室检查：血常规无明显异常；空腹血糖：11.4 mmol/L ↑；肝、肾功能检查：血肌酐 112 μmol/L ↑，谷氨酰转肽酶（gamma-glutamyltranspeptidase，GGT）74 U/L ↑；HIV-Ab（−），快速血浆反应素环状卡片试验（rapid plasma reagin circle card test，RPR）、梅毒螺旋体颗粒凝集试验（treponema pallidum particle agglutination test，TPPA）（−）；真菌镜检：未见菌丝及孢子；皮肤病理未回报。

既往史：糖尿病病史 10 年，血糖控制在 10 mmol/L 左右，糖尿病肾病。

体格检查：一般情况良好，全身浅表淋巴结未触及肿大。患者面部（额头、脸颊）散在多个大小不等、边界清楚的红色环状斑块，中央部分消退，斑块边缘堤状隆起，内侧覆较厚褐色痂样角质物（图 7-1）。

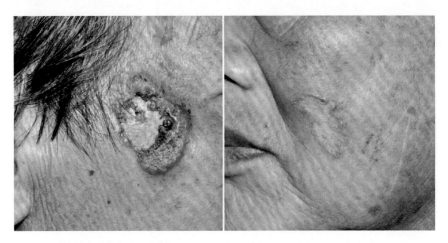

图 7-1　患者面部散在多个大小不等、边界清楚的红色或肤色环状斑块，斑块中央部分消退，边缘堤状隆起，内侧覆较厚褐色痂样角质物

住院医师查房

患者中老年女性，以面部出现多发边缘堤状隆起性红色斑块为主要表现。从临床表现上，需要考虑到的疾病包括孢子丝菌病、基底细胞癌、鳞状细胞癌、疣状癌、光线性角化病、角化棘皮瘤等。这些疾病可通过真菌镜检及培养、临床表现结合病理鉴别。

（1）皮肤淋巴管型孢子丝菌病（lymphocutaneous sporotrichosis，LS）：好发于面部和四肢，呈斑块状、结节状或疣状，常可形成溃疡，真菌镜检或培养阳性。

（2）基底细胞癌：常发生于面部，可表现为粉红色或肉色的丘疹，呈珍珠样或半透明状，丘疹内常见扩张的毛细血管，周围隆起，常见溃疡形成，病理表现是基底样细胞构成的结节或条索，周围细胞呈栅栏状排列，肿瘤团块与周围基质间可见间隙形成。

（3）鳞状细胞癌：可发生于任何部位，常表现为界限清楚的红色鳞屑性斑片或斑块，病理可见表皮增厚（棘层肥厚）、角质层角化过度和角化不全，增生的角质形成细胞呈多形性，细胞核浓染，且有丝分裂相较多。

下一步诊疗计划：追查病理结果。患者肝、肾功能异常，查找原因，并予保肝药治疗。

主治医师查房

皮肤病理回报：表皮角化过度和角化不全，棘层增生，皮突延长，肿瘤中心表皮向真皮内凹陷，内充角质，呈火山口样外观，可见鳞状涡和角囊肿样结构，真皮可见以淋巴细胞为主的大量慢性混合炎症细胞浸润及分化良好的鳞状细胞团块（图 7-2）。

患者中老年女性，职业农民，皮疹位于面部曝光部位。皮损主要表现为边界清楚的红色斑块，边缘堤状隆起，内侧覆较厚褐色痂样角质物，中央部分消退。皮肤病理表现为表皮角化过度和角化不全，可见火山口样病变，中央充满角栓，两侧为表皮护

笔记

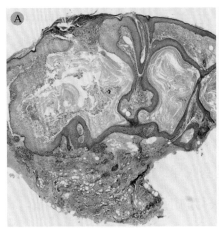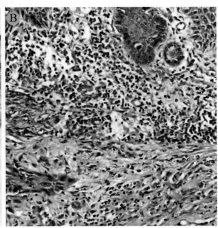

A. 表皮角化过度和角化不全，棘层增生，皮突延长，肿瘤中心表皮向真皮内凹陷，内充角质，
呈火山口样外观，可见鳞状涡和角囊肿样结构（HE×10）；B. 真皮可见以淋巴细胞为主的大
量慢性混合炎症细胞浸润及分化良好的鳞状细胞团块（HE×100）。

图 7-2　皮肤病理

[图片出处：WANG Y M，ZHAO W L，ZENG Y P，et al. Multiple keratoacanthoma centrifugum
marginatum-a case report and systematic review. Transl Cancer Res，2018，7（6）：1743-1747.]

翼，鳞状细胞向真皮深层推进，可见鳞状涡和角囊肿样结构，真皮可见大量慢性混合炎症细胞浸润及分化良好的鳞状细胞。结合临床与病理诊断为多发型边缘离心性角化棘皮瘤（keratoacanthoma centrifugum marginatum，KCM）。

　　治疗方面：对于单发型角化棘皮瘤，首选手术切除，尤其无法与鳞状细胞癌鉴别时。而多发型角化皮瘤病程长者很少能够自然消退，因此应积极进行治疗。可考虑的治疗方法有刮除、烧灼、冷冻治疗、系统用维A酸、放疗、瘤内注射化疗药物、光动力疗法、外用氟尿嘧啶、鬼臼毒素及咪喹莫特等。本例患者病程长，皮损渐增多，应积极治疗。肝功能恢复正常后，可予阿维A治疗。

主任医师查房

患者中老年女性，慢性病程，根据患者临床表现和皮肤组织病理，多发型 KCM 的诊断基本明确。角化棘皮瘤（keratoacanthoma，KA）是一种皮肤肿瘤，最常表现为圆顶状结节，中央呈火山口样，其内充满角蛋白，最常发生于日光暴露的毛发生长部位皮肤。本病最常累及肤色白皙的中年人和老年人，初始时生长迅速，随后进入长短不一的病损稳定期，这种临床病程是其显著特征。由于 KA 与皮肤鳞状细胞癌有非常类似的临床和组织病理学特征，所以需重点鉴别。皮肤鳞状细胞癌是源自表皮角质形成细胞的恶性肿瘤，可表现为各种各样的皮肤病变，包括丘疹、斑块或结节，病变可能表面光滑、角化过度或有溃疡形成。组织病理可见角质形成细胞异型增生累及表皮全层或有不典型细胞浸润到真皮，角质形成细胞呈多形性，细胞核浓染，且有丝分裂相较多，常伴表皮增厚（棘层肥厚）、角质层角化过度和角化不全，可以排除皮肤鳞状细胞癌的诊断。

治疗方面：外科手术切除是单发型 KA 的首选治疗方法，也可采用 Mohs 手术切除。患者为多发型 KCM，手术干预效果差，可选择全身药物治疗。研究证实口服维 A 酸对泛发性发疹型 KA 患者的疗效，可能与维 A 酸抑制角化、调节表皮细胞的终末分化及增加 IL-2 和丝裂原诱导的淋巴细胞增殖有关。阿维 A（25 ～ 60 mg/d）和异维 A 酸 [20 mg/d 至 1.5 mg/（kg·d）] 已被用于治疗。通常需要 2 个月至数月的治疗才能达到满意的疗效。待本例患者肝功能正常后可口服阿维 A 治疗，需注意监测全身性维 A 酸药物治疗相关性不良反应，包括唇炎、干燥病、视觉变化、氨基转移酶升高、高脂血症和致畸。

诊断

多发型离心性边缘型角化棘皮瘤。

诊疗经过

暂予患者外用咪喹莫特软膏代替维 A 酸类药物。保肝药治疗肝功能恢复正常后，进一步阿维 A 30 mg（qd）治疗 2 个月，注意监测药物不良反应。治疗后病情好转，随访未见复发。

病例讨论

KA 有多种临床表现，分为单发型和变异型。

（1）单发型 KA

通常发生在日光暴露部位的皮肤。面部（特别是眼睑、鼻部、颊部和下唇），颈部，双手和双臂是常见的受累部位。病变周围的皮肤常存在一致的日光损伤表现（如色素沉着异常、毛细血管扩张和萎缩）。单发型 KA 通常表现为直径 1～2 cm 的圆顶状、花蕾状或浆果状丘疹，中央有角质栓，但病变表现随病变发展的不同阶段而异。

（2）临床变异型 KA

单发型 KA 的主要临床变异型包括巨大 KA、甲下 KA、黏膜 KA 和 KCM。①巨大 KA：直径从大于 2 cm 到 15 cm 不等，好发于鼻部和眼睑。此种病变通常最终会自发消退，但其可通过破坏基底结构而导致严重的外观毁损。②甲下 KA：发生于甲床，可能出现疼痛、肿胀和炎症，病变生长迅速，拇指、示指和中指是最常受累的手指。放射学检查常发现下方骨骼明显受到侵蚀。这一型不太可能自发消退。③黏膜 KA：罕见情况下可发生于黏膜表面。口腔黏膜、眼结膜、生殖器黏膜或鼻黏膜均可能受累，通常不会自行消退。④ KCM：KCM 与巨大 KA 的区别为其具有显著的水平生长模式，病变表现为进行性外周生长伴中央病变消退。KCM 病变的直径可达到 20 cm 或更大，可能发生于面部、躯干或四肢，不太可能发生自发消退。本例患者为此型的多发型。

目前 KA 的发病机制尚不清楚。普遍接受的机制是 KA 最有可能来源于毛囊漏斗部。引起病变快速生长及随后自发消退的特征性现象的机制目前尚不明确。多种因素都可能影响 KA 的发病，包括皮肤色素沉着，暴露于紫外线辐射、创伤、化学致癌物或某些药物，以及遗传异常。①肤色：KA 很少发生于深肤色个体中。②紫外线辐射：研究观察到 KA 最常发生于日光暴露部位的皮肤和浅肤色个体，这些研究均支持紫外线辐射为 KA 的危险因素。③创伤：少数情况下，KA 会发生于医源性创伤（如手术、激光治疗、冷冻治疗）或意外创伤部位。④遗传因素。⑤药物暴露。⑥化学致癌物：焦油、沥青、矿物油中的多环芳香烃及吸烟等可能增加 KA 的发病风险。⑦人乳头瘤病毒感染。本例患者考虑 KA 与紫外线暴露及化学物质暴露有关。

治疗方面：传统的外科手术切除是单发型 KA 的首选治疗，操作简单、耐受性好，并且能从组织病理学的角度证明是否完

87

全切除肿瘤，被考虑为 KA 的一线治疗。由于 KA 与皮肤鳞状细胞癌难以区分，通常按鳞状细胞癌所推荐的外科手术边缘来切除这类病变（至少 4 mm）。Mohs 手术是某些部位，如面中部、耳部、鼻部及眼周、口周 KA 首选的治疗方式，也可用于直径大于 2 cm（巨大 KA）的病变，这是因为其能在切口缝合之前确认肿瘤完全切除，并可使手术造成的组织缺损最小化。其他治疗有病变内药物治疗、电离辐射及局部药物治疗等。电干燥术及刮除术是一种快捷的手术操作，常用于刮削活检后治疗 KA，此操作为先在病变部位行刮除术，随后采用电干燥法，重复 3 次。还有使用 5- 氟尿嘧啶（5-fluorouracil，5-FU）或甲氨蝶呤的报道。其他在少数 KA 患者中有效的治疗有：单独刮除术、冷冻疗法、氩激光、点阵激光、Er：YAG 激光联合局部 5-FU 治疗及光动力治疗。多发型 KA 患者还可以选择全身药物治疗。多项病例报道证实口服维 A 酸治疗泛发性发疹型 KA 患者的疗效。阿维 A（25 ～ 60 mg/d）和异维 A 酸 [20 mg/d 至 1.5 mg/（kg·d）] 已被用于治疗，通常需要 2 个月至数月才能达到满意的疗效。

（作者：朱天，王译曼，李丽；审校：左亚刚，王涛）

参考文献

1. KARAA A，KHACHEMOUNE A. Keratoacanthoma：a tumor in search of a classification. Int J Dermatol，2007，46（7）：671-678.

2. KWIEK B，SCHWARTZ R A. Keratoacanthoma（KA）：An update and review. 3.J Am Acad Dermatol，2016，74（6）：1220-1233.

3. ALFIERI E P，SISTI A，NISI G，et al. A giant keratoacanthoma of the cheek. Acta Biomed，2019，90（4）：580-582.

笔记

4. BROWNE F, O'CONNELL M, MERCHANT W, et al. Spontaneous resolution of a giant keratoacanthoma penetrating through the nose. Clin Exp Dermatol，2011，36（4）：369-371.

5. SINHA A, MARSH R, LANGTRY J. Spontaneous regression of subungual keratoacanthoma with reossification of underlying distal lytic phalynx. Clin Exp Dermatol，2005，30（1）：20-22.

6. KIM Y, HELM K F, BILLINGSLEY E M, et al. Spontaneous Regression of a Keratoacanthoma Centrifugum Marginatum. Dermatol Pract Concept，2019，9（2）：157-159.

7. YANG L, ZHANG S, WANG G, et al. Keratin 17 in disease pathogenesis：from cancer to dermatoses. J Pathol，2019，247（2）：158-165.

8. BUNKER C B. Keratoacanthoma，trauma，and cryotherapy. Dermatol Surg，2011，37（11）：1709.

9. PARK H, PARK H, KIM H, et al. A giant keratoacanthoma treated with surgical excision. Arch Craniofac Surg，2015，16（2）：92-95.

10. KISS N, AVCI P, BÁNVÖLGYI A, et al. Intralesional therapy for the treatment of keratoacanthoma. Dermatol Ther，2019，32（3）：e12872.

病例 8
全身红丘疹、斑块、痒 1 年，泛发全身 1 个月

病例介绍

患者男，87 岁。全身红丘疹、斑块、痒 1 年，泛发全身 1 个月。

1 年前，患者枕部、肘部、小腿伸侧出现红丘疹、斑块，伴少量脱屑，偶有渗出，瘙痒程度明显，外院就诊诊断为"湿疹"，口服地塞米松片 1 ～ 2 片（bid）及扑尔敏。半个月后皮损完全消退，但觉面部肿胀，遂自行停药。停药 10 天后皮损复发加重，红丘疹、斑块由小腿逐渐发展至上肢、躯干，累及全身，瘙痒剧烈，自行搔抓皮肤，红斑块上出现抓痕、糜烂、结痂（图 8-1 ～图 8-3）。患者恢复口服地塞米松片后无明显疗效。于 8 个月前入住北京协和医院皮肤科病房。

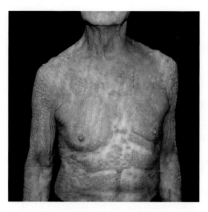

图 8-1 前胸多发肥厚红斑块，界限
清，形状不规则，肘窝屈侧及腹部皮
肤皱褶处不受累。皮损苔藓化，部分
皮损融合，伴少量鳞屑

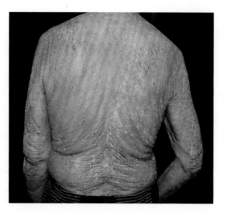

图 8-2 背部可见肥厚性斑块，皮肤
苔藓化

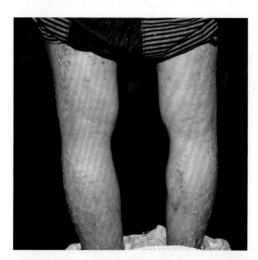

图 8-3 双下肢多发肥厚性斑块，腘窝处皮肤不受累，皮损表面见大量抓痕、糜烂

入院后查血常规：WBC 10.96×10^9/L，嗜酸性粒细胞百分比
（eosinophil percentage，EOS%）24.2%，淋巴细胞百分比（lymphocyte
percentage，LY%）12.6%。肝、肾功能检查：白蛋白（albumin，
Alb）31 g/L，前白蛋白（prealbumin，PA）132 mg/L，高密度脂
蛋白胆固醇（high density liptein cholesterol，HDL-C）0.87 mmol/L，
总 IgE（total immunoglobulin E，T-IgE）大于 5000 KU/L。血涂片：

嗜酸性粒细胞 16%。骨髓涂片：嗜酸性粒细胞比例增高，嗜酸性粒细胞分叶核 16%，余无明显异常。皮肤病理见角化过度及灶状结痂，皮突不规则延长，真皮浅层血管周围淋巴组织细胞及嗜酸性粒细胞浸润（图 8-4、图 8-5）。诊断为嗜酸性粒细胞增多性皮病。予甲泼尼龙片 32 mg/d×2 周 → 28 mg/d×8 天 → 24 mg/d 口服，雷公藤多苷片 20 mg（tid），沙利度胺 50 mg（qn），加巴喷丁 0.2 g（tid）及抗组胺药口服治疗，患者皮损明显好转，躯干、下肢大片红斑消退，遗留淡红斑及散在结节，瘙痒明显减轻。入院 20 天后复查血常规：WBC 12×10^9/L，EOS% 0.4%，LY% 17.8%。患者病情明显控制，于入院 3 周后出院。出院后，患者规律口服甲泼尼龙片、雷公藤多苷片、沙利度胺治疗 1 月余，皮损稳定。再次自行停药，于双下肢出现肥厚红斑块、鳞屑，多次至当地医院就诊，输注激素、外用药膏后无明显疗效。2 个月前，患者红斑块、鳞屑泛发全身，1 个月前，至北京协和医院皮肤科门诊就诊，予口服环孢素 50 mg（bid）、雷公藤多苷片 20 mg（bid）、酮替芬 1 mg（bid）、西替利嗪 10 mg（qd）、普瑞巴林 75 mg（bid）均无明显缓解，为进一步诊治，再次入院治疗。

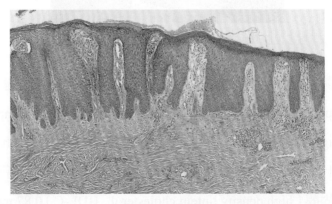

图 8-4 皮肤病理

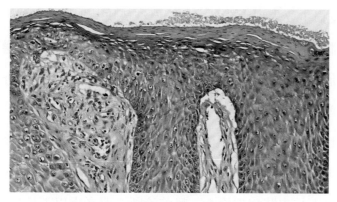

图 8-5　皮肤病理

既往史：前列腺肥大 10 余年。6 年前因"慢性胃炎、胃穿孔"行胃大部切除术。吸烟 40 余年，4～5 支 / 日，已戒烟 1 年余。偶饮酒。

体格检查：系统查体示生命体征平稳。双侧腋下内侧襞可扪及蚕豆大小质韧淋巴结，活动度可，无粘连，表面无破溃，无压痛。上腹部可见一长约 10 cm 纵行切口，余心肺腹查体无明显异常。皮肤科查体：头皮、前胸、后背、双上肢、双下肢多发肥厚红斑块，界限清，形状不规则，肘窝、腘窝、腋窝等屈侧及腹部皮肤皱褶处不受累。皮损苔藓化，部分皮损融合，伴少量鳞屑，皮损表面见大量抓痕、糜烂（图 8-3）。

📋 住院医师查房

患者老年男性，慢性病程，主要表现为全身红丘疹、斑块，伴鳞屑，瘙痒明显。病程中曾口服糖皮质激素、免疫抑制剂治疗，皮损及瘙痒控制，但停药后皮疹复发加重。入院查体示双侧腋下内侧襞可扪及蚕豆大小质韧淋巴结，活动度可，无粘连，表面无

93

破溃。皮损主要表现为全身多发肥厚红斑块，界限清，形状不规则，屈侧及腹部皮肤皱褶处不受累。皮损苔藓化，部分皮损融合，伴少量鳞屑，皮损表面见大量抓痕、糜烂。病程中多次检查发现外周血嗜酸性粒细胞升高，且 T-IgE 明显升高，骨髓涂片示嗜酸性粒细胞比例增高，但未见其他明显异常。且皮肤病理主要表现为慢性皮炎湿疹改变，嗜酸性粒细胞浸润明显。结合患者临床表现、实验室检查与皮肤病理检查，目前诊断主要考虑以下疾病。

（1）嗜酸性粒细胞增多性皮病

本病以中老年男性多见，皮疹可为红斑、斑块、丘疹等多形性损害，也可表现为红皮病样，皮损无好发部位，可分布于头面、躯干和四肢，或仅局限于肢体一部分。自觉阵发性瘙痒或剧痒。外周血持续性嗜酸性粒细胞增多，皮肤组织病理示真皮血管周围大量嗜酸性粒细胞浸润。当嗜酸性粒细胞增多综合征只有皮肤表现，不累及其他脏器时称为嗜酸性粒细胞增多性皮病。皮损组织病理特点为真皮血管周围有显著的嗜酸性粒细胞和单一核细胞浸润。血管壁可见内皮细胞增生，管腔闭塞。

嗜酸性粒细胞增多性皮病的诊断标准：①外周血持续性嗜酸性粒细胞增多，绝对计数超过 1500×10^6/L，达 6 个月以上。②骨髓中嗜酸性粒细胞增多。③除外嗜酸性粒细胞增多的其他疾病，如寄生虫病、过敏性疾病等。④有皮肤等组织、脏器受累证据。本例患者病程长，前次于北京协和医院皮肤科病房住院期间曾诊断本病，本次再发皮损表现与前次相同，复发原因为自行停药，故目前首先考虑该诊断，予完善血常规、皮肤组织病理检查进一步明确。

（2）泛发性神经性皮炎

泛发性神经性皮炎又称慢性单纯性苔藓。皮损早期为粟粒至豆粒大扁平丘疹，密集成片之后形成皮嵴及明显增厚的典型苔藓样变之斑块，呈正常皮色或淡褐色，可有明显抓痕、结痂等。自觉瘙痒明显。病程慢性，易复发，与神经精神因素明显相关。此外，长期胃肠道功能障碍、内分泌异常和感染病灶等均可能成为发病因素。患者病程1年，早期主要表现为枕部、肘、小腿伸侧红斑块，曾在北京协和医院住院治疗后皮损好转，出院后自行停药复发加重，出现剧烈瘙痒、搔抓，皮损主要表现为泛发全身红斑块，皮肤增厚，苔藓化改变突出，瘙痒剧烈，不能除外为搔抓所致神经性皮炎，行皮肤组织病理检查进一步确诊。

（3）泛发性湿疹

泛发性湿疹为Ⅳ型变态反应相关的过敏性皮肤疾病，患者往往是易患体质，但发病原因不明确，外界因素如饮食、气候、生活用品等均可成为本病的诱发因素。皮损呈多形性，边界不清，急性期多有糜烂、渗出等表现，慢性期则有浸润肥厚。好发于小腿、肛周、外阴、乳晕、手足背等。有季节性。本例患者慢性病程，皮损长期局限于四肢伸侧，皮损形态单一，不符合湿疹皮损表现。

下一步诊疗计划：完善血常规，血涂片，肝、肾功能等检查，进一步完善皮肤组织活检，目前暂予甲泼尼龙片20 mg（qd）、抗组胺药口服，以及外用卤米松、止痒乳膏，待检查结果回报后调整诊疗方案。

📋 主治医师查房

患者老年男性，慢性病程，头皮、小腿、肘部鳞屑性红斑块

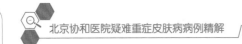

伴瘙痒 1 年，泛发加重 1 个月，曾在北京协和医院住院治疗，诊断为嗜酸性粒细胞增多性皮病，经系统及口服治疗后病情控制。回家后自行改药、停药后病情反复。患者皮疹泛发，占体表面积超过 90%，诊断为红皮病。但红皮病仅为描述性诊断，还需进一步明确引起红皮病的病因。结合患者临床表现、实验室检查结果及皮肤病理结果，考虑嗜酸性粒细胞增多性皮病。患者虽符合其各项标准，但该病一般为排除性诊断，在排除其他疾病或诱因后可诊断该病。嗜酸性粒细胞增多性皮病可分为骨髓增生性和淋巴增生性，目前诊疗应当首先排查其他病因，并且完善 *FIP1L1-PDGFRA* 融合基因、淋巴细胞分型等检查。针对本病的治疗包括系统应用糖皮质激素干扰素、免疫抑制剂和光化学治疗等，以及局部外用糖皮质激素。对于 *FIP1L1-PDGFRA* 融合基因阳性患者还可以应用甲磺酸伊马替尼。本例患者既往曾在北京协和医院住院治疗，联合应用口服激素、雷公藤多苷片、沙利度胺及外用激素治疗，病情控制可，后因自行减量而复发加重，此次可暂继续用此方案，根据检查结果回报再进行相应调整。激素减量过程中注意观察病情变化，避免疾病复发。患者高龄，注意长期应用激素、雷公藤多苷片等药物可能引起的不良反应，检测血压、血糖，定期复查血常规，肝、肾功能，骨密度等。

主任医师查房

患者老年男性，病程 1 年，表现为全身红丘疹、斑块，伴抓痕、苔藓样变、严重瘙痒。皮损广泛受累，基本符合红皮病受累面积。皮损外观呈典型铺路石样，腹部皮疹分布呈典型躺椅征，背部皮疹分布沿 Langer 线。实验室检查发现嗜酸性粒细胞升高、淋巴细胞比例下降及 T-IgE 升高。皮肤病理主要表现为角化过度、棘层肥厚、皮突延长，真皮浅层血管周围混合炎性细胞浸润，浸润细胞包括淋巴组织细胞及嗜酸性粒细胞，未见明显异型细胞及淋巴细胞亲表皮现象。患者皮疹具有一定特点，全身红丘疹、斑块呈铺路石样改变，部分融合成片，上附有厚鳞屑，伴明显瘙痒。皮损在腋窝、肘窝、腘窝等屈侧及面部较少有分布，且在腹部皱褶部位无明显皮损分布，该表现为典型"躺椅征（deck-chair sign）"。此外，皮损在背部沿 Langer 线分布。这些典型的临床特点提示一种较少见的红皮病——丘疹性红皮病。

　　丘疹性红皮病是一类具有典型特点的红皮病，常发生在老年男性，皮疹呈扁平红褐色丘疹，铺路石样排列，形成红皮病样损害，背部皮疹可沿 Langer 线分布，一般不累及皮肤皱褶部位，皮疹瘙痒明显，实验室检查常能发现外周血嗜酸性粒细胞升高、淋巴细胞减少及血清 IgE 升高，皮肤组织病理见表皮正常或增生性改变，真皮浅层血管周围淋巴细胞、组织细胞、嗜酸性粒细胞等混合炎性细胞浸润。患者表现典型，可考虑该诊断。结合以上特点，目前诊断可考虑丘疹性红皮病。丘疹性红皮病中部分存在诱因，包括肿瘤、感染、药物及特应性等因素。本例患者年龄大，近1年来发病，且病情较顽固，药物控制后减量过程中复发，需考虑肿瘤、药物等继发因素。追问病史，患者否认长期用药，否认乙肝、丙肝等慢性感染，否认既往特应性皮炎、过敏性鼻炎、哮喘等病史，本次住院需排除肿瘤因素，建议进行肿瘤相关筛查。治疗方面，同意系统糖皮质激素、雷公藤多苷片及外用局部激素制剂治疗。患者年龄大，注意警惕药物不良反应。

诊断

丘疹性红皮病。

诊疗经过：入院后完善相关检查，血常规、尿常规、便常规均在正常范围内，肝、肾功能检查发现 LDH 652 U/L，PA 128 mg/L，其余基本在正常范围内。肿瘤标志物：CA19-9 45.7 U/mL，PSA-T 185.3 ng/mL，PSA-F 10.31 ng/mL。前列腺 + 残余尿超声测量示前列腺增大伴钙化，残余尿量约 168 mL。泌尿外科会诊建议完善前列腺动态增强核磁、骨扫描检查，必要时完善前列腺穿刺活检。前列腺动态增强 MRI 示前列腺两叶异常信号，考虑前列腺癌可能性大，PI-RADS 评分为 5 分，建议穿刺活检；侵及前列腺双侧包膜、双侧神经血管束、双侧精囊腺及直肠下段；前列腺增生伴炎性改变；底部及中部中央腺体多发出血灶；盆腔少量积液；膀胱多发假憩室。全身骨显像：胸骨、脊柱异常所见，考虑退行性改变可能大；第 3 腰椎、右侧耻骨异常所见，性质待定，骨折不除外，请结合临床随诊观察；余全身骨骼未见明显异常。泌尿外科随诊意见：患者具备前列腺穿刺活检指征，出院后泌尿外科门诊就诊，预约前列腺活检。

治疗方面，经口服甲泼尼龙片 20 mg（qd）、雷公藤多苷片 20 mg（tid）、抗组胺药，外用激素药膏 + 润肤治疗后，患者无新发皮损，且原有皮损明显控制，瘙痒程度减轻。入院 2 周后，甲泼尼龙片剂量改为 12 mg/d 口服，并继续使用雷公藤多苷片

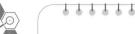

20 mg（tid）、抗组胺药，外用激素药膏＋润肤治疗。第 3 周，
雷公藤多苷片调整为 20 mg（bid）口服。患者皮肤情况逐渐好转，
瘙痒控制，皮损基本消退（图 8-6 ～图 8-8），入院 4 周后出院。

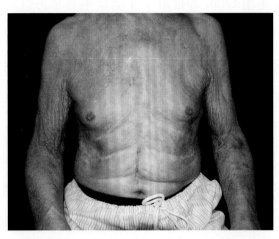

图 8-6　经治疗，双下肢皮损治疗后明显好转

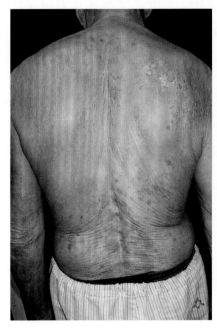

图 8-7　患者背部皮肤情况逐渐
　　　　好转

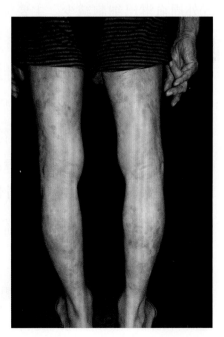

图 8-8　患者双下肢皮肤情况
　　　　逐渐好转

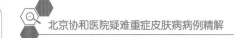

病例讨论

丘疹性红皮病（papuloerythroderma）是一类较少见的红皮病，最早在 1984 年由 Ofuji 等报道了 4 例日本老年男性患者，均表现为典型扁平丘疹形成的红皮病，且皮肤皱褶部位不受累。总结这些特点后，将这些具有特点的典型案例称为"丘疹性红皮病"。Torchia 等回顾了 170 例丘疹性红皮病，并提出了相关诊断标准，包括 5 条主要标准：①由铺路石样外观的红棕色扁平丘疹、斑块融合形成红皮病；②间擦部位不受累（躺椅征）；③瘙痒；④组织病理学除外皮肤 T 细胞淋巴瘤及其他皮病；⑤除外肿瘤、感染、药物、特应性等继发因素。5 条次要标准：①年龄超过 55 岁；②男性；③外周血或组织嗜酸性粒细胞增多；④血清 IgE 升高；⑤外周血淋巴细胞减少。主要标准中，5 条完全符合者为原发性丘疹性红皮病，不符合第 4 条者为丘疹性红皮病样皮肤 T 细胞淋巴瘤，不符合第 5 条者为继发性丘疹性红皮病。结合本例患者临床表现、实验室检查结果和皮肤病理慢性皮炎改变，无异型细胞、无淋巴细胞亲表皮现象等，其符合主要标准①～④、次要标准①～⑤，可诊断为继发性丘疹性红皮病。近期也有关于丘疹性红皮病皮肤镜特点的个案报道，认为点状血管周围环绕白晕是本病的特征性皮肤镜下表现，但目前观察案例较少，仍有待进一步研究证实。

在 Torchia 等回顾的 170 例患者中，大多为特发性，但伴发其他疾病的继发性丘疹性红皮病也并不少见，如肿瘤（37 例，占比 21.76%）、特应性（13 例，占比 7.65%）、药物（7 例，占比 4.11%）、感染（7例，占比4.11%）等。在合并肿瘤的患者中，25例为实体性肿瘤，而12例为淋巴血液系统肿瘤。另有报道，合并内脏肿瘤的患者占比为20.0%～54.5%。在这些报道中，有许多病例的病情发展与肿瘤平行，但也有一些病例的病情变化与肿瘤无关，并且本病患者一般年龄较高，多为肿瘤好发人群，因此目前有关丘疹性红皮病是否为副肿瘤性疾病尚无定论。我们推荐对本病患者进行肿瘤筛查，尤其是病程长、病情较顽固或反复发作的患者。

躺椅征是一种较少见而又具有典型特点的皮损分布形态，常见于丘疹性红皮病，但近年来也有其他疾病皮肤分布造成类似特征的报道，如湿疹样紫癜、疱疹样皮炎、皮肤华氏巨球蛋白血症、血管免疫母细胞淋巴瘤、接触性皮炎、瘤型麻风和大疱性类天疱疮等。有关躺椅征的病理生理学基础，目前仍不清楚，有多种假说尝试解释这一现象。其中一种假说认为，皱褶部位承受较多外部压力，从而影响某些炎症因子在皮肤组织与循环间的交换，血管受压也可能阻碍了某些炎症反应的信号传出。此外，在外用药物后，皮肤相互挤压可能形成类似局部"封包"的效应，从而使局部炎症得到一定程度的控制。

丘疹性红皮病的治疗方法包括系统应用糖皮质激素、维A酸、免疫抑制剂、硫唑嘌呤、环孢素、光化学疗法及外用糖皮质激素，口服抗组胺药物治疗本病疗效不确切。但由于本病报道大多都是病例报道，治疗手段都是根据既往治疗其他类似疾病的经验，因此目前尚无确定治疗方案。对于有相关并发症或病因的继发性丘疹性红皮病，去除相关病因可能对治疗有一定帮助。从本例患者来看，早期未诊治肿瘤时，病情相对顽固，药物停用后病情复发，

101

可能与肿瘤病因未去除有关。而针对药物治疗及其他治疗手段，需要考虑患者年龄及依从性问题，尤其是本病好发于老年人群，且疾病有较大复发可能。

（作者：李思哲；审校：左亚刚，王涛）

参考文献

1. OFUJI S，FURUKAWA F，MIYACHI Y，et al. Papuloerythroderma. Dermatologica，1984，169（3）：125-130.

2. TORCHIA D，MITEVA M，HU S，et al. Papuloerythroderma 2009：two new cases and systematic review of the worldwide literature 25 years after its identification by Ofuji et al. Dermatology，2010，220（4）：311-320.

3. APALLA Z，KOUKOUTHAKI A，SIDIROPOULOS T，et al. Dermoscopy of papuloerythroderma of Ofuji. Photodermatol Photoimmunol Photomed，2019，35（2）：127-128.

4. TERAKI Y，ASO Y，SATO Y. High incidence of internal malignancy in papuloerythroderma of Ofuji：a case series from Japan. Dermatology，2012，224（1）：5-9.

5. BETTOLI V，PIZZIGONI S，BORGHI A，et al. Ofuji papulo-erythroderma：a reappraisal of the deck-chair sign. Dermatology，2004，209（1）：1-4.

6. BETTOLI V，ZAULI S，VIRGILI A，et al. Eczematide-like purpura presenting as Ofuji papuloerythroderma：a case that confirms this as a pattern. Int J Dermatol，2014，53（2）：e132-e134.

7. OCHI H，ANG C-C. Novel association of a papuloerythroderma of Ofuji phenotype with dermatitis herpetiformis. Int J Dermatol，2018，57（7）：856-857.

8. AUTIER J，BUFFET M，PINQUIER L，et al. Cutaneous Waldenstrom's macroglobulinemia with "deck-chair" sign treated with cyclophosphamide. J Am Acad Dermatol，2005，52（2 Suppl 1）：45-47.

9. FERRAN M，GALLARDO F，BAENA V，et al. The "deck chair sign" in specific cutaneous involvement by angioimmunoblastic T cell lymphoma. Dermatology，2006，213（1）：50-52.

10. PAI S，SHETTY S，RAO R. Parthenium Dermatitis With Deck-Chair Sign. JAMA Dermatol，2015，151（8）：906-907.

11. PRASHAR A，NARANG T，SAIKIA U N，et al. Deck chair sign in lepromatous leprosy. Lepr Rev，2013，84（3）：252-254.

12. HAYAKAWA-ASAI R，NOBEYAMA Y，MAKI T，et al. Case of papuloerythroderma of Ofuji-like eruption during the course of bullous pemphigoid. J Dermatol，2018，45（3）：e63-e64.

13. SALGÜERO I，MORENO C，AGUAYO-LEIVA I，et al. Papuloerythroderma of Ofuji associated with chronic lymphatic leukaemia. Eur J Dermatol，2009，19（4）：396-397.

14. 周乃慧，陈爱明 . 丘疹性红皮病 . 临床皮肤科杂志，2012，41（3）：154-156.

病例 9
躯干、四肢黑斑 21 年，走路不稳 4 年

病例介绍

患者男，21 岁。躯干、四肢黑斑 21 年，走路不稳 4 年。

患者出生即有躯干、四肢多发片状黑斑，表面未见明显毛发，无明显自觉症状。后黑斑表面毛发逐渐增多、增粗，皮疹未明显扩大。4 年前无明显诱因出现头晕、头痛、呕吐、耳鸣，伴有走路不稳，右下肢无力。于当地医院就诊，考虑"美尼尔综合征"，予药物肌内注射、中药口服（具体不详），头痛、头晕、呕吐、耳鸣症状缓解，走路不稳未改善。半年前走路不稳、右下肢无力加重。既往史无特殊。否认家族遗传病史。

体格检查：神志清，语利。心肺腹查体无异常。脑神经检查无异常。双上肢肌力正常，右下肢肌力Ⅳ级，左下肢Ⅴ级，双下

肢病理征阳性，右侧霍夫曼征（Hoffmann's sign）阳性。皮肤科
检查：腹部、背部、双侧大腿皮肤可见大片弥漫黑褐色斑片，颜
色不均，边界清，上有粗而黑的长毛（图 9-1）。面颈部、四肢散
在黑色、灰色斑片，黄豆至手掌大小，部分可见橘皮样改变及增粗、
增多长毛，边界清（图 9-2）。

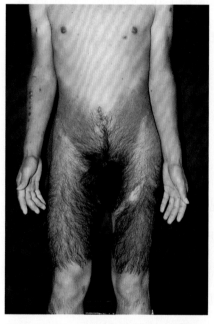

图 9-1　神经皮肤黑变病患者躯干皮损：
腹部、双侧大腿皮肤可见大片弥漫黑褐
色斑片，颜色不均，边界清，上有粗而
黑的长毛

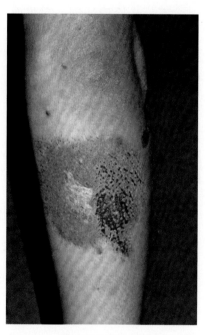

图 9-2　神经皮肤黑变病患者上肢
皮损：上肢散在黑色、灰色斑片，
黄豆至手掌大小，颜色不均，可见
橘皮样改变边界清

🗒 住院医师查房

　　患者青年男性，出生即在躯干、四肢可见多发黑色斑片，近
4 年出现神经系统症状。首先，片状黑斑诊断为巨大型先天性黑
色素细胞痣（congenital melanocytic nevi，CMN）。CMN 多在出

生时即有，表现为头发、躯干、四肢的巨大黑色斑片，常有浸润感，表面可有疣状增生，黑斑表面毛发，较正常粗、多、密，随年龄的增长，黑斑周围可出现小的卫星状损害。本病易恶变，以恶性黑色素瘤常见。其次，患者近 4 年出现了神经系统症状，应完善神经系统相关检查，除外是否发生原发性或转移性肿瘤。

下一步诊疗计划：完善血、尿常规，肝、肾功能等常规检查，头颈胸部核磁共振成像、铜蓝蛋白等检查，行皮肤病理活检除外 CMN 恶变。

治疗方面：无特殊。

主治医师查房

青年男性患者，出生即出现片状黑斑，近年出现头晕、耳鸣、走路不稳等神经系统症状，皮疹以臀部为中心向周围扩散，直径超过 40 cm。根据病史及临床表现，可明确诊断为巨大型先天性黑色素细胞痣。常见的并发症有黑色素瘤、神经皮肤黑变病（neurocutaneous melanosis，NCM）及其他恶性肿瘤。CMN 很少发展为 NCM，如有症状者在生命最初几年病死率较高。因此，应进一步完善肿瘤相关筛查及皮肤组织病理检查。本病无特殊治疗，以监测患者一般情况为主。

主任医师查房

住院医师补充病史资料。

入院后无特殊不适，检查血常规、铜蓝蛋白正常，肝功能 PA

163 mg/L（200～400 mg/L），同型半胱氨酸 15.6 μmol/L（<15 μmol/L），血清叶酸 3.2 ng/mL（>4 ng/L），血沉 18 mm/h（0～15 mm/h）。胸片、腰骶椎正侧位无异常。头颅 MRI 提示桥脑萎缩并斑片状短 T1 信号，小脑轻度萎缩。颈椎 MRI 提示 C5/6～C6/7 椎间盘突出。胸椎 MRI 无异常。皮肤组织病理检查：皮突延长，基底细胞层黑素增加，真皮浅中层片状痣细胞巢，靠近表皮部分细胞可见色素颗粒（图 9-3），提示混合痣。

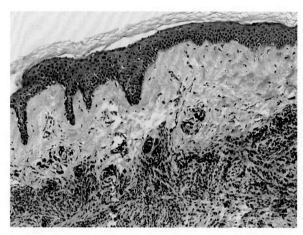

皮突延长，基底细胞层黑素增加，真皮浅中层片状痣细胞巢，靠近表皮部分细胞可见色素颗粒
（HE×100）。

图 9-3　神经皮肤黑变病患者左上肢皮损组织病理
[图片出处：赵文玲，闫言，马东来，等 . 神经皮肤黑变病 1 例 . 中国麻风皮肤病杂志，2015（8）：494-495.]

📋 主任医师总结病例特点

　　患者青年男性，出生起病，近 4 年出现神经系统症状，皮损表现为"兽皮痣"，辅助检查提示小脑轻度萎缩，未见其他实体肿瘤，皮肤病理未见恶性表现。根据病史、临床表现及辅助检查，首先考虑 NCM。由于 CMN 易发生恶变，临床工作中遇到类似患

者，应首先行病理检查。患者除外神经系统肿瘤侵犯的可能性，考虑患者出现神经系统症状与 NCM 一致。NCM 好发于儿童及青年，皮损表现为位于头皮、背部中轴的巨大型先天性黑色素细胞痣，伴有卫星痣，可似帽状覆盖整个头部，或似肩垫、衣袖、袜套状覆盖肩部、四肢，也称"兽皮痣"。根据有无中枢神经系统临床症状可将其分为症状型或无症状型 NCM。中枢神经系统症状可表现为颅内高压、癫痫发作、智力障碍、神经症状、瘫痪等。NCM 的危险因素有：大型 CMN，尤其是在预测的最终尺寸 >40 cm 且位于身体后轴部（如颈、背、臀）的情况下；多颗卫星灶；超过 2 个中型 CMN（尤其是数量众多时）。对于有神经系统症状的 NCM 患者，在生命的最初几年病死率较高。

该病需与以下疾病鉴别。①太田痣：为常染色体显性遗传，出生即可有眼部损害，皮肤损害可在 10 年后出现，且多发生于一侧面部，色素斑为蓝灰色、灰褐色、黑色或紫色，与患者皮损特点不符。②颅内继发性黑色素瘤：为颅内恶性肿瘤，发展迅速且恶性程度较高。约半数体表恶性黑色素瘤患者可发生颅内转移，成为继发性颅内黑色素瘤。表现为颅内压增高，如头痛，伴恶心、呕吐；神经系统损害定位症状，如偏瘫、失语、偏盲、癫痫及感觉运动障碍等；蛛网膜下隙出血、蛛网膜炎等。目前患者皮肤病理及头颅 MRI 均未出现黑色素瘤表现，暂不考虑。③脑膜黑色素瘤：多为恶性肿瘤，进展迅速，原发性脑膜黑色素瘤好发于青壮年，继发性脑膜黑色素瘤可发生于任何年龄。临床表现以颅内高压、脑膜刺激征、脑神经损害及脊神经根疼痛为主，常存在皮肤黑色素瘤。脑脊液中可见黑色素瘤细胞。

诊断

神经皮肤黑变病。

诊疗经过

目前患者一般情况良好，皮肤病理暂无恶性表现，需密切关注，定期复查，监测神经系统及肿瘤变化。

病例讨论

NCM 是由来自胚胎期神经嵴的黑色素细胞或胚胎层发育异常而导致的先天性非遗传疾病。最早于 1861 年由 Rokitansly 首先报道，于 1984 年由 Van Bogert 正式命名。目前发病病因尚不明确。Livingstone 等认为发病原因是神经胚胎起源的黑色素细胞前体细胞或皮肤和软脑膜的成黑素细胞在发育过程中发生突变，这解释了 NCM 具有无性别差异、散在发病、病变累及范围广泛等特征。NCM 病灶在头部 CT 上可表现为阴性或软脑膜等位置呈现高及稍高密度，增强扫描均质强化，肿瘤内有坏死者也可呈不均质强化或环形强化，无特异性。MRI 检查对脑内黑色素沉积较为敏感，由于黑色素为顺磁性物质，会缩短 T1 时间，表现为 T1WI 高信号。NCM 中枢神经系统 MRI 典型表现有：①脑膜显著增厚，增强扫描呈明显强化。②若有肿瘤样变，MRI 上见特征性 T1WI 高信号，T2WI 为低信号表现。扩散加权成像未见扩散受限。③可合并多种中枢系统疾病。皮肤病理活检表现为真皮层色素痣，主要为蓝痣、

109

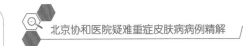
蒙古斑等。脑膜病理活检主要表现为细胞内黑色素，根据良恶性不同，表现亦不相同。脑脊液检查提示脑脊液压力增高、蛋白增加，可见胞体增大瘤细胞，胞质内含黑色素颗粒。

目前对于 NCM 的诊断并不统一，张巍等提出诊断 NCM 的先决条件为：①出生后皮肤有大片黑色素痣或弥散性黑色素沉着；②皮肤色素痣外观及活检无恶性征象；③神经系统以外任何器官无原发或继发性恶性黑色素瘤。在此前提下，出现：①中枢神经系统表现；②头颅 CT 或 MRI 检查脑膜出现异常高信号或短 T1 信号，连续检查病变不断扩大；③脑脊液或脑膜活检发现黑色素细胞或黑色素瘤细胞。其中，具备①或②者怀疑 NCM，具备①和②者高度怀疑 NCM，在怀疑或高度怀疑基础上具备③者或单独具备③者均可确诊。

NCM 可并发多种中枢系统疾病，如 Dandy-Walker 畸形、脑血管瘤、神经纤维瘤、脑脊髓脂肪瘤等。Dandy-Walker 畸形最为常见，国外报道 10 余例，国内仅徐磊等报道 1 例，其他并发症国内外报道均较少。NCM 的鉴别诊断包括太田痣、黑色素型脑膜瘤及颅内继发性黑色素瘤。脑黑变病是大的皮肤黑变病的儿童常见表现，最常见于前颞叶（杏仁核）、脑干、小脑和大脑皮层。后脑黑素病与受影响的结构发育不全有关。早期成像是最佳的选择，以提供最大的诊断敏感性并指导正确的治疗。目前 NCM 无有效治疗，对于有危险因素的患者应早发现、早诊断、早治疗，根据病情选择相应治疗方案。对于中枢累及较局限者，可考虑手术切除。Schaffer 等曾报道 1 例 NCM 患儿，行颅内黑色素瘤切除术后随诊 8 年，基本正常。

本病预后差，6% ～ 60% 的 NCM 可转变为恶性，NCM 一般在 1 ～ 2 岁发病，约 50% 的患儿在 1 岁以内死于脑膜、脑脊髓黑色素细胞瘤病，个别患者可存活至 20 岁以上。超过 50% 伴有中枢神经系统症状的 NCM 患者在诊断后 3 年内死亡。

（作者：赵文玲，闫言，李丽；审校：左亚刚，王涛）

参考文献

1. MOREIRA B I，GRUNEWALD T，CÔRTES A A J，et al. Neurocutaneous melanosis. Radiol Bras，2016，49（6）：412-413.

2. LIVINGSTONE E，CLAVIEZ A，SPENGLER D，et al. Neurocutaneous melanosis：a fatal disease in early childhood. J Clin Oncol，2009，27（13）：2290-2291.

3. 莫亚宁，韦有永，林剑军. 神经皮肤黑变病影像表现 1 例. 实用放射学杂志，2018，34（11）：1819-1820.

4. 张巍，万琪. 神经 – 皮肤黑变病. 临床神经病学杂志，2005，18（1）：76-77.

5. JAKCHAIROONGRUANG K，KHAKOO Y，BECKWITH M，et al. New insights into neurocutaneous melanosis. Pediatr Radiol，2018，48（12）：1786-1796.

6. SCHAFFER J V，MCNIFF J M，BOLOGNIA J L. Cerebral mass due to neurocutaneous melanosis：eight years later. Pediatr Dermatol，2001，18（5）：369-377.

7. 张晓杰，于谦，刘岩，等. 神经皮肤黑变病并颅内黑色素瘤 1 例. 中国临床神经外科杂志，2019，24（3）：191.

8. KIM S J，KIM J-H，SON B，et al. A giant congenital melanocytic nevus associated with neurocutaneous melanosis. Clin Neuroradiol，2014，24（2）：177-184.

病例 10
全身紫红色肿物 4 个月

病例介绍

患者男，67 岁。全身紫红色肿物 4 个月。

4 个月前无明显诱因躯干、四肢出现散在紫红色斑片、斑块，伴瘙痒，皮损逐渐增大、增多，形成大小不等的类圆形浸润性紫红色结节、肿块，局部破溃。遂就诊于北京协和医院皮肤科门诊，查血常规及血液生化检查，结果未见异常。为进一步诊治，遂来北京协和医院就诊。患病来，精神、食欲尚可，睡眠欠佳，二便正常，体重下降 10 kg。既往史、个人史、家族史均无异常。

体格检查：一般情况良好，系统查体无异常。双侧腹股沟可触及数枚黄豆大小淋巴结，质韧，活动度可，无粘连、无压痛。

皮肤科检查：头面、躯干及四肢多发鸡蛋至手掌大小类圆形紫红色结节、肿块，浸润明显。部分皮损破溃。口腔黏膜、生殖器黏膜、眼结膜未见异常（图 10-1）。

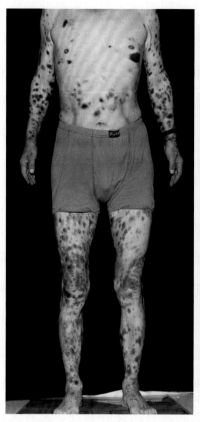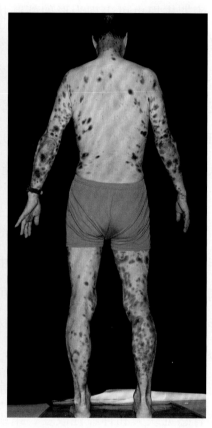

图 10-1 头面、躯干及四肢多发鸡蛋至手掌大小类圆形紫红色结节、肿块，浸润明显

🏥 住院医师查房

患者老年男性，以躯干、四肢泛发的浸润性结节、肿块伴有局部破溃、腹股沟淋巴结肿大为主要临床表现。根据病史和临床表现考虑以下几类疾病。

（1）肿瘤性疾病

肿瘤性疾病如蕈样肉芽肿、原发性皮肤 CD30（＋）淋巴增殖

笔记

性疾病、B 细胞淋巴瘤。蕈样肉芽肿是最常见的原发性皮肤 T 细胞淋巴瘤，临床表现可分为 3 期，即红斑期、斑块期和肿瘤期。肿瘤期皮损也可表现为形似蘑菇状的圆形或不规则形隆起肿物，可破溃。红斑期和斑块期的蕈样肉芽肿的组织病理学可见明显的亲表皮现象，肿瘤期的亲表皮现象轻微或消失，具有真皮全层和皮下脂肪组织的单一核细胞浸润。肿瘤细胞表达 CD3、CD4 和 CD45RO。原发性皮肤 CD30（＋）淋巴增殖性疾病的一个重要特点为 CD30 表达阳性，患者尚不能排除。

（2）感染性疾病

感染性疾病如麻风、播散型孢子丝菌病、马尔尼菲青霉病、非典型分枝杆菌感染等。麻风是由麻风杆菌感染引起的慢性传染病，主要侵犯皮肤和周围神经，可分为不同的类型，最典型的两种类型是瘤型麻风和结核样型麻风。其中结核样型麻风临床仅有少量斑块，与本例患者不符。瘤型麻风则可表现为多发且界限不清的红斑、丘疹、结节和斑块，最常受累部位为面部、臀部和下肢，伴有感觉缺失和神经性改变，组织病理有肉芽肿表现。患者无神经受累症状，不符合麻风表现。播散性孢子丝菌病是由申克孢子菌感染播散全身引起的多系统损害，最常见的感染方式是皮肤接种，是园丁和养花者的职业病，"人传人"极少见。典型皮损表现为泛发的皮下结节，组织病理呈感染性肉芽肿改变。患者没有相关病史，临床表现也不符合。马尔尼菲青霉菌病是由马尔尼菲青霉菌引起的深部霉菌病，属于条件性真菌感染。皮肤损害常见于面部、躯干上部和双上肢，呈多形性表现，典型特征为坏死性丘疹，皮损中易查到马尔尼菲青霉菌。组织病理可见化脓性肉芽肿或坏死性的改变，致病菌位于巨噬细胞和巨细胞内。非典型分枝杆菌的感染主要通过偶然接种传播引起，皮损临床表现多样，包括斑块、结节和脓疱，可伴有溃疡；泛发的播散性感染常发生于具有免疫缺陷的患者，组织病理可见肉芽肿、坏死和致病菌。本例患者皮损与感染性疾病有相似之处，排除相关感染性疾病需要结合其组织病理结果及病原体的相关检测结果。

（3）血管炎类疾病

血管炎类疾病如结节性多动脉炎、持久性隆起性红斑等可出现结节表现的血管炎性疾病。结节性多动脉炎是主要累及中等大小动脉的节段性血管炎，受累皮肤可表现为网状青斑、皮下结节、溃疡等。持久性隆起性红斑主要累及小血管，临床好发于肢体伸侧，皮损为对称分布的紫红色或棕红色丘疹和斑块，组织病理可见伴纤维化的白细胞破裂性血管炎。但血管炎类疾病的结节多为皮下结节，且常具有多形性皮损，很少表现为单一的泛发型结节，诊断此类型疾病的可能性较小，但明确诊断仍需要结合组织病理检查结果。

下一步诊疗计划：完善血常规、生化、凝血、心电图、腹部超声、胸腹部 CT；行组织病理、免疫组化及基因重排检查；清洁皮肤溃疡创面，防止继发感染。向上级医师汇报病情，制定诊疗方案。

主治医师查房

住院医师补充病历资料。

两处皮肤组织病理检查结果如下。

（1）左肩皮肤组织病理结果（图 10-2）示表皮轻度角化过度，

棘层萎缩变薄，基底层色素增加；真皮血管周围有淋巴细胞和组织细胞呈片状或块状浸润，部分淋巴细胞有异型性。免疫组织化学结果显示：CD3（＋）、CD4（－）、CD8（＋）、CD20（－）、CD79a（－）、CD30（－）、Granzyme B（－）、TIA-1（－）。T细胞受体基因克隆性重排结果：TCR γ（＋）、TCRδ（＋）。

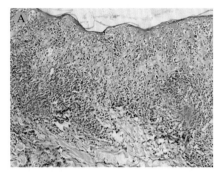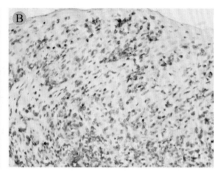

A. 表皮轻度角化过度，棘层萎缩变薄，基底层色素增加；真皮血管周围有淋巴细胞和组织细胞呈片状或块状浸润，部分淋巴细胞有异型性（HE×10）。B. 免疫组织化学染色 CD3 阳性。

图 10-2　皮肤组织病理结果

（2）右前臂皮肤组织病理结果示表皮萎缩，表皮下可见无浸润带，真皮浅中层及深层血管周围、皮下脂肪小叶内异型单一核细胞浸润。免疫组化结果显示：CD3（＋）、CD4（－）、CD8（＋）、CD45RO（－）、CD20（－）、CD30（－）、CD56（－）、CD79a（－）、Ki-67 70%。T细胞受体基因克隆性重排结果：TCRβ（－）、TCR γ（－）、TCRδ（－）。胸腹盆 CT 平扫结果示腹膜后、肠系膜、盆腔及双侧腹股沟可见小淋巴结，未见明显异常。骨髓活检组织病理结果未见异常。全身检查未见系统受累。

患者老年男性，病程慢性，临床主要特点为全身皮肤多发红斑及浸润性斑块、肿物，伴有体重下降，结合患者病史、组织病理及免疫组织化学结果，考虑原发性皮肤 T 细胞淋巴瘤诊断明确。

患者无病原体感染证据，组织病理上也没有血管类疾病的表现，除外了感染性疾病和血管炎类疾病。

原发性皮肤 T 细胞淋巴瘤是一组以皮肤损害为首要表现的恶性肿瘤，占所有原发皮肤淋巴瘤的 75% ～ 80%。根据 2018 年世界卫生组织皮肤肿瘤最新分类标准，皮肤 T 细胞淋巴瘤分为以下几种类型：蕈样肉芽肿、Sézary 综合征、原发性皮肤 CD30（+）淋巴增殖性疾病、皮肤型成人 T 细胞白血病 / 淋巴瘤、皮下脂膜炎样 T 细胞淋巴瘤、慢性活动性 EB 病毒感染的皮肤表现、结外 NK/T 细胞淋巴瘤（鼻型）和原发性皮肤外周 T 细胞淋巴瘤，罕见类型。

本例患者皮损表现为泛发的红斑、浸润性斑块和肿物；组织病理为皮肤全层的异型单一核细胞浸润，表达 CD3 和 CD8；既往血常规正常，CT 显示无明显系统受累，骨髓活检组织病理结果未见明显异常。可排除蕈样肉芽肿、Sézary 综合征、原发性皮肤 CD30（+）淋巴增殖性疾病、皮肤型成人 T 细胞白血病 / 淋巴瘤、皮下脂膜炎样 T 细胞淋巴瘤、慢性活动性 EB 病毒感染的皮肤表现，除外 NK/T 细胞淋巴瘤（鼻型）这几类的皮肤 T 细胞淋巴瘤类型。需要对患者进行重点鉴别的是罕见类型的原发性皮肤外周 T 细胞淋巴瘤类型，包括：原发性皮肤 γδ T 细胞淋巴瘤、原发性皮肤侵袭性亲表皮 CD8（+）细胞毒性 T 细胞淋巴瘤、原发性皮肤肢端 CD8（+）T 细胞淋巴瘤、原发性皮肤 CD4（+）小 / 中 T 细胞淋巴增殖性疾病。

原发性皮肤 γδ T 细胞淋巴瘤患者的皮损可泛发，出现破溃，但原发性皮肤 γδ T 细胞淋巴瘤的特征是成熟且有活性的 γ δ T

117

细胞呈克隆性增生，具有细胞毒表型。肿瘤细胞常表达 CD3、CD30 及 CD56，不表达 CD4、CD8，本病例免疫组织化学染色结果 CD8（＋）、CD30（－）、CD56（－），无明显的 γδ T 细胞克隆性增生，不符合原发性皮肤 γδ T 细胞淋巴瘤诊断。原发性皮肤肢端 CD8（＋）T 细胞淋巴瘤表现为单发的红色丘疹或结节，好发于耳、鼻和下肢，组织病理学特点为真皮单一异型细胞浸润，可深至皮下脂肪，与本例患者泛发的皮损表现不符，可排除此诊断。原发性皮肤 CD4（＋）小／中 T 细胞淋巴增殖性疾病常表现为单发的斑块或结节，位于面部、颈部或者上肢，组织病理学上浸润细胞以小／中 T 细胞为主，表达 CD3、CD4，本例患者临床和病理特征均不符合，可排除此诊断。原发性皮肤侵袭性亲表皮 CD8（＋）细胞毒性 T 细胞淋巴瘤，临床表现为局限性或泛发的发疹性丘疹、结节和肿瘤，皮损中央可出现溃疡及坏死，组织病理学上亲表皮性特征明显，真皮上部 T 细胞浸润明显，肿瘤细胞表达 CD3、CD8、CD45RA 和细胞毒表型，不表达 CD4。本例患者病史、临床表现及组织病理结果基本符合该诊断。

治疗方面：明确淋巴瘤分型和分期。同时患者自患病以来体重下降 10 kg，可行腹股沟淋巴结活检明确淋巴结受累情况。予口服泼尼松 30 mg（qd）、甲氨蝶呤 25 mg（qw），注意保护溃疡创面。

主任医师查房

患者中年男性，慢性泛发性红斑及浸润性斑块、肿物，伴有体重下降。组织病理、免疫组织化学染色提示皮肤 T 细胞淋巴瘤。其他辅助检查未提示明显系统受累。病例的诊断难点在于明确其原发性皮肤外周 T 细胞淋巴瘤的类型。罕见类型的原发性皮肤外周 T 细胞淋巴瘤包括原发性皮肤 γδT 细胞淋巴瘤、原发性皮肤侵袭性亲表皮 CD8（＋）细胞毒性 T 细胞淋巴瘤、原发性皮肤肢端 CD8（＋）T 细胞淋巴瘤、原发性皮肤 CD4（＋）小 / 中 T 细胞淋巴增殖性疾病。从临床表现角度考虑，患者皮损泛发，主要表现为浸润性斑块、肿物伴溃疡，考虑的疾病有：原发性皮肤 γδT 细胞淋巴瘤，原发性皮肤侵袭性亲表皮 CD8（＋）细胞毒性 T 细胞淋巴瘤。原发性皮肤 γδT 细胞淋巴瘤在 T 细胞淋巴瘤中极少见，仅占 1%，通常起病较晚，平均起病年龄 60 岁，临床主要表现为快速进展的广泛的斑块、结节或肿瘤，表面常有破溃坏死，四肢较多见，但通常不累及淋巴结、脾及骨髓。对于本例患者，临床特征符合该病表现。但原发性皮肤 γδT 细胞淋巴瘤具有突出的 γδT 细胞呈克隆性增生，患者皮损病理特征不符合。原发性皮肤侵袭性亲表皮 CD8（＋）细胞毒性 T 细胞淋巴瘤罕见，占所有皮肤 T 细胞淋巴瘤的 1% 以下。成年人发病通常累及全身皮肤，表现为丘疹、结节，伴有中心溃疡和坏死，或形成斑片和斑块。组织病理学表现为带状或散在的小～中等大小淋巴细胞或者多形性的中～大淋巴细胞浸润。即使在疾病肿瘤期，也表现出明显的亲表皮性。免疫组织化学染色提示为 CD8（＋）细胞毒性 T 细胞，可伴有部分 T 细胞抗原的丢失。本例患者临床特征、组织病理学表现更符合此疾病，目前诊断仍考虑原发性皮肤侵袭性亲表皮 CD8（＋）细胞毒性 T 细胞淋巴瘤。可取近期皮损再次进行组织病理学检查、免疫组织化学染色 Granzyme B、TIA-1 及穿孔素以进一步明确诊断。同时，尽快完善相关检查，明确淋巴瘤分期。

诊断

原发性皮肤侵袭性亲表皮 CD8（+）细胞毒性 T 细胞淋巴瘤。

诊疗经过

口服泼尼松 30 mg（qd）、甲氨蝶呤 25 mg（qw）。1 个月后皮损破溃愈合，肿物缩小。继续原用药方案，门诊随诊。1 年后皮损复发，改用 CHOP-E 方案进行化疗。

病例讨论

原发性皮肤侵袭性亲表皮 CD8（+）细胞毒性 T 细胞淋巴瘤是原发性皮肤外周 T 细胞淋巴瘤罕见亚型中的一种。在最新更新的世界卫生组织（World Health Organization，WHO）和欧洲癌症研究和治疗组织（The European Organization for Reasearch and Treatment of Cancer，EORTC）原发性皮肤淋巴瘤分类和第四版 WHO 皮肤肿瘤分类中，原发性皮肤外周 T 细胞淋巴瘤的罕见亚型包含 4 种：①原发性皮肤 γδT 细胞淋巴瘤；②原发性皮肤侵袭性亲表皮 CD8（+）细胞毒性 T 细胞淋巴瘤；③原发性皮肤肢端 CD8（+）T 细胞淋巴瘤；④原发性皮肤 CD4（+）小 / 中 T 细胞淋巴增殖性疾病。其他不能明确分类的皮肤 T 细胞淋巴瘤，则命名为原发性皮肤外周 T 细胞淋巴瘤（非特指性）。

原发性皮肤 γδT 细胞淋巴瘤约占所有皮肤 T 细胞淋巴瘤的

1%，临床表现多为泛发的斑块、结节或肿瘤，可伴破溃、坏死，较少累及淋巴结、脾及骨髓。组织病理检查可见肿瘤细胞能够浸润表皮、真皮及皮下组织不同部位。肿瘤细胞一般表达 $\gamma\delta T$ 细胞受体，CD3（+），CD56（+），细胞毒蛋白强阳性。本病属于侵袭性淋巴瘤，具有皮下脂肪受累的患者预后比仅有表皮真皮受累的患者差。

原发性皮肤肢端 CD8（+）T 细胞淋巴瘤是最新分类中的暂定分类，多为成人发病，目前尚无儿童病例报道。本病以非典型性中等大小的 CD8（+）细胞毒性 T 细胞克隆性增生为特征，表现为单发的红色丘疹或结节，好发于耳、鼻和下肢，组织病理学表现为真表皮间可见无浸润带，真皮中单一异型细胞浸润，可深至皮下脂肪。CD3（+），CD8（+），CD4（-），可表现为非活性的细胞毒表型，即 TIA-1（+），Granzyme B（-），穿孔素（-）。本病预后较好，因此尽早明确诊断，避免过度治疗非常重要。

原发性皮肤 CD4（+）小 / 中 T 细胞淋巴增殖性疾病的特点是以小 / 中 CD4（+）T 细胞为主的浸润增生。临床表现多为单发皮损，组织病理可表现为真皮致密的弥漫性或结节样浸润，有向皮下脂肪浸润的趋势，CD3（+），CD4（+），CD8（-）。此外，PD-1、ICOS、Bcl-6 和 CXCL13 表达也为阳性，提示肿瘤细胞是由 T 滤泡辅助细胞分化而来的。在上一版 EORTC-WHO 分类中称为原发性皮肤 CD4（+）小 / 中 T 细胞淋巴瘤，但由于本病的良性临床特征和临床进展，现已弃用了"原发性皮肤 CD4（+）小 / 中 T 细胞淋巴瘤"，改为"原发性皮肤 CD4（+）小 / 中 T 细胞淋巴增殖性疾病"。

不能归类于这 4 类罕见类型的原发性皮肤外周 T 细胞淋巴瘤的病例，则归类于原发性皮肤外周 T 细胞淋巴瘤（非特指性）。

原发性皮肤 T 细胞淋巴瘤具体分型的明确诊断并不容易，常需要进行皮损多部位取材，综合分析组织病理结果进行证实。

原发性皮肤侵袭性亲表皮 CD8（＋）细胞毒性 T 细胞淋巴瘤，从命名就能够知道此病的特点：具有侵袭性，CD8（＋）细胞毒性 T 细胞明显亲表皮。临床表现为局限性或泛发型的发疹性丘疹、结节和肿瘤，可伴溃疡及坏死。组织病理学表现为明显的亲表皮性，带状或弥漫性的 T 细胞浸润真皮上部。CD3（＋），CD8（＋），CD45RA 及细胞毒蛋白 Granzyme B、穿孔素及 TIA-1 阳性，不表达 CD4。此病在组织病理上与淋巴瘤样丘疹病（D 型）难以区分，需要通过临床表现进行鉴别。治疗方面，由于本病发病率较低，目前尚无大规模研究，临床工作中多使用外周 T 细胞淋巴瘤（非特指性）的联合化疗方案，也有使用治疗难治性 / 复发性外周 T 细胞淋巴瘤治疗方案，单克隆抗体及同种异体干细胞移植的报道。但总体来说，原发性皮肤侵袭性亲表皮 CD8（＋）细胞毒性 T 细胞淋巴瘤侵袭性较强，化学疗法治疗效果不佳，患者中位生存时间小于 2 年。

（作者：罗毅鑫；审校：刘洁）

参考文献

1. WILLEMZE R, CERRONI L, KEMPF W, et al. The 2018 update of the WHO-EORTC classification for primary cutaneous lymphomas. Blood, 2019, 133（16）: 1703-1714.

2. QUINTANILLA-MARTINEZ L, JANSEN P M, KINNEY M C, et al. Non-mycosis fungoides cutaneous T-cell lymphomas: report of the 2011 Society for Hematopathology/European Association for Haematopathology workshop. Am J Clin Pathol, 2013, 139（4）: 491-514.

3. GREENBLATT D, ALLY M, CHILD F, et al. Indolent CD8+ lymphoid

proliferation of acral sites：a clinicopathologic study of six patients with some atypical features. J Cutan Pathol，2013，40（2）：248-258.

4. PINILLA S M R，RONCADOR G，RODRÍGUEZ-PERALTO J L，et al. Primary cutaneous CD4+ small/medium-sized pleomorphic T-cell lymphoma expresses follicular T-cell markers. Am J Surg Pathol，2009，33（1）：81-90.

5. GROGG K L，JUNG S，ERICKSON L A，et al. Primary cutaneous CD4– positive small/medium-sized pleomorphic T-cell lymphoma：a clonal T-cell lymphoproliferative disorder with indolent behavior. Mod Pathol，2008，21（6）：708-715.

6. ADERHOLD K，CARPENTER L，BROWN K，et al. Primary Cutaneous Peripheral T-Cell Lymphoma Not Otherwise Specified：A Rapidly Progressive Variant of Cutaneous T-Cell Lymphoma. Case Rep Oncol Med，2015，2015：429068.

7. TORO J R，LIEWEHR D J，PABBY N，et al. Gamma-delta T-cell phenotype is associated with significantly decreased survival in cutaneous T-cell lymphoma. Blood，2003，101（9）：3407-3412.

8. ROBSON A，ASSAF C，BAGOT M，et al. Aggressive epidermotropic cutaneous CD8+ lymphoma：a cutaneous lymphoma with distinct clinical and pathological features. Report of an EORTC Cutaneous Lymphoma Task Force Workshop. Histopathology，2015，67（4）：425-441.

9. TOUSSAINT F，ERDMANN M，GROSCH E，et al. Transient response to nivolumab and relapse after infliximab in a patient with primary cutaneous CD8– positive aggressive epidermotropic cytotoxic T-cell lymphoma. Br J Dermatol，2021，184（2）：345-347.

10. AOUN S M A，IQBAL S，ALHALOULI T M，et al. Durable remission of a patient with primary cutaneous CD8 + aggressive epidermotropic cytotoxic T-cell lymphoma. Hematol Oncol Stem Cell Ther，2021，14（1）：71-75.

11. CYRENNE B M，GIBSON J F，SUBTIL A，et al. Transplantation in the Treatment of Primary Cutaneous Aggressive Epidermotropic Cytotoxic CD8-Positive T-Cell Lymphoma. Clin Lymphoma Myeloma Leuk，2018，18（1）：e85-e93.

12. GUITART J，MARTINEZ-ESCALA M E，SUBTIL A，et al. Primary cutaneous aggressive epidermotropic cytotoxic T-cell lymphomas：reappraisal of a provisional entity in the 2016 WHO classification of cutaneous lymphomas. Mod Pathol，2017，30（5）：761-772.

病例 11
反复全身红斑、鳞屑 13 年，泛发脓疱伴发热 6 天

病例介绍

患者女，20岁。反复全身红斑、鳞屑13年，泛发脓疱伴发热6天。

13年前无诱因双小腿伸侧出现散在红斑，表面覆白色鳞屑，无自觉症状，未诊治。皮疹逐渐加重，头皮、躯干、双上肢陆续出现类似皮疹，无瘙痒，无关节痛、脓疱、发热及指甲改变。就诊于当地医院，诊断为银屑病，予口服中成药（具体不详）治疗后皮疹稍好转。10年前皮疹复发，就诊于当地医院，间断口服"消银胶囊"及多种中药方剂（具体不详）治疗，皮疹好转后反复发作，性质同前，冬重夏轻。6天前因"感冒"口服两种感冒药（具体不详）后，躯干、双侧大腿、双上肢陆续出现大片水肿性红斑，红斑表面出现密集针尖至粟粒大小白色脓疱，局部脓疱融合成白

色脓湖，伴疼痛。发热，最高体温 40 ℃，伴畏寒，无寒战、咳嗽、咳痰。于当地医院住院治疗，予青霉素、美洛西林钠舒巴坦钠静脉滴注及对乙酰氨基酚等药物口服，每日仍发热。2 天前出现双小腿及足部浮肿，伴全身肌肉酸痛、双膝关节痛。为进一步诊治，遂来北京协和医院就诊。

既往史、个人史、家族史：无特殊。

体格检查：体温（temperature，T）38.4℃，P 100 次 / 分，R 18 次 / 分，Bp 120/72 mmHg，SpO$_2$ 98%。双侧腹股沟各触及一枚肿大淋巴结，约蚕豆大小，活动度可，无粘连，压痛（＋）。心肺腹查体无特殊。皮肤科情况：躯干、四肢见弥漫性红色斑片，边界不清，红斑表面见大量密集分布的针尖至粟粒大小白色脓疱，局部脓疱融合成白色脓湖（图 11-1、图 11-2）。双小腿及双足中度非凹陷性浮肿。指（趾）甲无异常，无沟纹舌改变。

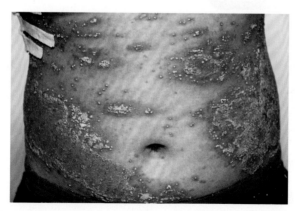

图 11-1　腹部见弥漫性红色斑片，边界不清，红斑表面见大量密集分布的针尖至粟粒大小白色脓疱，局部脓疱融合成脓湖

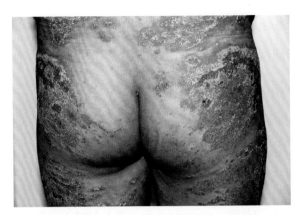

图 11-2　臀部可见针尖至粟粒大小白色脓疱，局部脓疱融合成脓湖

辅助检查：

血常规检查：WBC 23.51 × 10^9/L，NEU% 88.9%，Hb 128 g/L，PLT 247 × 10^9/L。

生化：Ca 1.99 mmol/L（2.13 ～ 2.70 mmol/L）；hsCRP 115.8 mg/L（0 ～ 3 mg/L）。

住院医师查房

患者青年女性，慢性病程、急性加重。既往表现为头皮、躯干、四肢的红斑，表面鳞屑，口服多种药物治疗，好转后反复发作；6 天前感冒并口服感冒药治疗后，皮疹急性加重，表现为全身泛发的红色斑片伴白色脓疱，同时伴发热、双下肢浮肿、淋巴结肿大、白细胞显著升高、低钙等系统症状。根据以上特点，目前诊断首先考虑泛发性脓疱型银屑病（generalized pustular psoriasis，GPP）。GPP 可由感染、妊娠、药物、低血钙、外用刺激性药物或糖皮质激素突然停药诱发。起病时常表现为皮肤发红薄嫩，伴发热、肌痛、恶心、外周血白细胞升高，几小时内红斑基础上出现密集脓疱，可融合成表浅脓湖。脓疱最终干涸脱落，遗留光亮鲜红糜烂面，新脓疱可反复出现。患者既往有寻常型银屑病（psoriasis vulgaris，PsV）病史，本次起病前有上呼吸道感染史，皮疹表现为全身大片红斑基础上的密集脓疱，伴发热、浮肿、全身酸痛等系统症状，符合 GPP 的特点。由于患者起病前有服用感冒药史，故需要与急性泛发性发疹性脓疱病（acute generalized exanthematous pustulosis，AGEP）鉴别。AGEP 是在水肿性红斑基础上出现大量非毛囊性无菌性脓疱，通常伴发热和外周血白细胞增多。约 90% 的 AGEP 由药物引起，接触药物 24 小时内出现红色斑疹、发热，随后在红斑周边出现多发的、无菌性小脓疱，停药后皮损一般在 1～2 周内消退。AGEP 主要发生在褶皱部位和躯干，面部有时也会受累。患者起病前有服药史，伴高热、外周血白细胞及中性粒细胞增高，全身泛发红斑、脓疱，需考虑 AGEP，但患者既往有 PsV 病史，故目前还是首先考虑为 GPP。可观察红斑、脓疱消退后皮疹的转归，GPP 消退后可能转化为 PsV 或红皮病型银屑病，常反复发作，AGEP 消退后一般不会反复发作。

下一步诊疗计划：完善血常规、电解质、白介素等检查评估炎症状态；完善甲状腺功能、甲状旁腺素等检查排查 GPP 的危险因素。暂予阿维 A 胶囊 30 mg（qd）口服。患者为育龄期女性，在向患者及家属交代阿维 A 的不良反应（尤其致畸作用）后，其同意使用。局部治疗以温和润肤、减少刺激为主，脓疱处外用炉甘石洗剂，脱屑处外用白凡士林软膏。密切监测血常规，肝、肾功能，血脂等指标，警惕阿维 A 的不良反应。向上级医师汇报病情。

主治医师查房

患者青年女性，慢性病程，表现为头皮、躯干、四肢复发性、对称性红斑、鳞屑，本次加重前曾上呼吸道感染，本次皮疹表现为泛发性红色斑片及脓疱，伴发热、肌痛、浮肿等系统症状，辅助检查发现白细胞和中性粒细胞升高、低钙血症。综合以上特点，目前诊断考虑 GPP。GPP 是一种以皮肤大面积红斑、脓疱、发热、白细胞增多为主要症状的反复发作的系统性炎症性疾病，治疗不及时可危及生命。可在原有 PsV 基础上发病，也可单独发病。发病机制尚不清楚，近年研究发现，*IL36RN*（编码 IL-36Ra 的基因）和 *CARD14* 基因突变与部分 GPP 患者的发病有关。鉴别诊断方面，需要与 AGEP 及角层下脓疱性皮肤病（subcorneal pustular dermatosis，SPD）鉴别。AGEP 和 GPP 临床表现很相似，无法从脓疱上做出鉴别。但 AGEP 一般潜伏期及病程较短，发热和白细胞升高的幅度比 GPP 更重，且出现紫癜、瘀点、瘀斑或水疱皮损的可能性较 GPP 大。此外，沟纹舌多见于 GPP，而 AGEP 少见。病理上两者表现有共同点，均出现角层下脓疱或 Kogoj 海绵状脓疱，但 GPP 可见棘层肥厚，而 AGEP 可见角质形成细胞坏死、真皮浅层水肿及白细胞碎裂性血管炎。结合患者既往 PsV 病史多年、目前的临床表现及实验室检查，首先考虑 GPP。SPD 是一种罕见的慢性复发性嗜中性皮肤病，表现为角质层下反复出现成批的无菌性脓疱，多见于中年女性，病程迁延多年，复发 – 缓解交替，主要累及躯干和四肢近端、皱褶部位，一般无发热等系统症状。本例患者起病较急，皮疹泛发全身，并非以皱褶部位为主，且伴发热、浮肿、全身酸痛等显著的系统症状，不符合 SPD 的特点。

治疗方面，GPP 传统的治疗药物包括维 A 酸类药物、免疫抑制剂、生物制剂、激素、中成药（如雷公藤多苷片）等，其中阿维 A 常作为一线用药。同意目前治疗方案。患者为育龄期女性，与患者及家属充分沟通阿维 A 的不良反应。

📋 主任医师查房

住院医师补充病史资料。

入院后完善相关检查，结果回报如下。全血细胞分析：WBC 19.79×10^9/L，NEUT% 84.5%，Hb 100 g/L；　生　化：Alb 31 g/L（35 ～ 52 g/L），天冬氨酸氨基转移酶（aspartate aminotransferase，AST）67 U/L（15 ～ 40 U/L），ALT 131 U/L（9 ～ 50 U/L），Ca 2.02 mmol/L（2.13 ～ 2.70 mmol/L）；hsCRP 72.72 mg/L（0 ～ 3 mg/L）；ESR 69 mm/h（0 ～ 15 mm/h）；IL-6 33.6 pg/mL（< 5.9 pg/mL）；TNF-α 15.1 pg/mL（< 8.1 pg/mL）。甲状旁腺素、甲状腺功能、输血 8 项、凝血、尿常规、胸部正侧位、腹部 B 超均无异常。

📋 主任医师总结病例特点

患者青年女性，慢性病程，急性加重。既往表现为全身反复发生的红色斑块、鳞屑，考虑 PsV，本次上呼吸道感染后出现全身大片红斑、脓疱，伴发热、浮肿、淋巴结肿大，实验室检查发现低钙血症、低蛋白血症、白细胞及中性粒细胞升高，目前 GPP

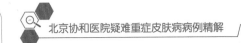

诊断明确。由于本次急性加重前曾服用两种感冒药，故需要和AGEP鉴别。结合患者既往 PsV 病史，目前诊断仍考虑为 PsV 基础上由呼吸道感染诱发的 GPP。此外，还需要与其他表现为脓疱的疾病相鉴别，如疱疹样脓疱病、泛发性连续性肢端皮炎、IgA天疱疮。疱疹样脓疱病是一种少见而危重的急性无菌性脓疱病，多见于低血钙和低血清维生素 D 的妊娠期妇女。起病急骤，表现为红斑基础上对称分布的浅表、群集性针头至绿豆大小无菌性脓疱，并呈离心性扩大，自躯干遍及全身，伴发热、血钙降低引起的手足搐搦、谵妄、腹泻、呕吐等全身症状。本例患者非妊娠期发病，在本次起病前有典型 PsV 的皮损，故目前可排除疱疹样脓疱病。泛发性连续性肢端皮炎是一种少见的慢性、复发性脓疱性皮肤病。首发于指（趾）末端，表现为化脓性甲沟炎、群集性脓疱、结痂、糜烂，反复发生，后期可扩展到整个手、前臂、足部，甚至泛发全身。患者不符合本病的特点。IgA 天疱疮是以出现抗角质形成细胞表面 IgA 型自身抗体为特征的自身免疫性疱病，好发于腋下、腹股沟，表现为红斑或正常皮肤基础上松弛性水疱或脓疱，脓疱多倾向于融合成圆形或环形，中央结痂、鳞屑，一般无系统症状，直接免疫荧光示角质形成细胞间有 IgA 沉积，间接免疫荧光可检测到血液循环中存在 IgA 自身抗体。患者起病较急，皮疹泛发全身，并非以皱褶部位为主，且伴发热、浮肿等系统症状，可排除 IgA 天疱疮，必要时完善免疫荧光检查以排除。

治疗方面：患者目前一般情况差，有发热、浮肿、全身酸痛、胃纳差、咳嗽等症状，皮疹方面表现为全身大片水肿性红斑脓疱，实验室检查发现白细胞及中性粒细胞显著升高、贫血、低钙血症、

笔记

低蛋白血症、转氨酶升高。治疗上需关注几个问题：①一般情况。注意监测体温、血象、电解质变化，注意低脂高蛋白饮食，发热时完善血培养；患者转氨酶高，予双环醇保肝治疗；予钙片口服纠正低钙血症；每日行肺部听诊，完善咽拭子，有痰时留取痰培养，复查胸片，警惕肺部感染。②皮疹变化。关注每日是否有新发红斑、脓疱，加强全身润肤，患者皮肤屏障破坏，注意避免经皮感染。③注意监测药物不良反应。患者目前应用阿维 A 治疗，需向患者交代阿维 A 的不良反应、注意事项，定期监测肝、肾功能和血脂。若患者近期有生育需求，且经济条件允许，排除禁忌证后可考虑应用生物制剂治疗。TNF-α 拮抗剂（英夫利昔单抗、依那西普、阿达木单抗），IL-17 拮抗剂（司库奇尤单抗）及 IL-12/23 拮抗剂（乌司奴单抗）等均被报道有效，且起效较快。

诊断

泛发性脓疱型银屑病（GPP）。

诊疗经过

入院后予阿维 A 胶囊 30 mg（qd）口服，同时联合维生素 C、复合维生素 B、叶酸、钙片等辅助治疗。脓疱处外用炉甘石洗剂，红斑、脱屑处外用白凡士林软膏润肤，头皮红斑块外用卡泊三醇搽剂，发际耳后红斑外用他卡西醇软膏。入院后患者间断发热，体温最高 38.5 ℃，行血培养结果阴性，发热时对症处理，体温逐渐恢复正常。治疗过程中患者皮疹逐渐好转，红斑颜色变淡，脓

笔记

131

疱消退，脱屑减少，双小腿浮肿逐渐消退，无新发红斑、脓疱，遂予带药出院。

病例讨论

GPP 是一种以大面积皮肤红斑、脓疱、发热、白细胞增多为特征的系统性炎症性疾病，反复发作，治疗不及时可危及生命，约占全部类型银屑病的 2.1%。可发生于任何年龄，既可在原有 PsV 基础上发病，也可直接发病。全身和外用糖皮质激素的突然停药是最常见的诱因，其他诱因包括感染、低钙血症、药物、妊娠等。

病因尚不清楚，遗传及免疫因素均发挥重要作用。*IL36RN*（编码 IL-36 受体拮抗剂 IL-36Ra 的基因）、*CARD14*、*AP1S3* 基因突变与部分 GPP 的发生有关。目前已报道 16 种不同的常染色体隐性突变的 *IL36RN* 缺陷，约占 GPP 病例的 25%，携带 *IL36RN* 基因突变的 GPP 患者较不携带该突变患者的发病年龄更小、临床症状更重、与 PsV 的关联性更低。然而，不携带这 3 种易感基因的 GPP 患者的发病机制仍有待进一步研究。免疫学研究发现，IL-36Ra 缺失与 GPP 的发病密切相关，TLR4 信号通路可能发挥一定作用。IL-1α 介导 IL-36α 的表达，同时 IL-36α 的表达能进一步促进 IL-1α 的表达上调，二者构成正反馈循环，对于中性粒细胞在表皮内聚集起着重要作用。临床上 IL-17 拮抗剂对 GPP 和 PsV 患者均有效，而 IL-1 拮抗剂在 GPP 中效果明显，在 PsV 中疗效欠佳，这意味着 GPP 与 PV 的免疫学背景既有重叠，又有区别，有待进一步探索。

临床多起病急骤，可在红斑表面或边缘出现针尖至粟粒大小无菌性脓疱，很快融合成脓湖，数日至数周内脓疱泛发全身。全身各处均可发疹，但好发于褶皱部及四肢屈侧。有时甲床亦可出现小脓疱，甲板肥厚混浊。常伴有高热、关节肿痛及全身不适，血常规检查白细胞增多，可伴有低钙血症及低蛋白血症。脓疱干涸后出现脱屑，在脱屑后又可出现新发脓疱，病程反复可达数月或更久。部分患者转化成红皮病型银屑病。特征性组织病理表现为大量中性粒细胞在颗粒层或棘层上部海绵形成的基础上聚集成的多房性脓疱，即 Kogoj 脓疡。PsV 偶尔也可见到 Kogoj 脓疡，但 GPP 的细胞水肿和中性粒细胞浸润会更加明显。

　　重症或顽固病例常需系统用药，成人 GPP 的一线治疗选择包括维 A 酸、环孢素和甲氨蝶呤。在无禁忌证的情况下首选维 A 酸类药物（如阿维 A），对 GPP 疗效较好。成人起始剂量为 0.5 mg/（kg·d），即 20 ～ 30 mg/d，可酌情加量至 0.8 ～ 1.0 mg/（kg·d）。对阿维 A 疗效不佳或无法耐受者，可选择免疫抑制剂，常用的为环孢素、甲氨蝶呤，其他药物还包括吗替麦考酚酯、雷公藤多苷片等。环孢素起效较快，但不宜长期使用，美国指南建议不超过 1 年，英国和德国均建议不超过 2 年，且不与 PUVA 联用。伴关节型银屑病的 GPP 患者可选择甲氨蝶呤。近年来，生物制剂在 GPP 的治疗中被逐渐应用，包括英夫利昔单抗、依那西普、阿达木单抗、司库奇尤单抗、乌司奴单抗等，均被报道治疗 GPP 有效。伴有明确上呼吸道感染的患者可酌情系统应用抗生素。糖皮质激素只在病情特别危重、趋于衰竭、用其他方案不能有效控制或由于滥用激素诱发的病例，才可慎重使用。在本例患者的这种情况下，

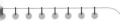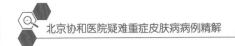

推荐糖皮质激素与阿维 A 或免疫抑制剂联合治疗，取得满意疗效后首先减少糖皮质激素的用量直至停用。局部治疗方面，依据病情选择收敛剂、润肤剂等，避免外用药刺激。

（作者：吴超；审校：左亚刚，王涛）

参考文献

1. LAU B W, LIM D Z, CAPON F, et al. Juvenile generalized pustular psoriasis is a chronic recalcitrant disease: an analysis of 27 patients seen in a tertiary hospital in Johor, Malaysia. Int J Dermatol, 2017, 56 (4): 392-399.

2. OGAWA E, OKUYAMA R, SEKI T, et al. Epidemiological survey of patients with psoriasis in Matsumoto city, Nagano Prefecture, Japan. J Dermatol, 2018, 45 (3): 314-317.

3. WESTPHAL D C, SCHETTINI A P M, SOUZA P P D, et al. Generalized pustular psoriasis induced by systemic steroid dose reduction. An Bras Dermatol, 2016, 91 (5): 664-666.

4. MARRAKCHI S, GUIGUE P, RENSHAW B R, et al. Interleukin-36-receptor antagonist deficiency and generalized pustular psoriasis. N Engl J Med, 2011, 365 (7): 620-628.

5. BERKI D M, LIU L, CHOON S E, et al. Activating CARD14 Mutations Are Associated with Generalized Pustular Psoriasis but Rarely Account for Familial Recurrence in Psoriasis Vulgaris. J Invest Dermatol, 2015, 135 (12): 2964-2970.

6. LI L, YOU J, FU X, et al. Variants of CARD14 are predisposing factors for generalized pustular psoriasis (GPP) with psoriasis vulgaris but not for GPP alone in a Chinese population. Br J Dermatol, 2019, 180 (2): 425-426.

7. SETTA-KAFFETZI N, SIMPSON M A, NAVARINI A A, et al. AP1S3 mutations are associated with pustular psoriasis and impaired Toll-like receptor 3 trafficking. Am J Hum Genet, 2014, 94 (5): 790-797.

8. MÖSSNER R，WILSMANN-THEIS D，OJI V，et al. The genetic basis for most patients with pustular skin disease remains elusive. Br J Dermatol，2018，178（3）：740-748.

9. SHIBATA A，SUGIURA K，FURUTA Y，et al. Toll-like receptor 4 antagonist TAK-242 inhibits autoinflammatory symptoms in DITRA. J Autoimmun，2017，80：28-38.

10. ARAKAWA A，VOLLMER S，BESGEN P，et al. Unopposed IL-36 Activity Promotes Clonal CD4 + T-Cell Responses with IL-17A Production in Generalized Pustular Psoriasis. J Invest Dermatol，2018，138（6）：1338-1347.

11. SAEKI H，NAKAGAWA H，NAKAJO K，et al. Efficacy and safety of ixekizumab treatment for Japanese patients with moderate to severe plaque psoriasis，erythrodermic psoriasis and generalized pustular psoriasis：Results from a 52-week，open-label，phase 3 study（UNCOVER-J）. J Dermatol，2017，44（4）：355-362.

12. SEMERANO L R，MARYAM PIRAM M，CHIAVERINI C，et al. First clinical description of an infant with interleukin-36-receptor antagonist deficiency successfully treated with anakinra. Pediatrics，2013，132（4）：e1043-e1047.

13. BOEHNER A，NAVARINI A A，EYERICH K. Generalized pustular psoriasis-a model disease for specific targeted immunotherapy，systematic review. Exp Dermatol，2018，27（10）：1067-1077.

14. FUJITA H，TERUI T，HAYAMA K，et al. Japanese guidelines for the management and treatment of generalized pustular psoriasis：The new pathogenesis and treatment of GPP. J Dermatol，2018，45（11）：1235-1270.

15. SOLEYMANI T，VASSANTACHART J M，WU J J. Comparison of Guidelines for the Use of Cyclosporine for Psoriasis：A Critical Appraisal and Comprehensive Review. J Drugs Dermatol，2016，15（3）：293-301.

16. MENTER A，STROBER B E，KAPLAN D H，et al. Joint AAD-NPF guidelines of care for the management and treatment of psoriasis with biologics. J Am Acad Dermatol，2019，80（4）：1029-1072.

病例 12
反复周身红斑、丘疹、发热半个月

患者男，17 岁。反复周身红斑、丘疹、发热半个月。

患者 1 个月前因"强直性脊柱炎"开始规律服用柳氮磺吡啶 0.75 g（bid），服药约 2 周后出现发热，最高体温 38 ℃，伴周身皮疹。皮疹表现为耳后、颈部出现充血性米粒大小丘疹，后逐渐累及躯干和四肢，伴有腹泻、眼部疼痛及周身不适。患者于当地医院就诊，查外周血 WBC 2.61×10^9/L，淋巴细胞计数（lymphocyte，LY#）0.96×10^9/L，麻疹病毒 IgM（＋），ALT 56 U/L，AST 55 U/L。诊断"麻疹"，予抗病毒及对症支持治疗，1 周内患者退热，腹泻好转，皮疹进行性消退，仅于双手、足遗留米粒大小暗红色斑

笔记

丘疹，部分融合成大片呈紫癜样改变。约 1 周（服用柳氮磺吡啶 1 个月）后，患者手足皮疹逐渐加重，再次蔓延至躯干、四肢，为米粒大小密集分布丘疹，压之褪色，伴痛、痒感。咽痛、口腔黏膜破溃，影响进食。逐渐出现眼周及双下肢肿胀及发热，最高体温 39 ℃，伴畏寒、寒战。患者再次就诊外院，完善血常规检查：WBC 16.12×10^9/L，LY# 8.44×10^9/L，EOS# 0.53×10^9/L，ALT 241 U/L，AST 413 U/L，抗 EB 病毒衣壳抗原 IgM（＋），抗 EB 病毒衣壳抗原 IgG（－），抗 EB 病毒早期抗原 IgG（－），抗 EB 病毒核抗原 IgG（－），麻疹病毒 IgM（－）。双侧颈部、腋窝、腹股沟多发淋巴结肿大。诊断"药疹"。予甲强龙 40 mg（qd）静脉输液 ×4 天，体温逐渐降至正常，但皮疹及肿胀无显著变化。患者为行进一步诊疗，遂至北京协和医院就诊。

患者既往体健，有"磺胺、头孢"过敏史，无类似疾病及家族史。

体格检查： 一般情况良好，双侧颈部、腋窝及腹股沟可见多发淋巴结肿大，绿豆至蚕豆大小，质中，活动可，否认压痛。双眼周为著的颜面部轻度红肿。躯干、四肢、双手足弥漫分布针尖至米粒大小红色斑丘疹，按压可褪色，＞90% BSA（图 12-1、图 12-2）。口腔硬腭部位可见点状破溃，未见 Koplick 斑表现。咽部红肿，双侧扁桃体 I 度肿大。双侧口角破溃、皲裂。

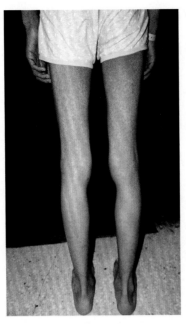 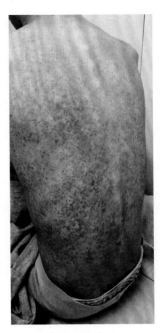

图 12-1　双下肢弥漫分布针尖至米粒大小红色斑丘疹，按压可褪色　　图 12-2　背部弥漫分布针尖至米粒大小红色斑丘疹，按压可褪色

🩺 住院医师查房

　　患者青年男性，亚急性病程；病程可分为两部分：第一部分为服用柳氮磺吡啶后半月余出现的发热、皮疹（自耳后逐渐远心性发展的充血性针尖至米粒大小斑丘疹）、腹泻、眼部不适、白细胞减低、肝功能轻度异常及麻疹 IgM 阳性，考虑麻疹诊断明确。经抗病毒等对症治疗后好转，但遗留双手、足皮疹持续不缓解。第二部分为服用柳氮磺吡啶 1 个月后出现的泛发全身的麻疹样皮疹，伴口腔黏膜受累，颜面、双下肢肿胀，高热，肝酶进行性升高，多发浅表淋巴结肿大。激素治疗有效，但缓解较慢。结合患者临床特点及皮疹特征，皮肤受累面积超过 90%，考虑红皮病诊断明确。红皮病病因方面诊断及鉴别诊断如下。

（1）药疹：药物超敏反应综合征（drug induced hypersensitivity syndrome，DIHS）罕见、可能致命，表现包括皮疹，血液系统异常（白细胞升高、嗜酸性粒细胞增多、异型淋巴细胞增多），淋巴结肿大和内脏器官受累（肝、肾和肺）。DIHS 与伴嗜酸性粒细胞增多和系统症状的药疹（drug rash with eosinophilia and systemic symptoms，DRESS）为同一疾病，与人类疱疹病毒（human herpes virus，HHV）激活关系密切。常见药物包括抗癫痫药、别嘌醇、磺胺类、氨苯砜、米诺环素和万古霉素等。诊断支持点为：起病前 1 个月有磺胺类药物应用史，临床上出现发热、麻疹样皮疹、颜面水肿、淋巴结肿大、肝酶升高、白细胞显著升高等，病程持续超过 2 周。高度考虑本病可能。

（2）传染性单核细胞增多症（infectious mononucleosis，IM）：由 EB 病毒感染引起，典型 IM 以发热、扁桃体／咽炎及淋巴结肿大三联征为特征。其他临床表现还包括脾肿大，脾破裂，皮疹如泛发性斑丘疹、荨麻疹或瘀点状皮疹，神经系统症状等。实验室检查可见淋巴细胞增多，比例大于 50%，其中异型淋巴细胞数量显著增多及肝功能异常等。诊断支持点为：临床表现为高热、咽痛，查体见咽部红肿、多发浅表淋巴结肿大，实验室检查见 EB 病毒 IgM 阳性、淋巴细胞比例大于 50%、肝功能异常等。

下一步诊疗计划：嘱患者避免接触可疑致敏药物，大量饮水，促进药物排泄；完善血、尿、便常规，肝、肾功能检查，血沉，C 反应蛋白，抗链球菌溶血素 O（antistreptolysin O，ASO），腹部超声，浅表淋巴结超声，胸片等入院常规检查；完善病毒感染方面筛查，完善外周血涂片。

诊疗方面：予甲强龙早 40 mg/ 晚 20 mg，静脉注射；静脉使用 IVIG 40 g（qd）×3 天治疗，监测相关药物不良反应，关注病情变化，向上级医师汇报病情。

主治医师查房

临床表现为服用柳氮磺吡啶近 1 个月后出现的周身弥漫针尖至米粒大小斑丘疹，BSA ＞ 90%，口腔黏膜受累，伴颜面、双下肢肿胀及高热；足量激素治疗后发热好转但皮疹无显著好转；本次起病前合并麻疹感染，已愈；肝酶升高、嗜酸性粒细胞水平正常、多发浅表淋巴结肿大、EB 病毒感染。目前诊断考虑红皮病明确，病因方面首先考虑 DIHS。DIHS 诊断标准为：①可疑用药 3 周之后出现的斑丘疹。②停用致病药物后仍会有频繁复发的长病程，大于 2 周。③发热大于 38 ℃。④肝功能异常。⑤白细胞异常（至少以下 1 项）：A. 白细胞增多＞ 11×10^9/L；B. 非典型淋巴细胞增多＞ 5%；C. 嗜酸性粒细胞增多＞ 1.5×10^9/L。⑥淋巴结肿大。⑦ HHV 6 型病毒再激活的证据。典型 DIHS 患者符合全部 7 条标准，而非典型 DIHS 患者则满足 7 条中的 5 条。患者符合诊断标准前 6 条，仅 HHV 6 型病毒没有检测。目前高度疑诊 DIHS。其次需鉴别病毒疹，如 EB 病毒诱发的传染性单核细胞增多症（IM），DIHS 与 IM 多有重叠现象，无论是临床表现还是实验室检查均高度相似。但 IM 患者出现斑丘疹几乎总是发生在给予抗生素后，包括氨苄西林、阿莫西林、阿奇霉素、左氧氟沙星、哌拉西林 / 三唑巴坦、头孢氨苄等，患者否认类似病史。此外，患者双手、

笔记

双脚在病程中出现持续性的米粒大小斑丘疹，偶呈紫癜样改变，需与细小病毒 B19 感染所致的丘疹 – 紫癜性"手套和袜套"综合征进行鉴别。除病毒疹外，本病还应与移植物抗宿主病及其他类型药疹鉴别，如发疹型药疹、SJS 及中毒性表皮坏死松解症等。

需完善下列检查：外周血涂片，细小病毒 B19、麻疹病毒、TORCH、巨细胞病毒（cytomegalovirus，CMV）、EB 病毒等筛查，腹部超声，血常规等。同意目前的治疗方案。

主任医师查房

住院医师补充化验检查。

全血细胞分析：WBC 11.38×10^9/L，LY% 28.4%，NEUT% 56.6%，Hb 137 g/L。血生化：GGT 164 U/L，碱性磷酸酶（alkaline phosphatase，ALP）199 U/L，AST 95 U/L，ALT 192 U/L，乳酸脱氢酶（lactate dehydrogenase，LD）296 U/L。外周血涂片红细胞呈"缗钱"状排列。白细胞形态大致正常，淋巴细胞 29%。血小板数量及形态大致正常。感染方面：ASO 231 IU/mL，麻疹病毒抗体 -IgM 阴性，EBV/CMV-DNA 小于 500 copies/mL，细小病毒 B19-IgM 阴性。TORCH 10 项提示 CMV-IgG 阳性（+），弓形虫 toxo-IgG 阳性（+），风疹病毒 RV-IgG 阳性（+），1 型单纯疱疹病毒 HSV1-IgG 阳性（+）。肝胆胰脾双肾超声：肝实质回声稍增强、胆囊体积小、胆囊壁增厚、脾大。其他方面：抗核抗体（antinuclear antibody，ANA）：S1 ∶ 80（+），抗双链 DNA 抗体 2 项均为阴性。补体 C_3 0.584 g/L，C_4 0.091 g/L。

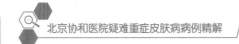

主任医师总结病例特点

患者青年男性，亚急性病程，急性起病；临床表现为应用柳氮磺吡啶后反复出现的弥漫红斑、斑丘疹，初期提示麻疹感染，后期提示 EB 病毒感染并合并水肿、高热、肝酶升高、多发淋巴结肿大等多种系统症状。目前高度疑诊为柳氮磺吡啶诱导的 DIHS，但其较为特殊之处在于起病前及病程中合并多种病毒感染。第一种感染为柳氮磺吡啶用药半个月后出现的高热、麻疹样皮疹，麻疹 IgM 阳性，白细胞降低，肝功能轻度异常。对症支持治疗后好转。考虑在 DIHS 起病前约 1 周存在麻疹病毒感染。第二种感染为在麻疹 1 周左右出现的 IM 样改变，高热、咽痛、淋巴结肿大、形态单一皮疹和 EB 病毒感染。但与文献中报道继发于 DIHS 过程中的 EB 病毒再激活感染不同，患者的检查结果提示原发 EB 病毒感染：抗 EB 病毒衣壳抗原 IgM（＋），抗 EB 病毒衣壳抗原 IgG（－），抗 EB 病毒早期抗原 IgG（－），抗 EB 病毒核抗原 IgG（－）。目前 DIHS 发病机制研究尚不明确，前驱病毒感染是否会导致体内 T 细胞呈现高敏状态从而诱发 DIHS，目前众说纷纭。但多数患者在 DIHS 起病前会合并感染，多以病毒感染为主，这一点印证了病毒感染可诱导激活药物特异性 T 细胞的观点。

DIHS 患者后续易出现严重的肝功能受损及免疫异常相关疾病。因此，早期应用系统性糖皮质激素，可在一定程度上改善患者预后。结合患者目前体内 ANA S1：80 阳性，应在随后的随诊中密切关注 ANA 的变化，警惕相关免疫性疾病的出现。患者经过足量、规律激素治疗，目前逐渐减量中，症状控制可，病毒感染已转阴，皮疹逐渐消退，实验室检查逐步好转，考虑控制有效。

诊断

DIHS。

诊疗经过

患者自入院起始用 IVIG 40 g（qd）×3 天，总计 120 g。激素应用方案为泼尼松当量 50 mg（q12 h，静脉滴注）×5 天→75 mg（qd，静脉滴注）×1 天→62.5 mg（qd，静脉滴注）×1 天→50 mg（qd，静脉滴注）×5 天→50 mg（qd，口服）×1 天→40 mg（qd，口服）。同时辅助以复合维生素 B、维生素 C 及激素辅助用药。患者未出现大剂量激素应用相关不良反应。红皮病改善，皮疹逐渐消退，实验室各项检查逐渐恢复正常。患者出院继续门诊治疗。

病例讨论

DIHS 是罕见的、由特定药物诱导出现的多系统受累性疾病，其本质为一种药物所致的超敏反应，与 DRESS 为同一疾病谱。常见诱导药物包括抗癫痫药（如卡马西平、拉莫三嗪、苯妥英、苯巴比妥），别嘌醇，磺胺类药物（特别是柳氮磺吡啶），氨苯砜，米诺环素和万古霉素等。临床表现包括高热、皮疹及多系统受累。常见的包括血液系统异常，淋巴结肿大及肝、肾和肺脏受累。皮肤活检的组织病理学检查显示为以下特征的各种组合：海绵形成，棘层肥厚，界面空泡化，真皮浅层淋巴细胞浸润（主要为血管周围），不同程度地存在嗜酸性粒细胞增多、真皮水肿等。

在发病机制的研究方面，DIHS 患者病程中存在 HHV 再激活，其再激活存在一定先后顺序：HHV 6 型、EB 病毒、HHV 7 型、巨细胞病毒等，且与病情迁延反复及肝功能异常等均具有相关性。激活的病毒诱导激活药物特异性 T 细胞，从而与某种特定药物结构产生交叉反应，从而产生 DIHS。此外，约有 50% 患者在 DIHS 起病前 1 个月内合并感染，多以病毒感染为主。而类似于本例患者，在 DIHS 过程中合并原发 EB 病毒感染者则报道较少，目前仅能检索到 6 例类似患者。

在治疗方面，根据 DIHS 严重程度评估病情，具体包括患者年龄、起病后药物暴露时间、是否为别嘌醇诱导、皮肤受累面积、发热程度、肾脏受累情况、肝酶水平、C 反应蛋白水平等。根据患者病情严重程度，治疗选择从支持对症治疗到系统应用糖皮质激素（中症患者＜ 50 mg/d，重症患者＞ 50 mg/d）不等。激素减量速度需较慢，每周减 5 ～ 10 mg 为宜。对于在规律治疗过程中出现加重或者疗效反应不佳的患者，需积极评估 CMV 病毒感染情况，若合并 CMV 病毒阳性需要立即开始抗病毒治疗。此类患者激素减量应更为慎重，每 2 周减 5 ～ 10 mg 为宜。

在预后方面，研究认为病程中 EB 病毒激活会导致预后较差。因病毒异常激活了患者免疫系统，后续会出现严重的肝功能受损及免疫异常相关疾病，包括斑秃、甲状腺功能异常、1 型糖尿病等。因此，此类患者在后续随诊过程中除监测原发病变化、实验室检查指标变化外，仍有必要定期监测抗核抗体指标变化，密切关注是否合并免疫系统疾病。

（作者：王海朦；审校：左亚刚，王涛）

参考文献

1. SHIOHARA T，IIJIMA M，IKEZAWA Z，et al. The diagnosis of a DRESS syndrome has been sufficiently established on the basis of typical clinical features and viral reactivations. Br J Dermatol，2007，156（5）：1083-1084.

2. SHIOHARA T，KANO Y，MIZUKAWA Y，et al. Viral reactivation in cutaneous adverse drug reactions//SHEAR NH，DODIUK-GAD RP. Advances in Diagnosis and Management of Cutaneous Adverse Drug Reactions. Current and Future Trends. Singapore：Springere Nature，2019：55-65.

3. SHIOHARA T，KANO Y，HIRAHARA K，et al. Prediction and management of drug reaction with eosinophilia and systemic symptoms （DRESS）. Expert Opin Drug Metab Toxicol，2017，13（7）：701-704.

4. DESCAMPS V，MAHE E，HOUHOU N，et al. Drug-induced hypersensitivity syndrome associated with Epstein-Barr virus infection. Br J Dermatol，2003，148（5）：1032-1034.

5. MAHÉ E，BODEMER C，DUPIC L，et al. Drug-induced hypersensitivity syndrome associated with primary Epstein-Barr virus and human herpesvirus 6 infections in a child intestinal transplant recipient. Transplantation，2004，77（3）：479-480.

6. SCAGNI P，MORELLO M，RAMUS M V，et al. Drug-induced hypersensivity syndrome associated with Epstein-Barr virus infection：a pediatric case report. Pediatr Dermatol，2009，26（2）：229-231.

7. BAUER K A，BRIMHALL A K，CHANG T T. Drug reaction with eosinophilia and systemic symptoms （DRESS）associated with azithromycin in acute Epstein-Barr virus infection. Pediatr Dermatol，2011，28（6）：741-743.

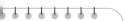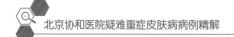

8. NANISHI E，HOSHINA T，OHGA S，et al. Drug reaction with eosinophilia and systemic symptoms during primary Epstein-Barr virus infection. J Microbiol Immunol Infect，2015，48（1）：109-112.

9. TAWHARI I，TAWHARI F，ALJUAID M. Lamotrigine-induced drug reaction with eosinophilia and systemic symptoms （DRESS） during primary Epstein-Barr virus （EBV） infection. BMJ Case Rep，2018，2018：bcr2017222416.

10. SHIOHARA T，MIZUKAWA Y. Drug-induced hypersensitivity syndrome （DiHS）/ drug reaction with eosinophilia and systemic symptoms （DRESS）：An update in 2019.Allergol Int，2019，68（3）：301-308.

病例 13
发热 5 天，全身红斑 4 天，皮肤剥脱松解 2 天

📋 病例介绍

患者男，14 岁。发热 5 天，全身红斑 4 天，皮肤剥脱松解 2 天。

5 天前受凉后出现发热，最高体温 38.5 ℃，伴咽痛、头晕，无咳嗽、咳痰、腹痛、腹泻。4 天前就诊于当地诊所，诊断"上呼吸道感染"，予口服"四环素、病毒灵、扑热息痛、双黄连"治疗，症状无缓解，最高体温 39.3 ℃。当日再次就诊于当地诊所，注射"安痛定"，静滴"双黄连、替硝唑、利巴韦林、林可霉素"治疗。当日夜间输液结束约 1 小时后，面颈、躯干出现多发红色斑疹，伴瘙痒，无水疱、破溃。3 天前再次于当地诊所注射"穿心莲、柴胡、地塞米松"，症状无改善，且出现双眼睑、口唇肿胀，建议至医院就诊。遂就诊于当地医院，诊断"感染？过敏？"，

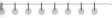
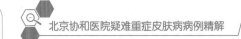
予静滴"阿莫西林克拉维酸钾、复方甘草酸铵、环磷腺苷葡铵、托拉塞米、单硝酸异山梨酯、脂肪乳",口服"氯雷他定、西替利嗪、蒲地蓝消炎液、奥美拉唑、甲氧氯普胺片"。期间仍发热,最高体温41 ℃,同时全身泛发弥漫性水肿性红斑及多发水疱,伴呼吸困难、憋气。2天前外院诊断"重症多形红斑?药疹?",予静滴甲强龙120 mg/d联合IVIG 15 g/d治疗,体温降至38 ℃以下,但皮疹进一步加重,全身新发大量水疱、大疱,疱壁薄,破溃后形成糜烂面,全身皮肤大面积剥脱、松解。1天前就诊于北京协和医院急诊,诊断考虑"重症多形红斑型药疹、肺部感染",予静滴氢化可的松琥珀酸钠粉针250 mg(bid)、IVIG 40 g(qd)、美罗培南1 g(q8h)、利奈唑胺600 mg(q12h)治疗,皮疹仍持续进展,全身皮肤剥脱松解面积迅速扩大。遂转入北京协和医院皮肤科病房进一步诊治。

既往史、个人史、家族史:无特殊。

体格检查:T 37.6 ℃,P 93次/分,R 22次/分,Bp 137/68 mmHg,SpO$_2$ 96%。眼睑水肿,睑结膜充血,无黄染,双侧瞳孔等大正圆,对光反射灵敏。口唇水肿、糜烂,表面覆黑色血痂,张口困难,口腔、咽后壁及扁桃体等无法查看。双肺呼吸音粗,双下肺可闻及湿啰音,左下肺明显。皮肤科情况:全身泛发弥漫性、水肿性红斑、水疱、大疱,伴破溃、糜烂,全身皮肤大面积剥脱、松解,尼氏征阳性。外阴及肛周皮肤黏膜糜烂、水肿(图13-1～图13-3)。

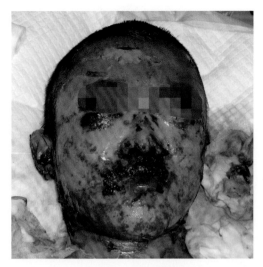

图 13-1　口唇水肿、糜烂，表面覆黑色血痂，张口困难

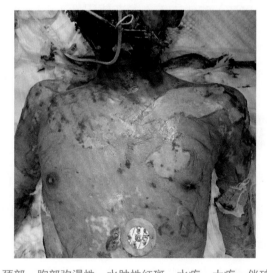

图 13-2　颈部、胸部弥漫性、水肿性红斑、水疱、大疱，伴破溃、糜烂

辅助检查：

北京协和医院急诊血常规：WBC 3.08×10^9/L，NEUT% 93.2%，Hb 145 g/L，PLT 106×10^9/L；生化：Cre 72 μmol/L（59 ～ 104 μmol/L），CK 390 U/L（24 ～ 170 U/L）；降钙素原

筆记

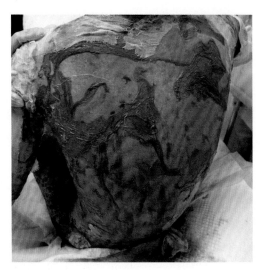

图 13-3 背部皮肤大面积剥脱、松解，尼氏征阳性

（procalcitonin，PCT）57 μg/mL（参考值阴性）；hsCRP > 160 mg/L
（0 ～ 3 mg/L）。

胸部CT：双肺多发斑片影，左下肺实变，考虑炎症，支气管炎。

住院医师查房

本例患者的特点如下：青少年男性，急进性病程；有前驱上
呼吸道感染症状；高热；出现皮疹前有多种药物应用史（中成药、
抗生素、退热药等）；皮疹表现为全身泛发的弥漫性红斑，伴水疱、
大疱，并迅速出现大面积皮肤剥脱松解（目前表皮剥脱面积约占
95% BSA）；眼、口唇及生殖器黏膜受累；实验室检查提示白
细胞降低，PCT、CRP等炎症指标升高。根据以上特点，目前诊
断首先考虑中毒性表皮坏死松解症（toxic epidermal necrolysis，
TEN）。TEN是一种严重的皮肤黏膜疾病，最常由药物引发，
以发热及表皮的广泛剥脱坏死为特点，表皮剥脱松解面积 > 30%

BSA，超过 90% 的患者有黏膜受累（眼、口和生殖器），患者符合 TEN 的临床特点。本病需要与 SJS 进行鉴别。SJS 多为药物诱发，皮疹呈多形性，有红斑、丘疹、风团、水疱、大疱、紫癜，红斑扩大后中央有水疱或紫癜，形成靶形损害；大疱和表皮剥脱的面积不超过体表面积的 10%，伴黏膜损害。患者目前表皮剥脱的面积达 95% BSA，靶形损害不明显，黏膜损害及系统症状较 SJS 更为严重，故目前可排除 SJS。

诊疗方面：

（1）支持治疗：停用可疑致敏药物，加强水化促进药物排泄，注意水电解质酸碱平衡；保护性隔离，减少皮肤水分丢失；监测出入量，加强营养支持治疗，维持内环境稳定；镇痛治疗，改善应激状态。

（2）系统治疗：氢化可的松琥珀酸钠粉针 250 mg（q12h）联合 IVIG 40 g（qd）静滴，同时予补钾、补钙、护胃治疗，监测糖皮质激素相关不良反应；美罗培南联合利奈唑胺静滴抗感染，监测感染相关指标。

（3）局部治疗：每日清洁创面、抽吸疱液，百多邦凡士林油纱覆盖创面，必要时可用银离子敷料。

高度警惕眼部并发症，请眼科会诊并向家属交代失明风险。向上级医师汇报病情。

主治医师查房

患者青少年男性，急性病程，临床表现为发热，CT 提示肺部感染，外院应用多种药物治疗后出现皮疹，表现为泛发性红斑、水疱、大疱，伴大面积表皮剥脱。结合患者目前情况，诊断考虑 TEN、肺部感染明确。需要与 SJS、PV 鉴别。SJS 患者皮肤剥脱松解面积＜10%，且系统症状、黏膜糜烂情况均较 TEN 轻，故目前可排除 SJS。如果皮肤剥脱松解面积介于 10%～30% 之间，属于 SJS 向 TEN 的过渡期或称为 SJS-TEN 重叠综合征。PV 多发生于中老年人，病情发展相对缓慢，无明确服药史。临床表现为黏膜、皮肤出现水疱、大疱。黏膜部位水疱易破溃，形成糜烂面，疼痛显著，皮肤表现为外观正常或红斑基础上出现松弛性水疱，尼氏征阳性，易破溃，形成疼痛性糜烂面。患者年龄较小，起病前有特殊药物暴露史，起病急骤、进展迅速，黏膜受累不突出，主要表现为大面积表皮剥脱，不符合 PV 的特点，可完善间接免疫荧光、天疱疮自身抗体谱以排除。

治疗建议如下：

（1）原发病：患者在北京协和医院急诊科应用氢化可的松琥珀酸钠粉针 250 mg（bid）静脉输液治疗（激素当量 100 mg/d），表皮剥脱仍迅速进展，伴较多渗出，皮疹控制不佳，不除外治疗过程中药物二次致敏可能，因此建议停用一切可疑致敏药物。

（2）感染：目前肺部感染明确，继续应用美罗培南联合利奈唑胺抗感染治疗，用抗生素尽量谨慎，减少二次致敏风险。密切监测生命体征，警惕感染加重可能，若出现体温升高＞38.5 ℃，及时抽取血培养留取病原学检查，并请呼吸内科、感染科医师会诊，指导抗感染治疗方案。

（3）支持治疗：因患者全身皮肤大面积剥脱，不感蒸发较多，

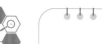

为促进药物排泄，建议加大补液量，维持全日入量4000～5000 mL。

（4）患者目前全身＞95% BSA的表皮已发生剥脱松解，一般状态差，伴高热、感染、低钾血症等问题，随时有感染加重、心脏骤停等猝死风险，向患者家属告知病情危重，交代不良预后，签署抢救同意书。

📋 主任医师查房

患者青少年男性，起病急骤，起病前应用多种药物，包括解热镇痛药、抗生素、中成药等；皮疹进行性加重，波及全身，全身皮肤大面积剥脱，尼氏征阳性；口腔糜烂，口唇焦痂；双眼黏膜糜烂、渗出多，不能睁开。综合以上特点，患者TEN诊断明确，由解热镇痛药或抗生素引起的可能性大。

需要鉴别的疾病包括SJS、PNP及葡萄球菌性烫伤样皮肤综合征（staphylococcal scalded skin syndrome，SSSS）：①根据患者皮肤剥脱松解面积即可排除SJS。②PNP是一种致命性的副肿瘤性皮肤黏膜水疱性疾病，口腔黏膜糜烂最常见，皮肤损害通常在黏膜损害出现后发生；皮疹的形态高度多样化，可出现类似PV、大疱性类天疱疮、LP、移植物抗宿主病、多形红斑、TEN等疾病的皮疹。患者起病急，起病前有特殊药物暴露史，皮肤损害的发生早于黏膜损害，CT未发现潜在肿瘤，不支持PNP的诊断。③SSSS是由葡萄球菌菌株产生的表皮松解性毒素导致，常见于新生儿和幼儿，表现为泛发性痛性红斑，随后迅速发生松弛性水疱和大面积表皮剥脱，但一般不累及黏膜。相对于常见患病人群，本例患者的发病年龄较大，黏膜损害较重，起病前有明确药物暴

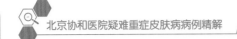

露史，暂不考虑 SSSS。

患者目前全身近 100% BSA 发生了表皮剥脱、糜烂，以面部、躯干、上肢为重，应用系统性糖皮质激素（当量 100 mg/d）及 IVIG 治疗，目前创面仍有较多渗出，病情危重。如果短期内病情控制不佳，可考虑采用肿瘤坏死因子拮抗剂治疗。TEN 急性期并发症较多，包括大量体液丢失、电解质失衡、低血容量性休克伴肾衰竭、菌血症及多器官功能障碍综合征等，密切关注患者生命体征、出入量、电解质等情况，加强创面护理。TEN 眼部受累往往较重，早期糜烂、渗出较多，后期易出现结膜粘连、重者可能出现失明，需向患者家属交代预后不良可能。可加强生理盐水冲洗双眼及滴用激素眼药水，定期请眼科医师随诊。此外，现阶段用药仍需谨慎，避免治疗药物再次致敏、加重原发病可能。尽快组织多学科会诊，请重症医学科、感染内科、呼吸内科、免疫内科、眼科、口腔科、变态反应科、药剂科、输血科医师会诊。

诊断

TEN，肺部感染。

诊疗经过

予系统性糖皮质激素联合 IVIG 治疗。氢化可的松琥珀酸钠粉针 250 mg（bid，静脉滴注）×13 d →氢化可的松琥珀酸钠粉针 250 mg（qd，静脉滴注）+ 甲泼尼龙 40 mg（qd，口服）×3 d →氢化可的松琥珀酸钠粉针 250 mg（qd，静脉滴注）+ 甲泼尼龙

24 mg（qd，口服）×3 d→甲泼尼龙32 mg（bid，口服）×3 d→甲泼尼龙36 mg（qd，口服）×3 d→甲泼尼龙28 mg（qd，口服）×3 d→甲泼尼龙16 mg（qd，口服）×2 d→甲泼尼龙8 mg（qd，口服）×2 d→甲泼尼龙4 mg（qd，口服）×1 d，其后停用；IVIG 40 g（qd）×5 d→IVIG 25 g（qd）×7 d，其后停用。予美罗培南1 g（q8h）联合利奈唑胺600 mg（q12h）抗感染，同时予普米克令舒雾化吸入，改善呼吸道症状。此外，予小剂量芬太尼持续泵入镇痛，VAS评分控制在2～3分；行气道管理，保证痰液引流；加强营养支持；静脉输注人血白蛋白纠正低蛋白血症。每日以生理盐水清洁全身创面后外用百多邦凡士林油纱覆盖；生理盐水冲眼后以醋酸泼尼松龙滴眼液及玻璃酸钠滴眼液滴眼，每日4次。经治疗后患者一般状态有所改善，治疗26天后皮肤创面基本愈合（图13-4～图13-6）。发热及呼吸道症状好转，复查胸部CT示双肺多发絮状影及斑片实变状影已吸收，遂予出院，于北京协和医院皮肤科门诊、眼科门诊随诊。

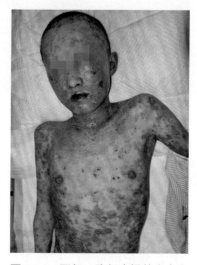

图 13-4　面部、胸部皮损基本愈合

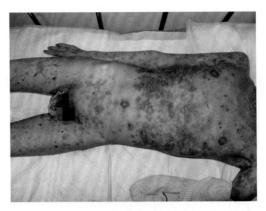

图 13-5　躯干部皮损基本愈合

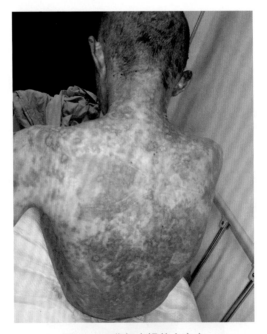

图 13-6　背部皮损基本愈合

病例讨论

　　TEN 是药物引发的一种严重的皮肤黏膜不良反应，常见诱发药物包括别嘌呤醇、芳香族抗癫痫药、磺胺类抗生素、拉莫三嗪、

笔记

奈韦拉平、昔康类非甾体抗炎药等。发病机制较为复杂，Th$_1$ 和 Th$_2$ 同时发生反应，除通过 CD-40L 与 CD40 及凋亡相关因子配体（factor-related apoptosis ligand，FasL）- 凋亡相关基因 *Fas* 介导的两条途径外，还可通过 CD8（＋）T 细胞释放穿孔素、颗粒酶、颗粒溶素、TNF-α 等因子引起细胞毒作用，导致角质形成细胞凋亡。此外，已相继发现多个 *HLA* 等位基因与特定药物诱发重症药疹有强关联性。例如，东南亚人群中，*HLA-B*1502* 等位基因是卡马西平导致 SJS、TEN 发生的遗传标记分子，二者 100% 相关。日本及欧洲人群中 *HLA-A*3101* 与卡马西平所致重症药疹的发病率较高有关。汉族人群 *HLA-B*5801* 等位基因是别嘌呤醇导致重症药疹的主要易感基因。

临床表现为泛发性红斑、水疱、皮肤剥脱松解及黏膜出血性糜烂，常伴发热等全身症状，内脏损害的发生率较高。SJS、TEN 可能是同一病谱性疾病，仅严重程度不同，鉴别主要基于皮肤剥脱的面积。SJS 起病急，皮损以水肿性红斑、水疱、大疱为主，泛发紫癜性斑疹或扁平的非典型靶样皮疹，可有血疱、瘀斑，皮肤剥脱面积小于 10% BSA。黏膜损害广泛且严重，尤其眼损害较重，可发生角膜炎、角膜溃疡、虹膜炎、结膜炎。TEN 多以 SJS 样皮疹开始，少数以大片红斑开始，尔后均发展为大面积表皮剥脱，尼氏征阳性，皮肤剥脱面积大于 30% BSA。系统症状及黏膜受累更严重，可出现消化道出血、心肌炎、心包炎、脑水肿、肝肾损害等系统症状。若皮疹及黏膜损害符合 TEN 及 SJS 的特征，皮肤剥脱面积为 10% ～ 30% BSA，则称为 SJS-TEN 重叠综合征。典型的组织病理表现为表皮局部至表皮全层的角质形成细胞坏死，

笔记

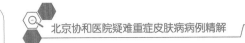

真皮血管周围可见淋巴细胞浸润，真皮浅层可见数量不等的嗜酸性粒细胞浸润。因病理改变缺乏特征性，目前 SJS、TEN 的诊断主要根据病史及临床表现。临床需与泛发性大疱性固定型药疹、自身免疫性大疱性皮肤病及 SSSS 鉴别。

TNE 治疗原则有：立刻停用可疑药物、促进药物排泄、加强对症支持治疗，包括创面护理、液体和电解质管理、营养支持、体温管理、疼痛控制及二重感染的监测或治疗。系统治疗包括糖皮质激素、IVIG、环孢素、血浆置换、TNF-α 拮抗剂等。①目前，国内将系统性糖皮质激素作为重症药疹的首选治疗方案。及早应用大剂量糖皮质激素有助于迅速控制病情、促进皮损愈合、缩短病程及降低病死率，通常采用相当于泼尼松 1 ～ 2 mg/（kg·d）的剂量静脉滴注，待病情稳定后逐渐减量。然而，系统性糖皮质激素亦可导致免疫抑制、提高感染的发生率，对于大面积皮肤创面的患者可能带来致命风险，因此，系统性糖皮质激素的应用尚存在争议。②IVIG 可阻断 FasL-Fas 介导的角质形成细胞凋亡，并可导致 Th 细胞减少，对 SJS、TEN 的治疗发挥一定作用。目前国内多采用 IVIG 联合系统性糖皮质激素，早期联用比单用糖皮质激素疗效显著且有利于缩短病程、减少不良反应。治疗剂量目前尚无定论，视病情、体重及经济状况而定，国内一般采用 0.4 g/（kg·d），最大可用至 40 g/d，连用 3 ～ 7 天。但由于证据不足，目前应用 IVIG 是否绝对获益仍存在争议，使用时应注意 IVIG 的肾毒性及血栓形成性心血管系统并发症。③环孢素可抑制 T 细胞活化，从而防止细胞毒性 T 细胞和自然杀伤细胞产生并释放细胞因子。采用环孢素 3 ～ 5 mg/（kg·d）可减慢 SJS、

TEN 的进展，且无显著毒性作用。目前国内应用环孢素治疗重症药疹的报道不多，肾功能不全、严重高血压、感染、恶性肿瘤者应禁用。④血浆置换在一些小样本研究中报道有效，可将血浆中的致敏药物及其代谢产物、细胞因子等炎症介质清除。置换容量 40 mL/kg，补充 1 ～ 2 支白蛋白，注意静脉插管相关的不良反应。由于目前应用较少、缺乏足够临床证据，其有效性和安全性尚待进一步验证。⑤近年多项研究发现 SJS、TEN 患者皮肤组织中 TNF-α 明显增高，故 TNF-α 拮抗剂为治疗带来新的希望。多项研究证明，单次输注 5 mg/kg 英夫利昔单抗阻止了皮肤剥脱的进展，并诱导皮肤剥脱处快速再上皮化。一项纳入 91 例患者的随机开放性试验评估了依那西普对 SJS、TEN 的疗效，依那西普组患者每周 2 次接受依那西普 25 mg 或 50 mg，糖皮质激素组患者接受泼尼松龙 1.0 ～ 1.5 mg/（kg·d）。结果显示，依那西普组患者康复的中位时间短于糖皮质激素组（14 日 *vs.* 19 日），依那西普组严重不良事件的发生率低于糖皮质激素组（13% *vs.* 27%）。然而，亦有因使用 TNF-α 拮抗剂而引起重症药疹的病例报道，故 TNF-α 拮抗剂治疗药疹的疗效尚存在较大争议。值得注意的是，沙利度胺是一种强效的 TNF-α 抑制剂，故有学者提出沙利度胺可作为重症药疹的一种潜在疗法，然而研究发现沙利度胺可加重 TEN，机制尚不明确，已被明确禁止应用于重症药疹的治疗。

（作者：吴超；审校：左亚刚，王涛）

参考文献

1. CHANG W C，ABE R，ANDERSON P，et al. SJS/TEN 2019：From science to

translation. J Dermatol Sci，2020，98（1）：2-12.

2. GILLIS N K，HICKS J K，BELL G C，et al. Incidence and Triggers of Stevens-Johnson Syndrome and Toxic Epidermal Necrolysis in a Large Cancer Patient Cohort. J Invest Dermatol，2017，137（9）：2021-2023.

3. VIARD-LEVEUGLE I，GAIDE O，JANKOVIC D，et al. TNF-α and IFN-γ are potential inducers of Fas-mediated keratinocyte apoptosis through activation of inducible nitric oxide synthase in toxic epidermal necrolysis. J Invest Dermatol，2013，133（2）：489-498.

4. ZHANG F R，LIU H，IRWANTO A，et al. *HLA-B*13：01* and the dapsone hypersensitivity syndrome. N Engl J Med，2013，369（17）：1620-1628.

5. CHEN P，LIN J J，LU C S，et al. Carbamazepine-induced toxic effects and *HLA-B*1502* screening in Taiwan. N Engl J Med，2011，364（12）：1126-1133.

6. STERN R S，DIVITO S J. Stevens-Johnson Syndrome and Toxic Epidermal Necrolysis：Associations，Outcomes，and Pathobiology-Thirty Years of Progress but Still Much to Be Done. J Invest Dermatol，2017，137（5）：1004-1008.

7. ERGEN E N，HUGHEY L C. Stevens-Johnson Syndrome and Toxic Epidermal Necrolysis. JAMA Dermatol，2017，153（12）：1344.

8. SCHWARTZ R A，MCDONOUGH P H，LEE B W. Toxic epidermal necrolysis：Part I . Introduction，history，classification，clinical features，systemic manifestations，etiology，and immunopathogenesis. J Am Acad Dermatol，2013，69（2）：173，e1-13；quiz 185-186.

9. SCHWARTZ R A，MCDONOUGH P H，LEE B W. Toxic epidermal necrolysis：Part II . Prognosis，sequelae，diagnosis，differential diagnosis，prevention，and treatment. J Am Acad Dermatol，2013，69（2）：187，e1-16；quiz 203-204.

10. ZIMMERMANN S，SEKULA P，VENHOFF M，et al. Systemic Immunomodulating Therapies for Stevens-Johnson Syndrome and Toxic Epidermal Necrolysis：A Systematic Review and Meta-analysis. JAMA Dermatol，2017，153（6）：514-522.

11. CREAMER D，WALSH S A，DZIEWULSKI P，et al. U. K. guidelines for the

management of Stevens-Johnson syndrome/toxic epidermal necrolysis in adults 2016. Br J Dermatol，2016，174（6）：1194-1227.

12. LEE H Y，FOOK-CHONG S，KOH H Y，et al. Cyclosporine treatment for Stevens-Johnson syndrome/toxic epidermal necrolysis：Retrospective analysis of a cohort treated in a specialized referral center. J Am Acad Dermatol，2017，76（1）：106-113.

13. ROUJEAU J C，MOCKENHAUPT M，GUILLAUME J C，et al. New Evidence Supporting Cyclosporine Efficacy in Epidermal Necrolysis. J Invest Dermatol，2017，137（10）：2047-2049.

14. PAPO M，VALEYRIE-ALLANORE L，RAZAZI K，et al. Renal replacement therapy during Stevens-Johnson syndrome and toxic epidermal necrolysis：a retrospective observational study of 238 patients. Br J Dermatol，2017，176（5）：1370-1372.

15. ZÁRATE-CORREA L C，CARRILLO-GÓMEZ D C，RAMÍREZ-ESCOBAR A F，et al. Toxic epidermal necrolysis successfully treated with infliximab. J Investig Allergol Clin Immunol，2013，23（1）：61-63.

16. WANG C W，YANG L Y，CHEN C B，et al. Randomized，controlled trial of TNF-α antagonist in CTL-mediated severe cutaneous adverse reactions. J Clin Invest，2018，128（3）：985-996.

病例 14
躯干、四肢环状红斑伴瘙痒
1年，水疱2天

📋 病例介绍

患者女，74岁。躯干、四肢环状红斑伴瘙痒1年，水疱2天。

1年前无诱因胸背部出现散在红斑，约蚕豆大小，伴瘙痒，无渗出、脱屑。就诊于当地医院，诊断为湿疹，予口服西替利嗪、外用卤米松软膏治疗，皮损稍好转，瘙痒减轻，未完全消退。2个月前自服某中药（具体不详）后皮疹加重，躯干、四肢新发大量环状红斑，伴明显瘙痒，无水疱、大疱、渗出、脱屑、结痂，无发热、口腔黏膜及外阴黏膜溃疡、关节肿痛、脱发、光过敏。2天前左胫前红斑边缘出现散在数个水疱，疱壁薄、易破。为进一步诊治，遂来北京协和医院就诊。

既往史、个人史、家族史：无特殊。

体格检查：一般情况良好，全身浅表淋巴结未触及肿大。躯干、四肢泛发环状红斑，蚕豆至鸡蛋大小，边界清，部分红斑边缘轻度隆起，无脱屑、渗出、破溃、结痂（图 14-1、图 14-2）。左胫前红斑边缘可见散在数个水疱，绿豆至黄豆大小，疱壁薄，疱液清亮，尼氏征阴性（图 14-3）。

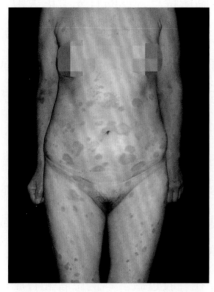

图 14-1　胸腹部、上肢泛发环状红斑，蚕豆至鸡蛋大小，边界清，部分红斑边缘轻度隆起，无脱屑、渗出、破溃、结痂

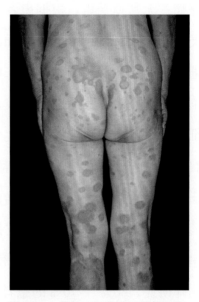

图 14-2　背部、下肢泛发环状红斑，蚕豆至鸡蛋大小，边界清，部分红斑边缘轻度隆起，无脱屑、渗出、破溃、结痂

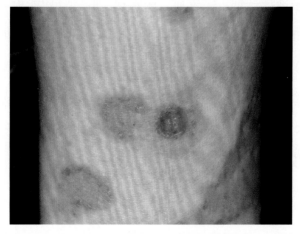

图 14-3　左胫前红斑边缘可见散在数个水疱，绿豆至黄豆大小，疱壁薄，疱液清亮，尼氏征阴性

163

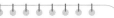

住院医师查房

患者老年女性，慢性病程；皮疹表现为躯干、四肢泛发的环状红斑，边界清，红斑边缘出现少量水疱，尼氏征阴性；伴明显瘙痒；无黏膜受累。根据患者的临床特点，诊断首先考虑大疱性类天疱疮（bullous pemphigoid，BP）。BP好发于老年人，开始通常为瘙痒和非特异性皮损，可类似荨麻疹、湿疹、多形红斑或疱疹样皮炎等，其后在红斑或正常皮肤上出现紧张性大疱，尼氏征阴性，部分患者伴黏膜损害。本例患者的发病年龄、皮疹分布、自觉症状均较符合BP，但水疱松弛易破，与BP不符，需完善组织病理及免疫荧光检查以明确诊断。需要与疱疹样皮炎鉴别。疱疹样皮炎好发于中年人群，皮损具有多形性，水疱常聚集成群或呈环形排列，水疱紧张饱满，疱壁较厚、不易破裂，尼氏征阴性，瘙痒明显，60%～70%的患者存在谷胶过敏。本例患者无谷胶过敏史，不符合疱疹样皮炎的特征，待完善组织病理及免疫荧光检查后予以排除。

下一步诊疗计划：完善血、尿常规，肝、肾功能检查，凝血，血沉，hsCRP，免疫指标 [ANA、ENA、抗双链脱氧核糖核酸抗体（dsDNA）等]，心电图，胸片，腹部超声等常规检查，完善皮肤活检组织病理检查、DIF、IIF、抗 BP180 抗体、Dsg-1 抗体、Dsg-3 抗体。由于患者一般情况好，无系统受累表现，暂予对症治疗，包括抗组胺药口服及卤米松软膏外用。

向上级医师汇报病情。

主治医师查房

患者老年女性，慢性病程；皮损全身泛发，以大小不一、黄豆至鸡蛋大小的环状红斑为主，伴明显瘙痒；局部红斑的边缘有散在几个水疱，疱壁薄、易破，尼氏征阴性；一般情况好，无黏膜受累。诊断可从以环状红斑、水疱为主要表现的皮肤病为线索进行考虑。首先考虑自身免疫性疱病，可出现环状皮损的自身免疫性疱病包括疱疹样天疱疮、IgA 天疱疮、BP、疱疹样皮炎、线状 IgA 大疱性皮病和大疱性系统性红斑狼疮几种。本例患者皮疹发生于躯干及四肢近端，以环状红斑为主要表现，边缘稍隆起，上有散在水疱，尼氏征阴性，口腔黏膜无受累，瘙痒明显，首先考虑疱疹样天疱疮，需进一步完善组织病理及免疫荧光加以证实。IgA 天疱疮好发于皱褶部位，表现为红斑或正常皮肤基础上松弛性水疱或脓疱，脓疱多倾向于融合成圆形或环形，中央结痂、鳞屑，边缘少数水疱，尼氏征多阴性，一般不累及黏膜，DIF 示细胞间 IgA 网状沉积，故本例患者不能完全排除 IgA 天疱疮。BP、疱疹样皮炎、线状 IgA 大疱性皮病亦可出现环状红斑、水疱，但这三者均为表皮下水疱性疾病，水疱通常紧张、不易破，但本例患者的水疱松弛易破，从这点上看目前并不支持这 3 种疾病的诊断，但仍需依靠组织病理及免疫荧光加以鉴别。其他需要考虑的以环状红斑为主要表现的皮肤病包括环状肉芽肿、亚急性皮肤型红斑狼疮，需完善组织病理、免疫指标进行鉴别。另外，患者此次皮损加重的诱因为服用某种中药，且其左小腿部分红斑呈靶形，故不能完全排除药物诱发的大疱性多形红斑。待组织病理及免疫荧光检查后以明确诊断。

同意目前对症治疗方案。

主任医师查房

住院医师补充入院后辅助检查结果。

全血细胞分析：WBC 4.99×10^9/L，EOS% 10.7%（ $0.5 \sim 5.0\%$ ）；尿常规，肝、肾功能，凝血，血沉，hsCRP，免疫指标（ANA、ENA、抗 dsDNA 等），心电图，胸片，腹部超声均未见明显异常。左下肢水疱处皮肤组织病理：表皮内水疱形成，疱液中有嗜酸性纤维蛋白网、嗜中性粒细胞和嗜酸性粒细胞，真皮浅层可见淋巴细胞、嗜中性白细胞和 EOS 浸润（图 14-4 ～图 14-6）。DIF：IgG（++），全层棘细胞间网状沉积（图 14-7）；C_3（+）中下层棘细胞间网状沉积；IgA、IgM（-）。IIF：抗棘细胞桥粒抗体、抗基底膜抗体（-）。抗 Dsg-1 抗体：233 U/mL（ $0 \sim 20$ U/mL ）；抗 Dsg-3 抗体：阴性（ $0 \sim 20$ U/mL ）。

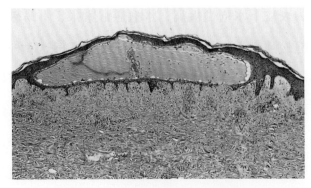

图 14-4　组织病理：表皮内水疱形成

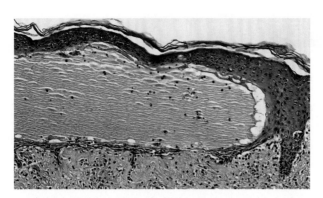

图 14-5 表皮内水疱形成，疱液中有嗜酸性纤维蛋白网、嗜中性粒细胞和
嗜酸性粒细胞

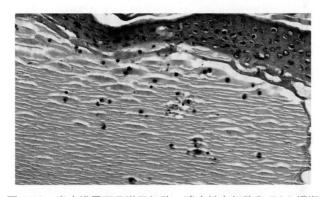

图 14-6 真皮浅层可见淋巴细胞、嗜中性白细胞和 EOS 浸润

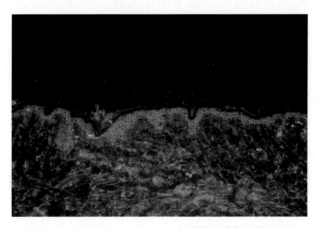

图 14-7 DIF：IgG（++），全层棘细胞间网状沉积

主任医师总结病例特点

①老年女性，慢性病程。②皮损分布以躯干、四肢为主，表现为大量瘙痒性环状红斑，伴少量松弛性水疱，尼氏征阴性，无黏膜受累。③组织病理示表皮内水疱形成。④棘细胞间 IgG、C$_3$ 呈网状沉积。⑤抗 Dsg-1 抗体（＋）、抗 Dsg-3 抗体（－）。根据以上特点，疱疹样天疱疮诊断明确。疱疹样天疱疮好发于中老年人群，皮损表现为环形或多环形红斑，伴水疱，尼氏征阴性，偶有大疱及丘疹，伴剧烈瘙痒。组织病理示表皮棘层中部水疱形成，水疱周围有细胞间水肿构成的海绵形成，伴 EOS 浸润，甚至形成 EOS 小脓肿，疱腔内偶见棘刺松解细胞；DIF 示表皮内 IgG 和 C$_3$ 沉积；IIF 示血清中有循环抗表皮细胞间抗体，但滴度较低。本例患者的发病年龄、皮损分布及特点、组织病理、直接免疫荧光结果及血清中 Dsg 抗体结果均符合疱疹样天疱疮，故疱疹样天疱疮诊断明确。需与疱疹样皮炎、大疱性多形红斑、大疱性系统性红斑狼疮鉴别。疱疹样皮炎多见于中年人群，组织病理为表皮下水疱，免疫荧光示 IgA 阳性，与本例患者的组织病理及免疫荧光表现不符。通过组织病理和免疫荧光可排除大疱性多形红斑。大疱性系统性红斑狼疮多发生于青、中年女性曝光部位，表现为环状红斑水疱，且符合系统性红斑狼疮的诊断标准。病理上为表皮下水疱，DIF 为 IgG 基底膜带线状沉积，均与本例患者不符。

治疗方面，疱疹样天疱疮应用系统性糖皮质激素疗效较好，但与患者交代病情后，患者强烈拒绝使用系统性糖皮质激素治疗。考虑患者年龄较高，无系统症状及黏膜受累，可试用非激素治疗。

根据既往文献的报道，米诺环素联合烟酰胺对大疱性类天疱疮及多种类型天疱疮具有一定效果，且不良反应小。本例患者可试用米诺环素联合大剂量烟酰胺治疗，密切监测皮疹变化。若效果不佳，可考虑应用氨苯砜治疗。

诊断

疱疹样天疱疮。

诊疗经过

予烟酰胺片 500 mg（tid）联合米诺环素 100 mg（bid）口服，卤米松软膏外用。治疗 14 天后皮疹明显消退，无新发水疱、红斑，遂带药出院，于北京协和医院皮肤科门诊规律随诊。治疗 6 周后皮疹完全消退（图 14-8、图 14-9）。目前已随访 4 年，皮疹未复发。

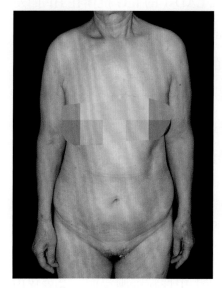

图 14-8　皮疹完全消退

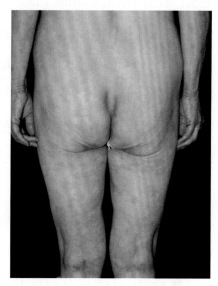

图 14-9　皮疹完全消退

病例讨论

疱疹样天疱疮（herpetiform pemphigus，HP）是天疱疮的一种罕见亚型，免疫学检查结果与天疱疮一致，但临床和病理表现较为独特。临床表现多变，可类似于疱疹样皮炎、线状 IgA 大疱性皮病或小疱性类天疱疮。好发于躯干及四肢近端，表现为瘙痒明显的环状或环状红斑，边缘隆起，上有水疱或糜烂面、结痂，尼氏征大多阴性，口腔黏膜较少受累，瘙痒明显，部分患者可发展为落叶型天疱疮或寻常型天疱疮。

典型的病理表现为嗜酸性海绵水肿，可无显著的棘层松解。由于组织病理与皮损状况有关，天疱疮的典型病理表现可能出现较晚，因此常需多次活检才可明确诊断。由于临床表现及病理均不典型，建议行免疫荧光检查。DIF 典型表现为表皮内灶状 IgG 沉积。既往认为 HP 的致病抗体为 Dsg-1，但目前越来越多的研究证实，针对 Desmocollins（Dsc）或 LAD-1 的 IgG 抗体在 HP 的发生中亦发挥重要作用。近期，Ishiura 等报道了 1 例 HP 患者中存在针对非桥粒角质形成细胞表面的自身抗体，这为 HP 的发生机制增加了新的思路。

Costa 等回顾性分析了目前报道的 HP 相关文献，并提出以下 HP 的诊断标准。满足 1 个临床、1 个病理和 1 个免疫学特征，即可诊断 HP。

● 临床：①疱疹样完整水疱，伴瘙痒，伴 / 不伴糜烂；②瘙痒性环状或荨麻疹样红斑块，伴 / 不伴糜烂。

● 病理：①表皮内 EOS 和（或）中性粒细胞浸润；②表皮内

裂隙，伴/不伴棘层松解。

● 免疫学：① DIF 显示棘细胞间 IgG 沉积，有/无 C_3 沉淀；② IIF 显示表皮细胞表面存在 IgG；③血清中可检测到 Dsg-1、Dsg-3 抗体和（或）Dsc-1、Dsc-2、Dsc-3 抗体。

治疗方面，以系统性糖皮质激素联合免疫抑制剂治疗为主，泼尼松 20～60 mg/d。氨苯砜对本病疗效较好，可单独应用，亦可与糖皮质激素或其他免疫抑制剂联合应用，推荐剂量为100～300 mg/d。既往米诺环素联合烟酰胺被报道治疗大疱性类天疱疮有效。Gaspar 等首次报道米诺环素可作为天疱疮的辅助疗法。目前已有文献报道米诺环素联合烟酰胺对寻常型天疱疮、增殖型天疱疮、落叶型天疱疮治疗有效。米诺环素治疗自身免疫性疱病的机制包括抑制抗体形成、抑制胶原酶和蛋白酶、抑制中性粒细胞和 EOS 募集、抑制白细胞趋化等。烟酰胺的作用机制包括抑制免疫细胞趋化和脱颗粒，抑制 IL-1、IL-6、IL-8 和 TNF-α 等炎性细胞因子的释放，减弱体液免疫反应的传入和传出效应等。应用米诺环素联合烟酰胺治疗疱疹样天疱疮未见报道，本例患者应用后效果很好，随访 4 年未复发。因此，可将米诺环素联合烟酰胺作为轻症疱疹样天疱疮的治疗选择之一。

（作者：吴超；审校：左亚刚，王涛）

参考文献

1. COSTA L M C, CAPPEL M A, KEELING J H. Clinical, pathologic, and immunologic features of pemphigus herpetiformis：a literature review and proposed diagnostic criteria. Int J Dermatol，2019，58（9）：997-1007.

2. FERNANDES I C，SANCHES M，ALVES R，et al. Case for diagnosis. An Bras Dermatol，2012，87（6）：933-935.

3. YUAN H，PAN M. Antibody reactive to a novel autoantigen on the nondesmosomal keratinocyte surfaces leads to herpetiform pemphigus. Br J Dermatol，2019，180（1）：22.

4. OHATA C，KOGA H，TEYE K，et al. Concurrence of bullous pemphigoid and herpetiform pemphigus with IgG antibodies to desmogleins 1/3 and desmocollins 1-3. Br J Dermatol，2013，168（4）：879-881.

5. ISHIURA N，TAMURA-NAKANO M，OKOCHI H，et al. Herpetiform pemphigus with characteristic transmission electron microscopic findings of various-sized ballooning vacuoles in keratinocytes without acantholysis. Br J Dermatol，2019，180（1）：187-192.

6. HARA H，FUJITSUKA A，MORISHIMA C，et al. Severe drug-induced pneumonitis associated with minocycline and nicotinamide therapy of a bullous pemphigoid. Acta Derm Venereol，1998，78（5）：393-394.

7. LOO W J，KIRTSCHIG G，WOJNAROWSKA F. Minocycline as a therapeutic option in bullous pemphigoid. Clin Exp Dermatol，2001，26（5）：376-379.

8. GASPAR Z S，WALKDEN V，WOJNAROWSKA F. Minocycline is a useful adjuvant therapy for pemphigus. Australas J Dermatol，1996，37（2）：93-95.

9. HÄUSERMANN P，GUTERSOHN T，BELTRAMINELLI H，et al. Enoraler Pemphigus vulgaris Erfolgreiche Monotherapie mit Minocyclin und Nicotinamid [Oral pemphigus vulgaris. Successful treatment with minocycline and nicotinamide]. Hautarzt，2002，53（12）：813-815.

10. SAWAI T，KITAZAWA K，DANNO K，et al. Pemphigus vegetans with oesophageal involvement：successful treatment with minocycline and nicotinamide. Br J Dermatol，1995，132（4）：668-670.

11. IZU K，YAMAMOTO O，MASUYUKI K，et al. A case of pemphigus foliaceus associated with bullous impetigo successfully treated with tetracycline and nicotinamide. J UOEH，2001，23（1）：59-67.

12. IRAJI F，BANAN L. The efficacy of nicotinamide gel 4% as an adjuvant therapy in the treatment of cutaneous erosions of pemphigus vulgaris. Dermatol Ther，2010，23（3）：308-311.

病例 15
双下肢反复皮下结节、肿物 2 年，再发 1 个月

📋 病例介绍

患者女，60岁。双下肢反复皮下结节、肿物2年，再发1个月。

患者2年前双下肢出现结节、肿物，无自觉症状，约3个月后皮损自行消退。期间患者于外院就诊，考虑"脂膜炎"，但未予特殊诊治。后双下肢偶有新发结节，可自行消退，未予重视。1年前，臀部出现大量结节，未予处理，后结节逐渐自行消退，局部皮肤无明显萎缩。1个月前双下肢新发结节、肿物，现为求进一步诊治，就诊于北京协和医院。起病以来，患者精神、饮食、睡眠可，体重无明显变化，二便无明显异常。

既往史：因"宫颈上皮内瘤变"行"子宫全切术"；半年前突发缺血性脑卒中。

个人史、月经史、婚育史、家族史：无特殊。

体格检查：一般情况良好，系统查体未见明显异常，全身浅表淋巴结未触及肿大。左踝上方可见一鸡蛋大小肿物，不伴破溃、糜烂、渗出，无压痛，浸润感明显（图 15-1）。左足背、右小腿后方各有一鸽蛋大小皮下结节，触之质韧，无明显触痛。口腔黏膜、生殖器黏膜、眼结膜未见明显异常。

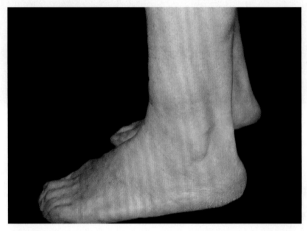

图 15-1　左踝上方可见一鸡蛋大小肿物，表面无明显红肿，不伴破溃、糜烂、渗出

🏥 住院医师查房

患者老年女性，2 年来皮损反复出现于双下肢及臀部，自行消退后不留痕迹，不伴破溃、糜烂及渗出，此次以双下肢新发红色结节、肿物为主要表现就诊。根据临床表现及病史考虑的疾病有以下 4 种。

（1）脂膜炎性疾病

如结节性红斑、硬红斑及狼疮性脂膜炎等。①结节性红斑好发于青壮年女性，表现为常发生于胫前的疼痛性红斑、结节，固定、不破溃，皮损可于 8 周内自行消退，发病前可能有乏力、发热、不适、关节痛或上呼吸道感染等前驱症状。本病不能完全排除，需进一步完善组织病理学检查。②硬红斑多见于青年女性，以红斑、压痛、溃疡及皮下结节为特征，多对称发生于小腿屈侧，逐渐增大，部分可自行缓解，愈合后可能遗留瘢痕，本例患者发病年龄偏大，皮损未出现溃疡及结痂、无压痛，可自行缓解，与本病不符。③狼疮性脂膜炎多表现为硬化的斑块或结节，大小不等，皮损固定且有压痛，消退后可遗留凹陷的脂肪萎缩区域，与本例患者不符。

（2）结缔组织疾病

如类风湿关节炎。类风湿关节炎为慢性、系统性、炎症性疾病，可累及滑膜关节及其他非关节性器官，常出现全身疼痛、发热、体重减轻等全身症状，最常见的皮肤表现是质硬、无痛的皮下类风湿结节，常见于受压点，可缓慢进展。本病尚不能完全排除，需完善相关免疫学检查。

（3）恶性肿瘤

如蕈样肉芽肿。蕈样肉芽肿是最为常见的皮肤 T 细胞淋巴瘤，表现为持续性或缓慢进展的、大小形状各异的皮损，体表任意部位均可受累，常伴瘙痒。其临床表现可分为 3 期，包括红斑期、斑块期和肿瘤期。蕈样肉芽肿的皮损表现多样，可呈现本病征象，但其皮损一般不自行消退，且常伴瘙痒，为进一步明确需借助组织病理学检查、免疫组化及基因重排。

（4）血管炎性疾病

如皮肤型结节性多动脉炎、持久性隆起性红斑。①皮肤型结节性多动脉炎是结节性多动脉炎一类特殊亚型，为累及皮肤中型血管的血管炎，相比于经典型，其血管病变多局限于皮肤，可出现压痛性皮下结节、网状青斑、网状紫癜、皮肤溃疡及指（趾）坏死等，常呈慢性、复发性和缓解性病程。②持久性隆起性红斑为一种罕见的慢性皮肤小血管炎，临床表现为肢体伸侧多发性持久性红色、紫色及棕黄色丘疹、斑块或结节，常对称分布，多发生于30～60岁中青年人群，可自行缓解，组织病理学以早期出现白细胞碎裂性血管炎、晚期真皮纤维化为特点。本类疾病存在一定可能性，进一步明确诊断仍需结合组织病理学检查结果。

下一步诊疗计划：完善入院常规检查，包括血、尿常规，血沉，肝、肾功能检查等；完善免疫学检查，如 Coombs 试验、ANA 抗体谱等；完善组织病理检查、免疫组化及基因重排；完善骨髓活检排除血液系统疾病；同时完善全身浅表淋巴结超声及胸腹盆 CT 以明确系统受累情况。向上级医师汇报病情，制定诊疗方案。

主治医师查房

住院医师补充病历资料。

入院完善检查，血常规，血沉，肝、肾功能检查，电解质，凝血，Coombs 试验，ANA 18 项，ANCA 抗体谱，尿 β_2 微球蛋白，骨髓穿刺及活检均未见明显异常。组织病理学检查示表皮及真皮未见明显异常。脂肪层内见致密的细胞浸润，浸润细胞由淋巴样细胞和多核巨细胞组成，部分细胞核大，深染，异型性较为明显。脂肪间隔增宽（图 15-2）。免疫组化：CD3（＋），CD4（＋），CD7（－），CD8（＋），CD20（－），CD56（－），

笔记

Ki-67（10%+），TIA（−），Gran B（−），MUM-1（−），EBV（−），EBER（−）（图15-3）。基因重排：TCRβ、γ、δ均（+）。

影像学检查：全身浅表淋巴结超声示双侧腹股沟淋巴结可见，部分淋巴结髓质边缘呈小结节样突起。胸腹盆CT示双肺多发微小结节；左肺门及纵隔见多发淋巴结，部分饱满，左肺门淋巴结钙化；双侧胸膜增厚。

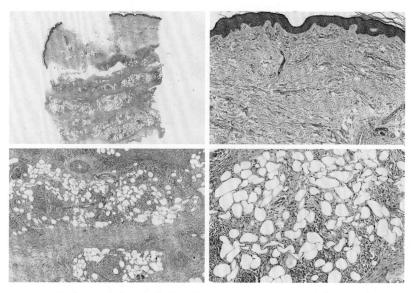

图15-2　组织病理：表皮及真皮未见明显异常。脂肪层内见致密的细胞浸润，浸润细胞由淋巴样细胞和多核巨细胞组成，部分细胞核大，深染，异型性较为明显。脂肪间隔增宽

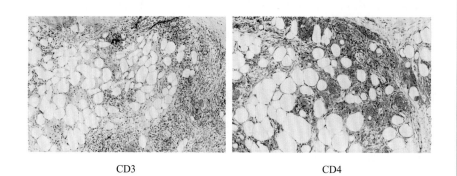

CD3　　　　　　　　　　　　　　　　CD4

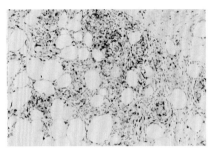
CD8

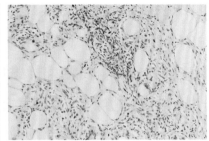
CD20

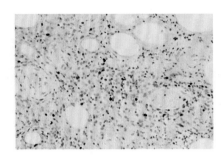
Ki-67

图 15-3　免疫组化：CD3（+），CD4（+），CD8（+），CD20（–），Ki-67（10%+）

　　患者中老年女性，双下肢红斑、结节反复出现后自行消退，入院常规检查未见明显异常，组织病理学结果提示为脂膜炎，脂肪小叶及间隔均受累，无血管炎表现，可排除类风湿结节、结节性红斑及持久性隆起性红斑等疾病，考虑可能为脂膜炎相关疾病，不除外恶性肿瘤可能，如皮肤淋巴瘤引起的脂膜炎。根据临床表现及病史，可排除狼疮性脂膜炎及硬红斑。根据免疫组化与基因重排结果，提示皮肤 T 细胞淋巴瘤可能性大，结合临床表现及组织病理学结果，考虑可能为皮下脂膜炎样 T 细胞淋巴瘤。支持点如下：①皮下脂膜炎样 T 细胞淋巴瘤发病年龄广，中老年人也可发病，好发于女性，多累及下肢，常为多发，与本病相符合；②本病病理上多累及脂肪小叶，较少累及真皮浅层及表皮，常被误诊为脂膜炎；③免疫组化结果提示 CD3（+）、CD8（+），基

笔记

因重排提示 TCRβ、γ（+），均支持皮下脂膜炎样 T 细胞淋巴瘤，排除良性脂膜炎可能。综上所述，本病可以排除其他良性脂膜炎性疾病，皮下脂膜炎样 T 细胞淋巴瘤可能性大，但仍需注意与原发性皮肤 γδ T 细胞淋巴瘤、结外 NK/T 细胞淋巴瘤等疾病鉴别。

主任医师查房

患者以双下肢红斑、结节反复出现为主要症状，行组织病理检查提示脂膜炎，结合患者病史，脂膜炎性疾病考虑以下几类病因亚型：炎症性、感染性、人工及外伤性、酶促破坏性、肿瘤性。

（1）炎症性脂膜炎：包括结节性红斑、硬红斑及狼疮性脂膜炎。根据上述讨论，炎症性脂膜炎可排除。

（2）感染性脂膜炎：由微生物血行播散，或是邻近感染灶直接蔓延引起。多发生于免疫力低下人群，病理上以脂肪小叶受累为主。本例患者体温、血常规均正常，组织病理也未见明显中性粒细胞浸润，故可排除。

（3）人工及外伤性脂膜炎：询问患者病史，否认皮损部位曾受到挤压、撞击等外伤，也否认近期使用或注射药物，可予排除。

（4）酶促破坏性脂膜炎：主要包括胰腺性脂膜炎及 α₁- 抗胰蛋白酶缺乏性脂膜炎，但患者无急慢性胰腺炎史，也无 α₁- 抗胰蛋白酶缺乏及外伤病史，可排除。

（5）肿瘤性脂膜炎：主要为皮肤淋巴瘤，可能为皮下脂膜炎样 T 细胞淋巴瘤、原发性皮肤 γδ T 细胞淋巴瘤、结外 NK/T 细胞淋巴瘤、蕈样肉芽肿等疾病。①皮下脂膜炎样 T 细胞淋巴瘤往往表现为单发或多发的结节或深在斑块，主要累及下肢及躯干，

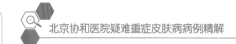

病理上表现为浸润局限于皮下脂肪层的小叶性脂膜炎，免疫表型特征包括 CD3（+）、CD8（+）及 CD4（−）、CD56（−）等，同时存在克隆性 TCR 重排，以上典型临床、病理、免疫表型及遗传学特征等基本与本例患者相符。②原发性皮肤 γδ T 细胞淋巴瘤多见于中老年人，通常累及真皮和表皮，表面可形成溃疡，免疫组化常显示 CD56（+）、CD8（−）、CD4（−），与本例患者不符。③结外 NK/T 细胞淋巴瘤的临床表现多样，病理表现为血管中心性浸润和血管破坏，并常伴广泛的坏死和亲表皮性，免疫组化常为 CD3（−）、CD4（−）、CD8（−），EB 病毒编码 RNA（EBEV）常呈阳性，与本例患者不符，予以排除。④蕈样肉芽肿临床表现多样，组织病理常为小至中等大小的非典型单个核细胞浸润表皮及真皮浅层，具有亲表皮性，或在表皮内形成 Pautrier 微脓肿。但其病变多集中于真皮和表皮而不是皮下组织，表达 CD4，但极少表达 CD8，与本例患者不符。结合上述讨论，可排除原发性皮肤 γδ T 细胞淋巴瘤、结外 NK/T 细胞淋巴瘤、蕈样肉芽肿等疾病，同意主治医师意见，考虑为皮下脂膜炎样 T 细胞淋巴瘤。

　　系统评估方面，皮下脂膜炎样 T 细胞淋巴瘤很少播散至皮肤以外，但可合并噬血细胞综合征（hemophagocytic syndrome，HPS），导致预后较差，本例患者以局部结节为主要表现，无发热、体重下降、肌痛等全身表现，也未出现肝脾大、血细胞减少、肝功能异常及凝血异常等噬血细胞综合征症状。此外，多达 20% 的患者伴有自身免疫性疾病，最常见的为系统性红斑狼疮，本例患者血常规，肝、肾功能检查，抗核抗体谱，ANCA 抗体谱均（−），也无相应的关节肿痛、发热及盘状皮损等临床表现，可予排除。

治疗方面，皮下脂膜炎样 T 细胞淋巴瘤可选择基于多柔比星的化疗方案，也可选择激素或免疫抑制治疗，对于单发皮损，局部放疗也有一定疗效。本例患者整体病程呈惰性，未合并噬血细胞综合征，未来预后好，考虑服用免疫抑制药物联合局部外用强效激素软膏治疗。

诊断

皮下脂膜炎样 T 细胞淋巴瘤。

诊疗经过

本病呈惰性病程，预后较好，且本病例可自发缓解，对生活影响较小，暂不考虑使用系统性化疗或放疗，予复方甘草酸苷片 2 片（tid）口服，卤米松乳膏 0.5 g（bid）涂抹于患处。3 周后患者皮损逐渐消退，出院定期复诊观察。

病例讨论

皮下脂膜炎样 T 细胞淋巴瘤（subcutaneous panniculitis like T-cell lymphoma，SPTCL）是一种较为罕见的皮肤 T 细胞淋巴瘤，其病因和发病机制仍不清楚，多发生于中年女性，通常表现为多发的斑块及皮下结节，溃疡较少见，主要累及四肢，以下肢较为多见，也可见于躯干及面部。这些结节往往表现为消长变化过程，常在不同部位出现新的结节，因此有时可见到处于不同生长和愈合阶段的结节。有时可伴有发热、盗汗、体重减低等全身症状。多达 20% 的患者可在就诊时伴有自身免疫性疾病，如系统性红斑狼疮、幼年特发性关节炎、干燥综合征或 1 型糖尿病。

SPTCL 的组织病理学主要表现为肿瘤性 T 细胞浸润皮下脂肪小叶，脂肪小叶间隔、表皮及真皮浅层大致正常。肿瘤细胞围绕单个脂肪细胞的边缘排列形成花环样外观是本病的特征性表现。常可见核碎裂及细胞吞噬现象，有时可见血管侵犯。值得注意的是，一些病例的特征性表现局限于小部分皮下脂肪，在这种情况下准确诊断需要依赖深部皮肤活检及重复活检。肿瘤细胞表达 CD3、CD8、α/β TCR，且表达细胞毒性颗粒蛋白（TIA-1、颗粒酶 B 和穿孔素），而 CD4 与 CD56 通常为阴性。

在 SPTCL 的诊断中，患者往往由于临床表现不具有特异性而被误诊，因此需要注意鉴别炎症性脂膜炎（如硬红斑、结节性红斑及狼疮性脂膜炎等），原发性皮肤 γδ T 细胞淋巴瘤、结外 NK/T 细胞淋巴瘤及蕈样肉芽肿等疾病。在面对脂膜炎样疾病时，可根据病因对疾病进行分析，从炎症性、感染性、人工及外伤性、酶促破坏性、肿瘤性等 5 类病因甄别出可能疾病，同时结合组织病理检查、免疫组化检查及基因重排等做出最终诊断。本例患者症状相对典型，结合组织病理结果、免疫组化及 TCR 基因重排结果不难得出诊断。

对于 SPTCL，不建议采用过于激进的治疗方式，许多患者长期系统性应用糖皮质激素取得了一定效果，也可以考虑采用系统性化疗和放疗，化疗方案可采用 CHOP 或其他方案，但放化疗可能更应该用于那些对其他治疗无反应的难治病例。一些报道表明

自体或异体骨髓 / 干细胞移植对 SPTCL 取得一定治疗效果，但这种积极的治疗方法只适用于病情进展和已有皮肤外受累的患者。

大多数 SPTCL 呈惰性病程，偶尔可自发缓解，且很少播散至淋巴结和其他器官，患者预后较好，5 年总生存率超过 80%。常见的并发症为噬血细胞综合征，并发 HPS 的患者预后较差，5 年总生存率仅 46%。

（作者：王钧程；审校：刘洁）

参考文献

1. YI L，QUN S，WENJIE Z，et al. The presenting manifestations of subcutaneous panniculitis-like T-cell lymphoma and T-cell lymphoma and cutaneous γδ T-cell lymphoma may mimic those of rheumatic diseases：a report of 11 cases. Clin Rheumatol，2013，32（8）：1169-1175.

2. LÓPEZ-LERMA I，PEÑATE Y，GALLARDO F，et al. Subcutaneous panniculitis-like T-cell lymphoma：Clinical features，therapeutic approach，and outcome in a case series of 16 patients. J Am Acad Dermatol，2018，79（5）：892-898.

3. 侯慧，梁英宏，袁继龙，等 . 皮下脂膜炎样 T 细胞淋巴瘤 9 例临床病理分析 . 中国美容整形外科杂志，2018，29（3）：171-173.

4. MUSICK S R，LYNCH D T. Subcutaneous Panniculitis Like T-cell Lymphoma. Treasure Island （FL）：StatPearls Publishing，2021.https：//www. ncbi. nlm. nih. gov/books/NBK538517/.

5. WILLEMZE R，JANSEN P M，CERRONI L，et al. Subcutaneous panniculitis-like T-cell lymphoma：definition，classification，and prognostic factors：an EORTC Cutaneous Lymphoma Group Study of 83 cases. Blood，2008，111（2）：838-845.

6. XU L，CHE Y，DING X，et al. Successful treatment of a rare subcutaneous panniculitis-like T-cell lymphoma：An unusual case report and literature review. Dermatol Ther，2019，32（3）：e12878.

7. OHTSUKA M，MIURA T，YAMAMOTO T. Clinical characteristics，differential

diagnosis, and treatment outcome of subcutaneous panniculitis-like T-cell lymphoma: a literature review of published Japanese cases. Eur J Dermatol, 2017, 27 (1): 34-41.

8. ALAIBAC M, BERTI E, PIGOZZI B, et al. High-dose chemotherapy with autologous blood stem cell transplantation for aggressive subcutaneous panniculitis-like T-cell lymphoma. J Am Acad Dermatol, 2005, 52 (5 Suppl 1): S121-S123.

9. NAKAHASHI H, TSUKAMOTO N, YAMANE A, et al. Autologous peripheral blood stem cell transplantation to treat CHOP-refractory aggressive subcutaneous panniculitis-like T cell lymphoma. Acta Haematol, 2009, 121 (4): 239-242.

10. GOYAL A, GOYAL K, BOHJANEN K, et al. Epidemiology of primary cutaneous γδ T-cell lymphoma and subcutaneous panniculitis-like T-cell lymphoma in the U. S. A. from 2006 to 2015: a Surveillance, Epidemiology, and End Results-18 analysis. Br J Dermatol, 2019, 181 (4): 848-850.

11. KOH M J, SADARANGANI S P, CHAN Y C, et al. Aggressive subcutaneous panniculitis-like T-cell lymphoma with hemophagocytosis in two children (subcutaneous panniculitis-like T-cell lymphoma). J Am Acad Dermatol, 2009, 61 (5): 875-881.

病例 16
全身反复红斑、丘疹伴瘙痒
15 年，加重 1 年

📋 病例介绍

患者女，65 岁。全身反复红斑、丘疹伴瘙痒 15 年，加重 1 年。

患者于 2005 年热水烫洗后全身皮肤瘙痒，搔抓后双下肢出现多发粟粒大小红丘疹。就诊于当地医院，诊断"皮炎"，外用激素软膏病情短暂好转，不久皮疹逐渐发展至双大腿、胸背、双上肢，表现为多发米粒大小红丘疹，伴瘙痒，并反复发作。2011 年，因劳累、情绪变化皮疹加重，红丘疹融合成红色斑片，伴剧烈瘙痒，反复搔抓致四肢及胸背部皮肤苔藓化，且逐渐累及颜面部。期间曾就诊于多家医院，考虑湿疹、特应性皮炎，予口服中药、抗组胺药，外用糖皮质激素软膏、药浴及光疗等治疗，均无明显好转。2015 年 6 月 11 日，患者就诊于北京协和医院门诊，考虑嗜酸性粒细胞增多症（hypereosinophilic dermatitis，HED）。行皮肤活检，组织病理示角化不全，棘细胞层不规则增厚，局部可见淋巴细胞移入表皮，真皮浅层血管周围少量淋巴组织细胞浸润，可见灶状浆细胞。予雷公藤多苷片 20 mg（tid）、咪唑斯汀 10 mg（qd）口服，卤米松软膏外用，皮疹和瘙痒有所缓解。为进一步治疗，于 2015年 6 月 19 日至 30 日期间在北京协和医院皮肤科病房住院治疗。入院后完善相关检查，血常规示 EOS% 7.4%，EOS# 0.6×10^9/L，依据 Williams 标准，患者有皮肤瘙痒史、屈侧皮肤受累史、全身皮肤干燥史，可见屈侧湿疹，符合特应性皮炎（atopic dermatitis，AD）诊断标准，诊断为 AD，予雷公藤多苷片 20 mg（tid）、赛庚啶 2 mg（tid）、西替利嗪片 10 mg（qn）口服，外用卤米松软膏、盐酸苯海拉明乳膏，皮疹明显好转，四肢、胸背苔藓化斑片消退，2015 年 6 月 29 日复查血常规及生化指标均无明显异常，遂予出院。患者出院后于北京协和医院皮肤科门诊规律随诊，继续口服雷公藤多苷片治疗，并规律减量。2015—2017 年，全身皮疹缓解与复发交替，日晒后皮疹加重。2017 年 1 月无明显诱因全身皮疹加重，躯干、四肢出现融合性红色斑片、丘疹，瘙痒剧烈，影响睡眠。患者于 2017 年 2 月 7 日至 2017 年 3 月 2 日期间于北京协和医院皮肤科病房第二次住院治疗。入院后完善相关检查：总 IgE ＞5000 KU/L，血常规，血沉，凝血，感染 4 项，肝、肾功能检查，天疱疮相关自身抗体谱均无明显异常。仍诊断为 AD，予雷公藤多苷片 20 mg（tid）、沙利度胺 50 mg（bid）、西替利嗪 10 mg（qd）、酮替芬 2 mg（qn）口服，苯海拉明注射液 20 mg（qn）肌内注射，外用卤米松、他克莫司软膏，淀粉浴浸浴，皮损明显

笔记

好转，瘙痒减轻。本次住院期间左上臂出现带状疱疹，予盐酸伐昔洛韦 1 g（tid）口服 1 周后逐渐好转。2017 年 2 月 28 日因全身瘙痒加重，将沙利度胺加量至 50 mg（tid），其后瘙痒逐渐缓解，予出院。患者自 2017 年 3 月 2 日出院后于北京协和医院皮肤科门诊规律随诊，继续口服雷公藤多苷片及沙利度胺 50 mg（tid）治疗。2017 年 4 月起，停用沙利度胺，调整为口服雷公藤多苷片 20 mg（tid）联合环孢素 50 mg（bid）治疗，并逐渐减量。2017 年 11 月 13 日再次于北京协和医院皮肤科行皮肤活检，组织病理示表皮角化过度，角化不全，棘层肥厚，皮突延长，真皮血管增生，血管壁增厚，血管周围淋巴细胞及组织细胞浸润，考虑慢性单纯性苔藓。因皮疹反复发作，瘙痒明显，于 2018 年 6 月 5 日起停用环孢素，调整为泼尼松龙片 15 mg（qd），联合雷公藤多苷片 20 mg（bid）口服。皮疹好转，药物减量后皮疹仍反复发作。2019 年 3 月 14 日第三次于北京协和医院皮肤科行皮肤活检，组织病理示表皮角化不全，棘层不规则增厚，皮突局部增宽延长，棘层内及毛囊上皮内见较多单一核细胞移入，局部脓疡形成，真皮浅层血管淋巴管扩张，管周淋巴细胞、组织细胞及较多嗜酸性粒细胞浸润（图 16-1、图 16-2），免疫组化 CD3（＋），CD4（＋），CD20（－），CD79a（＋），Ki-67 约 10%。诊断为淋巴细胞增多症，考虑目前向皮肤 T 细胞淋巴瘤转化可能性大，予泼尼松龙片 15 mg（qd）、雷公藤多苷片 20 mg（tid）口服，联合干扰素 3 MU（qod）肌内注射。其后患者皮疹逐渐缓解，将泼尼松龙片及雷公藤多苷片逐渐减量，规律注射干扰素至今。半个月前气温升高后皮疹再次加重，面部、躯干、四肢新发较多红色斑丘疹，伴剧烈瘙痒。为求进一步诊治，遂至北京协和医院皮肤科就诊。

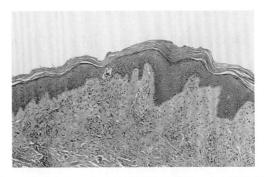

图 16-1　组织病理：表皮角化不全，棘层不规则增厚，皮突局部增宽延长，棘层内
及毛囊上皮内见较多单一核细胞移入，局部脓疡形成，真皮浅层血管淋巴管扩张，
管周淋巴细胞、组织细胞及较多嗜酸性粒细胞浸润

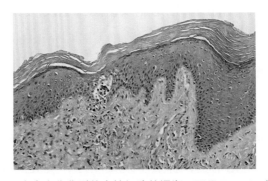

图 16-2　表皮内非典型单个核细胞的浸润，可见 Pautrier 微脓肿

自起病来，患者无头晕、头痛、恶心、呕吐、胸闷、胸痛、呼吸困难、关节痛、口腔溃疡，精神、胃纳一般，睡眠不佳，体重无明显变化。

既往史：心脏预激综合征病史 50 年余，曾于 2011 年、2015 年各行一次射频消融术，现病情平稳。慢性浅表性胃炎、胃食管反流病病史 20 年，现口服雷贝拉唑、伊托必利、吉法酯片、消化酶片治疗。双侧颈动脉粥样斑块 8 年，规律口服拜阿司匹灵、阿托伐他汀治疗。1980 年行剖宫产术。2019 年行双眼白内障手术。

体格检查：双侧颌下、腋下、腹股沟可扪及多枚肿大淋巴结，蚕豆至鸽蛋大小，质韧，活动度一般，无粘连、压痛。额部可见暗红色斑块，呈轻度狮面外观。双眼睑可见暗红色斑片，边界不清。背部、臀部、四肢泛发弥漫性暗红色斑片，边界不清，显著苔藓化，表面见抓痕及色素沉着。胸部、腹部可见多发红色斑块，甲盖至蚕豆大小，边界清，质硬（图 16-3、图 16-4）。

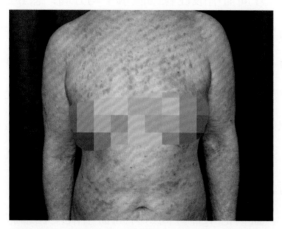

图 16-3　胸部、腹部可见多发红色斑块，甲盖至蚕豆大小，边界清，质硬

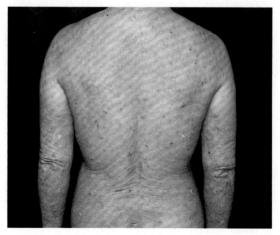

图 16-4　背部泛发弥漫性暗红色斑片，边界不清，显著苔藓化，表面见抓痕及色素沉着

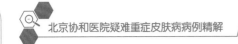

住院医师查房

患者老年女性，慢性病程；临床上主要表现为面部、腰背部、四肢表现为弥漫性红色苔藓化斑片，胸腹部多发红色小斑块，质硬；伴剧烈瘙痒；多次住院治疗、多次病理检查，但表现不一。近期组织病理可见淋巴细胞亲表皮现象，免疫组化为多克隆表现；近 5 年多次查外周血嗜酸性粒细胞水平均升高；总 IgE 显著升高。结合患者病史、查体及辅助检查等，目前诊断从良性疾病、恶性疾病两个方面进行考虑。良性疾病方面，AD、HED、慢性单纯性苔藓几种疾病。恶性疾病方面，考虑淋巴网状系统来源肿瘤，需结合组织病理及免疫组化进行诊断。AD 多见于儿童，也可见于成人。儿童主要表现为屈侧皮炎，可合并过敏性鼻炎、哮喘等特应性疾病，伴有嗜酸性粒细胞、血清总 IgE 升高，本例患者病程 > 6 个月、血清总 IgE 升高、外周血嗜酸性粒细胞升高，符合 AD 诊断标准。但患者近 1 年皮疹不能完全消退，且近期胸部、腹部新发较多红色斑块，触之质硬，不符合 AD 的皮疹表现，故目前不能诊断本病。HED 为一类嗜酸性粒细胞浸润皮肤组织引起的皮肤疾病，皮损表现缺乏特异性，分布以四肢伸侧、躯干为主，多呈泛发性、对称性分布，皮损形态为红色、暗红色的圆形、椭圆形、不规则性浸润性红斑，可出现丘疹、斑疹、斑丘疹、结节及色素沉着。本例患者既往的皮疹较符合 HED 表现，且伴外周血嗜酸性粒细胞升高，超过半年；但皮肤病理提示淋巴细胞亲表皮现象，不能用 HED 解释，故目前不能诊断本病。

诊疗计划：完善血、尿常规，肝、肾功能检查，凝血指标，肺部 X 线片，腹部超声等常规检查，完善外周血涂片查找 Sézary 细胞；完善 TB 细胞亚群，关注 CD4/CD8 比例；再次完善皮肤活检组织病理、免疫组化、基因重排等；完善淋巴结超声，必要时行淋巴结活检。暂予对症治疗，包括抗组胺药，外用止痒乳膏等。向上级医师汇报病情。

📋 主治医师查房

患者老年女性，慢性病程，反复发作，皮疹形态多样，伴剧烈瘙痒；既往多次查外周血嗜酸性粒细胞水平升高、总 IgE 水平显著升高，且组织病理提示淋巴细胞亲表皮现象；根据以上特点，目前诊断考虑原发性皮肤 T 细胞淋巴瘤（cutaneous T cell lymphoma，CTCL），其包括多种类型，目前首先考虑蕈样肉芽肿。需与其他类型 CTCL、系统性淋巴瘤累及皮肤、特应性皮炎、嗜酸性粒细胞增多性皮病鉴别。根据 2016 年 WHO-EORTC 皮肤淋巴瘤分类，原发性 CTCL 主要包括蕈样肉芽肿、皮肤 Sézary 综合征、原发性皮肤 CD30（+）T 细胞淋巴增生性疾病、原发性皮肤间变性大细胞淋巴瘤、淋巴瘤样丘疹病、皮下脂膜炎样 T 细胞淋巴瘤、结外 NK/T 细胞淋巴瘤、鼻型成人 T 细胞白血病 / 淋巴瘤外周 T 细胞淋巴瘤（非特指型）、原发性皮肤 CD8（+）侵袭性嗜表皮细胞毒 T 细胞淋巴瘤、原发性皮肤肢端 CD8（+）T 细胞淋巴瘤、原发性皮肤 γδ T 细胞淋巴瘤、原发性皮肤 CD4（+）小 / 中 T 细胞淋巴增生性疾病、种痘水疱病样淋巴增生性疾病。其中淋巴瘤样丘疹病、种痘水疱病样淋巴增生性疾病主要表现为丘疹、结节、水疱，临床表现不符合；皮下脂膜炎样 T 细胞淋巴

笔记

191

瘤、结外 NK/T 细胞淋巴瘤、原发性皮肤 γδT 细胞淋巴瘤临床进展较凶险，常伴有溃疡、坏死，本例患者病程较长、进展较慢；其他几种类型 CTCL 需完善病理、免疫组化进行鉴别。系统性淋巴瘤累及皮肤，应先有系统表现，如内脏或血液受累、发热、淋巴结肿大，之后出现皮疹，病情凶险，本例患者现有皮肤病史多年，近期出现淋巴结肿大，不符合系统性淋巴瘤累及皮肤表现。

完善皮肤免疫组化、基因重排、淋巴结活检等。在行淋巴结活检时，首选颈部淋巴结，阳性率更高；其次为腋窝；最后为腹股沟。

主任医师查房

住院医师补充病历资料。

入院后查血常规：WBC 5.28×10^9/L，NEUT% 57.7%，EOS% 10.6%，Hb 105 g/L，PLT 215×10^9/L；肝、肾功能检查大致正常；总 IgE > 5000 KU/L；血清蛋白电泳：β_2 7.7%；β_2 微球蛋白 1.9 mg/L；肿瘤指标在正常范围内；血清免疫固定电泳（IgA+IgG+IgM）无特殊；外周血细胞形态学分析：EOS% 10%；淋巴结超声：双侧颈部淋巴结可见，双乳导管轻度扩张，双腋下淋巴结增大，结构异常，双侧腹股沟区淋巴结增大，结构异常。免疫组化：CD3（+），CD4（+），CD7（-），CD8（-），CD20（-），CD30（-），Ki-67 < 3%。淋巴结活检组织病理示淋巴结反应性增生，免疫组化结果：CD20（+），CD3（+），CD5（+），CD23（+），Bcl-2（+），Cyclin D1（-），CD68（+），Ki-67

（生发中心 90%）。TCR 基因重排（皮肤组织）示检测到 T 细胞克隆性基因重排。

📋 主任医师总结病例特征

①老年女性，病程 15 年，逐渐进展。②皮疹广泛，泛发全身，皮疹多形性，表现为红斑、丘疹、斑丘疹、斑块、鳞屑、色素沉着。③瘙痒明显。④辅助检查有多项指标异常，包括外周血嗜酸性粒细胞升高、总 IgE 升高、IgA 升高、β_2 微球蛋白升高。免疫组化以 CD4（+）T 细胞为主。淋巴结活检组织病理示淋巴结反应性增生。TCR 基因重排（皮肤组织）检测到 T 细胞克隆性基因重排。根据以上特点，目前患者 MF 诊断较明确。

根据患者入院后辅助检查结果，对患者 MF 进行分期。

皮肤 T 细胞淋巴瘤 TNMB 分期方案如下。

皮肤（T）：T_1，局限斑片、丘疹和（或）斑块，累及 < 10% BSA，可以进一步分为 T_1a（仅有斑片）、T_1b（斑块 +/– 斑片）；T_2，斑片、丘疹和（或）斑块，累及 ≥ 10% BSA，可以进一步分为 T_2a（仅有斑片）和 T_2b（斑块 +/– 斑片）；T_3，1 个或 1 个以上肿瘤（直径 ≥ 1 cm）；T_4，红斑融合，覆盖 ≥ 80% BSA。患者目前皮肤分期 T_2b。

淋巴结（N）：N_0，无临床异常的淋巴结，无须活检；N_1，临床异常淋巴结，组织病理 Dutch 分级 1 或 NCL LN0 ~ 2，N_1a 克隆阴性，N_1b 克隆阳性；N_2，临床异常淋巴结，组织病理 Dutch 分级 2 或 NCL LN3，N_2a 克隆阴性，N_2b 克隆阳性；N_3，临床异

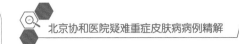

常淋巴结，组织病理 Dutch 分级 3 ～ 4 或 NCL LN4，克隆阴性或阳性；N_x，临床异常淋巴结，无组织病理证据。患者淋巴结活检组织病理示反应性增生，目前等待免疫组化结果，可能属于 N_1 期。

内脏（M）：M_0，无内脏受累；M_1，内脏受累（必须是组织病理确诊，并且器官受累必须是特异性的）。患者内脏分期 M_0。

血液（B）：B_0，无明显血液受累；B_1，低度血肿瘤负荷，不够 B_0 或 B_2 的标准；B_2，高度血肿瘤负荷。患者目前血液分期 B_0。

结合患者临床表现、组织病理及基因重排，考虑蕈样肉芽肿诊断明确，分期为 Ⅱ A 期。

诊断

蕈样肉芽肿（Ⅱ A 期，$T_2N_1M_0B_0$）。

诊疗经过

予肌内注射因特芬（重组人干扰素 α-2a）3 MU（qod），加用泼尼松龙 40 mg（qd），联合 NB-UVB 光疗（tiw）。局部治疗方面，予凡士林润肤、止痒等对症治疗。治疗过程中，患者皮疹逐渐好转，瘙痒减轻。

病例讨论

MF 是一种常见的皮肤 T 细胞淋巴瘤亚型，可以分为红斑期、斑块期、肿瘤期，也可累及淋巴结、血液系统和内脏。常伴有明

笔记

显的皮肤瘙痒。①红斑期可持续数月至数十年，可能出现非特异性的皮损，表现为局限性或者泛发性的红色或红褐色斑片，表面附着鳞屑，边界清楚，伴明显瘙痒。此期最容易被误诊，可误诊为 AD、嗜酸性粒细胞增多综合征（hypereosinophilic syndrome，HES）、苔藓样副银屑病等。本例患者经多次病理取材，未能发现典型病理改变。②斑块期由红斑期发展而来，表现为红色浸润性斑块或结节。③肿瘤期皮损表现为明显隆起的斑块或结节，可伴有坏死或溃疡，患者可出现淋巴结、血液系统和内脏的受累。MF 的其他皮损包括以毛囊为中心的丘疹、色素减退、色素沉着、脱发、水疱或大疱等。MF 可以模仿的疾病有多种，如银屑病、多形红斑、离心性环状红斑、慢性苔藓样角化病、结节病等。结合本例患者的特点，其皮损表现符合从非特异性的皮损到相对典型的皮损表现的发展过程。早期表现为嗜酸性粒细胞增多性皮炎、特异性皮炎的皮损特征，逐渐发展为特异性 MF 皮损特征。

MF 的特征性组织病理上表现为真皮浅层或者表皮内非典型单个核细胞的浸润，其中表皮内浸润形成的聚集灶又称 Pautrier 微脓肿。亲毛囊性 MF 的组织病理表现为非典型 T 淋巴细胞侵入毛囊。但是在 MF 的早期，临床表现不典型时，其组织病理表现也通常不典型。研究表明，以下病理特征对于 MF 的诊断具有相对特异性：Pautrier 微脓肿、有晕轮的淋巴细胞、表皮内淋巴细胞较真皮内淋巴细胞大、高度盘绕的表皮内淋巴细胞等。结合本例患者的特点，早期多次组织病理表现无特异性，且伴有嗜酸性粒细胞增多浸润，第四次组织病理发现 Pautrier 微脓肿，且呈单克隆性增生，符合 MF 的病理表现。对 MF 患者多次、多部位取材会大大提高

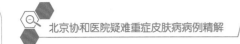

诊断的准确率。

对于确诊的 MF 患者，需要进行 TNMB 分期（参见上文）。根据疾病阶段的不同，其治疗目标也不相同。长期控制疾病是多数 MF 患者的治疗目标；对于严重影响患者生活质量的情况，需要快速处理；对于伴有临床侵袭性病变的患者，需要更加积极的治疗。治疗方案包括以下几种。

（1）局部治疗：皮质类固醇、氮芥或卡莫司汀、咪喹莫特、维 A 酸、光疗（UVB 或 PUVA）、离子束照射等。

（2）系统性治疗：对于有明确淋巴结或内脏受累的患者，可采用单药治疗（小剂量甲氨蝶呤、多柔比星、吉西他滨等）或联合化疗（CHOP 方案等）。

（3）生物免疫调节剂治疗：IFN-α、维 A 酸。

（4）造血干细胞移植。

（作者：王文明；审校：左亚刚，王涛）

参考文献

1. AHERN K, GILMORE E S, POLIGONE B. Pruritus in cutaneous T-cell lymphoma：a review. J Am Acad Dermatol，2012，67（4）：760-768.

2. ZACKHEIM H S, MCCALMONT T H. Mycosis fungoides：the great imitator. J Am Acad Dermatol，2002，47（6）：914-918.

3. BOULOS S, VAID R, ALADILY T N, et al. Clinical presentation, immunopathology, and treatment of juvenile-onset mycosis fungoides：a case series of 34 patients. J Am Acad Dermatol，2014，71（6）：1117-1126.

4. SMOLLER B R, BISHOP K, GLUSAC E, et al. Reassessment of histologic parameters in the diagnosis of mycosis fungoides. Am J Surg Pathol，1995，

19（12）：1423-1430.

5. ROSEN S T，FOSS F M. Chemotherapy for mycosis fungoides and the Sézary syndrome. Hematol Oncol Clin North Am，1995，9（5）：1109-1116.

6. DI LORENZO G，DI TROLIO R，DELFINO M，et al. Pegylated liposomal doxorubicin in stage IVB mycosis fungoides. Br J Dermatol，2005，153（1）：183-185.

7. HUGHES C F，KHOT A，MCCORMACK C，et al. Lack of durable disease control with chemotherapy for mycosis fungoides and Sézary syndrome：a comparative study of systemic therapy. Blood，2015，125（1）：71-81.

病例 17
面部、上肢水疱 2 年，呕血 5 天

病例介绍

患者男，29 岁。面部、上肢水疱 2 年，呕血 5 天。

2 年前无明显诱因面部、上肢出现水疱，无明显瘙痒，曾到当地医院就诊，查血常规：WBC 9.5×10^9/L，EOS 3.5%、0.33×10^9/L；尿常规正常；便常规正常；肝、肾功能正常。行组织病理检查示表皮下水疱形成，疱液中中性粒细胞和少量 EOS 浸润，符合 BP。DIF 示基底膜带线状 IgG/C_3 沉积，IIF 示抗基底膜带抗体 1：160，抗 BP180（－），诊断为 BP，予泼尼松 40 mg/d 治疗，皮损好转，激素每周减 10 mg，减至 10 mg/d 时复发，把激素加至 20 mg/d，5 天前无明显诱因出现呕血，当地医院查血常规、尿常规正常，便常规示柏油样便，便隐血阳性，凝血功能提示活化部分凝血活

笔记

198

酶时间（activated partial thromboplastin time，APTT）59.8 s，胃镜提示食道黏膜剥脱伴渗血，食道静脉曲张（中 – 重度）。为进一步诊治，遂来北京协和医院就诊。

既往史： 慢性乙肝大三阳病史 10 年，无出血性疾病史，无类似疾病家族史。

体格检查： 一般情况良好，全身浅表淋巴结未触及肿大。面部、双上肢散在数个紧张性水疱，偶见血疱，尼氏征阴性。双上肢可见数个浅表瘢痕，口腔黏膜、生殖器黏膜、眼结膜未见异常（图 17-1 ～图 17-3）。

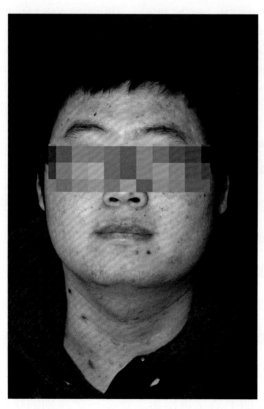

图 17-1　面部散在数个紧张性水疱、偶见血疱，尼氏征阴性

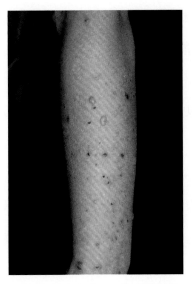

图 17-2　双上肢可见数个紧张性
水疱

[图片出处：YAN T M, HE C X, HUA B L, et al. Coexistence of acquired hemophilia A and epidermolysis bullosa acquisita：Two case reports and published work review. J Dermatol, 2017, 44（1）：76-79.]

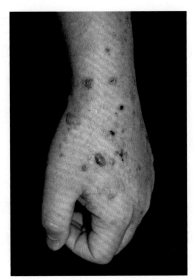

图 17-3　手背可见紧张性水疱及
萎缩性瘢痕

[图片出处：YAN T M, HE C X, HUA B L, et al. Coexistence of acquired hemophilia A and epidermolysis bullosa acquisita：Two case reports and published work review. J Dermatol, 2017, 44（1）：76-79.]

住院医师查房

　　患者中年男性，以面部、双上肢出现紧张性水疱伴轻度瘙痒及呕血为主要表现。本例患者的诊断从两个方面考虑：一是呕血原因；二是水疱原因。从皮损来看，外院组织病理检查表现为表皮下水疱形成，DIF 和 IIF 均符合 BP 的表现，且激素治疗满意。虽然抗 BP180 阴性，但 BP180 抗体也并非会出现于所有患者，故根据临床表现和组织病理检查，首先考虑 BP。从呕血角度看，不排除激素导致的上消化道出血。需要与之鉴别的疾病包括寻常型天疱疮、疱疹样皮炎、线状 IgA 大疱性皮病等。寻常型天疱疮亦常发生于中年人，临床表现为松弛性水疱，尼氏征阳性，且 DIF 表现为表皮细胞间 IgG 和（或）C_3 网状沉积，IIF 示血清中出现抗表皮细胞间质抗体，本例患者病理和免疫荧光均不支持该诊断。疱疹样皮炎也多发生于中年人，表现为紧张性水疱，但发病部位多见于四肢的伸侧，且伴有谷胶过敏的胃肠道表现，病理上也表现为表皮下水疱，但 DIF 表现为真皮乳头 IgA 沉积，故本例患者不考虑该病。线状 IgA 大疱性皮病一般多见于 60 岁以上的中老年人和 5 岁以下的儿童两类人群，临床表现为尼氏征阴性的紧张性水疱，病理表现与 BP 相符，但 DIF 表现为基底膜带 IgA 线状沉积。本例患者不符合。此外，尚需考虑其他水疱类疾病，如大疱性扁平苔藓、大疱性多形红斑等。

下一步诊疗计划：完善常规检查，如血常规，尿常规，肝、肾功能检查，凝血指标，肺部 X 线片，腹部超声等常规检查，完善组织病理，盐裂皮肤 IIF，致病抗体抗 BP180，抗 Dsg-1、Dsg-3，免疫指标检查。

诊疗方面：口服泼尼松加至 40 mg/d，同时外用强效激素乳膏，予输注红细胞、血浆等对症支持治疗，保护创面，防止继发感染。密切观察出血量，请血液内科、消化内科会诊。向上级医师汇报病情。

主治医师查房

组织病理检查回报：表皮下水疱形成，疱液中及真皮浅层较多中性粒细胞浸润，可见少量 EOS（图 17-4、图 17-5）。

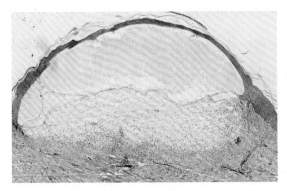

图 17-4　表皮下水疱形成，疱液中及真皮浅层较多中性粒细胞浸润，可见少量 EOS
[图片出处：YAN T M，HE C X，HUA B L，et al. Coexistence of acquired hemophilia A and epidermolysis bullosa acquisita：Two case reports and published work review. J Dermatol，2017，44（1）：76-79.]

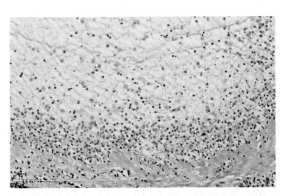

图 17-5　疱液中较多中性粒细胞浸润
[图片出处：YAN T M，HE C X，HUA B L，et al. Coexistence of acquired hemophilia A and epidermolysis bullosa acquisita：Two case reports and published work review. J Dermatol，2017，44（1）：76-79.]

　　患者中年男性，表现为水疱和呕血两个方面。呕血有几个方面的原因：①一元论。患者有 2 年水疱史，在疾病复发期间出现呕血不能除外是疱病的并发症之一。②由于激素治疗导致的不良反应，如消化道出血。③乙肝感染导致肝硬化引起。从疱病角度分析：皮损表现为紧张性水疱，病理、DIF、IIF 均符合 BP 的部分表现，对激素治疗反应好。目前诊断为自身免疫性疱病，尚不能诊断为 BP。原因如下：① BP 多见于 70 岁以上的老年人，本例患者为中年。② BP 瘙痒明显，且很多患者是早期临床表现，甚于早于水疱出现，本例患者瘙痒不明显。③ BP 患者的发病部位以躯干、四肢为主，面部受累较少，本例患者发病部位较局限。④抗 BP180 阴性，虽然抗 BP180 抗体不是 BP 诊断的金标准，但对于临床表现不典型的患者，抗 BP180 意义就更加重要。⑤ EOS 正常，EOS 是 BP 的一个简单、常用、有意义的检查项目，约 80% 未经治疗的患者可升高，且升高幅度与病情严重程度相关。本例患者治疗前 EOS 正常。⑥ BP 愈后没有瘢痕形成，本例患者双上肢可见浅表瘢痕。⑦病理表现为疱液中以中性粒细胞浸润为主，而不是以 EOS 为主。故依据以上分析，BP 可能性不大。

鉴别诊断方面，主要从临床表现为尼氏征阴性的紧张性水疱、组织病理表现为表皮下水疱、免疫荧光表现为基底膜带 IgG 抗体沉积的疾病来考虑。①大疱性红斑狼疮（bullous systemic lupus erythematosus，BSLE）：表现为曝光部位紧张性水疱，以面部、颈部多见，病理上除表皮下水疱外，血管周围出现中性粒细胞浸润，DIF、IIF 与本例患者一致。但 BSLE 多见于中青年女性，且患者有系统性红斑狼疮（systemic lupus erythematosus，SLE）表现，符合 SLE 诊断标准，目前本例患者未出现 SLE 的临床表现和实验室异常，暂不考虑。②获得性大疱性表皮松解症（epidermolysis bullosa acquisita，EBA）：是少见的自身免疫性疱病，可见于任何年龄，临床分为经典型和炎症型两型。经典型表现为摩擦部位，如手背、指关节、肘、膝等，在外观正常皮肤上出现水疱、大疱，部分为血疱，愈后留有瘢痕和粟丘疹。炎症型表现多样，可类似于 BP、黏膜类天疱疮、瘢痕性类天疱疮、线状 IgA 大疱性皮病（linear IgA bullous dermatosis，LABD）等。本例患者愈后出现瘢痕，不能除外 EBA 可能性，且 EBA 容易合并凝血异常性疾病，本例患者首先考虑该病。

需完善下列检查：盐裂皮肤免疫荧光，抗Ⅶ胶原抗体，凝血因子，免疫指标，疱病自身抗体（如抗 BP180、抗 Dsg-1、抗 Dsg-3），复查 IIF。

治疗：同意目前的治疗方案，请相关科室会诊，寻找呕血原因及治疗方案。

主任医师查房

住院医师补充病史资料。

患者入院后反复出现呕血及柏油样便，监测患者血常规提示血红蛋白进行性下降（连续 6 天测定）（139 g/L-123 g/L-106 g/L-96 g/L-87 g/L-78 g/L），血小板计数正常，大便隐血阳性，肝、肾功能基本正常，凝血常规提示 APTT 105.1 s，活化 APTT 3.88 s，纠正 APTT 35.7 s，正常血浆 APTT 纠正试验（1∶1，37 ℃孵育 2 小时）APTT 96.4 s，纠正 APTT 117.3 s，凝血因子活性：F Ⅸ 72.2%，F Ⅷ C 0.3%，F Ⅻ 25.1%，F Ⅺ 67.1%，凝血因子Ⅷ抑制物：Ⅷ因子活性 0.2%，Ⅷ因子抑制物 > 64 BU/mL，补体 C_3、补体 C_4、IgG、IgA、IgM、类风湿因子均阴性，ESR 19 mm/h，hsCRP 8.49 mg/L，抗核抗体、抗双链 DNA 抗体、

抗中性粒细胞抗体、抗 SSA 抗体、抗 SSB 抗体、抗 SCL-70 抗体、抗 Sm 抗体均阴性，抗髓性过氧化物酶抗体 MPO（IgG 型）50 RU/mL，乙肝表面抗原＞ 250 IU/mL（＜ 0.05 IU/mL），乙肝 e 抗原 1557 S/CO（＜ 1 S/CO），乙肝核心抗体 12.01 S/CO（＜ 1 S/CO），抗 BP180，抗 Dsg-1、Dsg-3 阴性，抗Ⅶ胶原抗体阳性。IIF：抗基底膜带抗体 1 ∶ 160，盐裂实验 IIF 示致病抗体结合于盐裂皮肤的真皮侧（图 17-6）。腹部超声示脂肪肝；血管 B 超示肠系膜上静脉、门静脉、脾静脉未见明显异常；胸部 CT 示食管管壁增厚，管腔扩张，腔内含气液体影，残留血块可能；正电子发射断层 -X 线计算机断层组合系统（positron emission tomography-computed tomography，PET-CT）发现胃肠出血部位出现异常发射性浓聚区。消化内科会诊除外肝硬化引起的呕血，血液内科会诊考虑获得性血友病，予输注红细胞、血浆、Ⅷ因子、凝血酶原复合物等治疗，激素维持不变，加用免疫抑制剂（环磷酰胺）0.2 g（qod）口服。

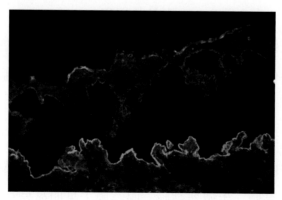

图 17-6　盐裂实验 IIF 示致病抗体结合于盐裂皮肤的真皮侧

[图片出处：YAN T M，HE C X，HUA B L, et al. Coexistence of acquired hemophilia A and epidermolysis bullosa acquisita: Two case reports and published work review. J Dermatol，2017，44（1）：76-79.]

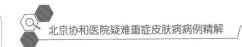

📋 主任医师总结病例特点

患者中年男性、慢性复发性水疱伴呕血，组织病理、DIF 符合大疱性类天疱疮，IIF 示抗基底膜带抗体沉积于真皮侧，抗 BP180 阴性，血常规、尿常规正常，免疫指标正常或阴性。病例的诊断思路可从以下几方面入手。

临床表现方面：表现为面部、上肢紧张性水疱，尼氏征阴性，考虑的疾病包括 BSLE、大疱性多形红斑、LABD、疱疹样皮炎、EBA、BP、抗 -p200 类天疱疮、迟发型卟啉症（患者皮损发生于光暴露部位，且有乙肝病史，有浅表瘢痕）。

病理表现方面：病理表现均为表皮下水疱，上述疾病均为表皮下水疱，不能除外上述疾病，但大疱性红斑狼疮还会出现血管周围中性粒细胞浸润，本例患者未出现。

免疫荧光方面：DIF 表现为基底膜带 IgG/C_3 沉积，盐裂 IIF 致病抗体真皮侧沉积，可除外 LABD（DIF 为 IgA 线状沉积）、BP（盐裂 IIF 为表皮侧沉积）、大疱性多形红斑（DIF 多为阴性）、疱疹样皮炎（真皮乳头 IgA 颗粒状沉积）。

致病抗体方面：患者抗 BP180 阴性，抗Ⅶ胶原抗体阳性，应考虑的疾病包括 BSLE 和 EBA，除外迟发性皮肤卟啉症、抗 -p200 类天疱疮。

总之，结合患者发病年龄、发病部位、实验室检查，EBA 诊断明确。EBA 愈后多出现瘢痕、粟丘疹和严重的黏膜损害。本例患者的口腔黏膜、生殖器黏膜、眼结膜未见明显异常，胃镜提示广泛的食管黏膜剥脱，提示广泛的消化道黏膜受累，也符合 EBA 的临床表现。此外，呕血原因已基本明确——获得性血友病。

EBA 作为自身免疫性疾病易合并其他疾病，如感染性疾病（乙肝或丙肝）和凝血障碍性疾病（如血友病）。

治疗方面：呕血方面同意血液内科治疗方案，予输注红细胞、血浆、Ⅷ因子、凝血酶原复合物，加用免疫抑制剂（环磷酰胺）。同时针对 EBA 的治疗，激素维持目前治疗方案，同时注意保护创面，外用激素软膏。

诊断

获得性大疱性表皮松解症（EBA）合并甲型血友病。

诊疗经过

患者经泼尼松 20 mg（bid）、环磷酰胺 0.2 g（qod），治疗 5 天后 APTT 96.2 s，活化 APTT 3.55 s，服用环磷酰胺 1 个月后因出现不良反应而改用环孢素 100 mg（bid），患者未出现消化道出血症状，复查Ⅷ因子活性逐渐升高达 5.8%，Ⅷ因子抑制物浓度逐渐下降至 28.8 BU/mL。水疱消失，患者出院继续门诊治疗。

病例讨论

EBA 临床上主要分为两型：经典型（非炎症型）和炎症型，其中炎症型根据临床表现的不同分为 BP 样、黏膜类天疱疮样、Brunsting-Perry 样类天疱疮。最常见的为经典型和 BP 样炎症型 EBA。经典型 EBA 表现为紧张性水疱和糜烂，多见于肘、膝部等易受伤部位，瘢痕和粟丘疹常见，严重时可出现指甲脱落、手指纤维化和食管狭窄。炎症型 EBA 表现为泛发性水疱，以躯干和四肢为主，在红斑基础上出现紧张性水疱和大疱。在经典型和炎症型 EBA 中，均可出现黏膜损害，眼黏膜和胃肠黏膜会受到不同程度的影响。结合本例患者的特点，符合经典型 EBA 表现。

病理上表现为表皮下水疱形成，疱液中可见较多的中性粒细胞浸润，病理表现缺乏特异性。需要依靠免疫荧光和致病抗体检测。DIF 表现为基底膜带线状 IgG 和 C_3 沉积，IIF 可检测到血清中出现抗基底膜带抗体。不论病理还是 DIF 或 IIF，与传统的 BP 很难区分，关键的鉴别指标是盐裂实验 IIF，EBA 表现为致病抗体沉积于真皮侧，而 BP 的致病抗体沉积于表皮侧，这与致病抗体的种类有关。盐裂实验的原理是由于皮肤的透明板部分相对较脆弱，容易在 1 M 氯化钠溶液中发生分离，分离后表皮中的 BP180 抗原位于盐裂后的表皮侧，而Ⅶ胶原、层粘连蛋白、整合素等位于盐裂后的真皮侧。BP 的致病抗体为抗 BP180，其靶抗原为 BP180 蛋白，所有 BP 患者血清结合于盐裂皮肤的表皮侧。而 BSLE、EBA、黏膜类天疱疮等患者血清结合于真皮侧的靶抗原，故沉积于真皮侧。但盐裂实验并不能区分 BSLE、EBA 和黏膜类天疱疮，需要依靠酶联免疫吸附试验（enzyme linked immunosorbent assay，ELISA）检测血清中的致病抗体种类。如果是Ⅶ胶原抗体则为 BSLE 或 EBA，如果是层粘连蛋白或整合素抗体则为黏膜类天疱疮。由此可见，对于 EBA 的诊断是一个非常复杂的过程，需要结合临床表现、组织病理、普通免疫荧光、盐裂 IIF、致病抗体的结果才能做出准确诊断。当然有条件的单位还可进行透射电镜检查，表现为致密板下水疱和锚定纤维减少。

EBA 可合并多种系统性疾病，如克罗恩病、SLE、内分泌疾病和血液系统疾病。炎症性肠病是最常见的伴发疾病，因为Ⅶ型胶原也可在人结肠的基底膜上表达，在一些炎症性肠病患者中可检测到抗Ⅶ型胶原抗体。因此，如果患者出现水疱且伴发皮肤以外的表现，更需要考虑到 EBA。EBA 合并血友病并不常见，但仍需要关注，笔者在诊断为数不多的案例中共发现 2 例 EBA 合并血友病的情况，特别是当患者出现较多血疱和大量出血时，要及时检测血友病相关凝血指标。

　　EBA 治疗棘手。由于本病罕见，目前尚未见大规模、双盲临床研究的证据，多数来自于病例报道。目前的证据显示糖皮质激素治疗效果不好，需及早联合免疫抑制剂，如环磷酰胺、甲氨蝶呤、环孢素等。本例患者最初采用了单一激素治疗，虽然短期有效，但减量不久在高剂量下复发，提示激素效果不好。后期采用激素联合免疫抑制剂治疗，取得了满意疗效。此外，静脉注射免疫球蛋白、氨苯砜对 EBA 有效。如果患者病情较重，利妥昔单抗也可以作为一种选择。

（作者：闫天萌；审校：左亚刚）

参考文献

1. BEIU C，MIHAI M，POPA L，et al. Epidermolysis Bullosa Acquisita：A Case Report of a Rare Clinical Phenotype and a Review of Literature. Cureus，2019，11（12）：e6386.

2. LEHMAN J S，CAMILLERI M J，GIBSON L E. Epidermolysis bullosa acquisita：concise review and practical considerations. Int J Dermatol，2009，48（3）：227-235；quiz 235-236.

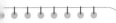

3. CHEN M，O'TOOLE E A，SANGHAVI J，et al. The epidermolysis bullosa acquisita antigen（type Ⅶ collagen）is present in human colon and patients with crohn's disease have autoantibodies to type Ⅶ collagen. J Invest Dermatol，2002，118（6）：1059-1064.

4. YAN T M，HE C X，HUA B L，et al. Coexistence of acquired hemophilia A and epidermolysis bullosa acquisita：Two case reports and published work review. J Dermatol，2017，44（1）：76-79.

5. KRIDIN K，KNEIBER D，KOWALSKI E H，et al. Epidermolysis bullosa acquisita：A comprehensive review. Autoimmun Rev，2019，18（8）：786-795.

6. KOMATSU-FUJII T，HONDA T，TAHARA J，et al. Efficacy of intravenous immunoglobulins for laryngopharyngeal lesions and upper airway obstruction in epidermolysis bullosa acquisita. J Eur Acad Dermatol Venereol，2020，34（3）：e131-e133.

7. MCLAWHORN J M，JOHNSON A W，KIM K H，et al. Successful treatment of refractory epidermolysis bullosa acquisita with intravenous immunoglobulin and dapsone. Cutis，2019，104（2）：E20-E21.

8. UJIIE H，IWATA H，YAMAGAMI J，et al. Japanese guidelines for the management of pemphigoid（including epidermolysis bullosa acquisita）. J Dermatol，2019，46（12）：1102-1135.

病例 18
周身反复出现丘疹、结节 10 年，加重 1 年

🩺 病例介绍

患者女，44 岁。周身反复出现丘疹、结节 10 年，加重 1 年。

患者 10 年前无明显诱因出现右侧大腿散在红色丘疹，不伴疼痛、瘙痒，皮疹 2 ~ 3 个月后可自行消退，但反复发作，曾于外院诊断为"银屑病"，予外用药膏、口服中药及冷冻治疗，效果不佳。皮损逐渐增多，躯干、四肢出现多数红色丘疹、结节，绿豆至黄豆大小，以右侧大腿屈侧为重，丘疹、结节融合为斑块，部分皮损表面破溃、流脓、结痂，无明显自觉症状，可自行消退，但病情反复，消退后残留褐色色素沉着斑片。患者无发热、盗汗、体重减轻等症状。于外院就诊，病理提示原发性皮肤 CD30（＋）

211

T 细胞淋巴增殖性疾病，诊断为"淋巴瘤样丘疹病"，予肌内注射干扰素，口服美能、阿维 A，UVB 光治疗，效果不佳。近 1 年病情加重，背部及手臂出现多数丘疹、结节，无明显自觉症状，6 个月前开始口服中药汤剂治疗，症状稍缓解。为进一步诊治，遂来北京协和医院就诊。患者自起病以来，精神、食欲、睡眠可，大小便正常，体重无明显变化。

既往史、个人史、家族史：无特殊。

体格检查：一般情况良好，生命体征平稳，全身浅表淋巴结未触及肿大，心肺腹查体未见明显异常。四肢、右侧上背部、臀部多发红色丘疹、结节，绿豆至黄豆大小，皮损周围可见褐色色素沉着。右大腿后侧可见簇集分布的红褐色丘疹、结节，融合形成暗红色斑块，直径约 15 cm，略高出皮面，表面结痂，附着少量白色鳞屑。头面部及掌跖部位未见异常。口腔黏膜、生殖器黏膜、眼结膜未见明显异常，指、趾甲未见明显异常（图 18-1）。

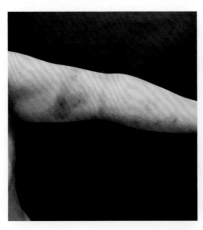
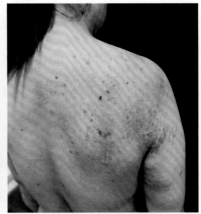

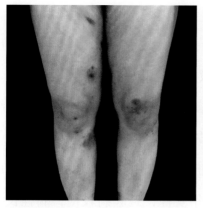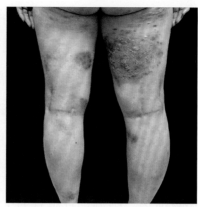

图 18-1　患者临床表现：躯干、四肢多发红褐色丘疹、结节，右大腿屈侧皮损融合成斑块

住院医师查房

患者中年女性，慢性病程，临床表现为躯干、四肢反复出现红色丘疹、结节，部分皮损表面破溃、结痂，右侧大腿屈侧皮损融合成斑块。丘疹、结节可自行消退，消退后残留褐色斑片。干扰素、美能、阿维A及UVB照光治疗效果不佳，病情反复。既往史、个人史、家族史无特殊。系统查体未见明显异常。结合患者的病史和临床表现，诊断方面需要考虑以下疾病。

（1）反应性疾病

如疥疮结节、节肢动物叮咬、药物性假性淋巴瘤等，可表现为周身散在丘疹、结节样皮损。疥疮结节通常有明显瘙痒，而本例患者无明显自觉症状。节肢动物叮咬造成的皮肤损伤通常在野外活动后出现，表现为局部红肿、疼痛、瘙痒，且病程较短，本例患者无可疑接触史，且病程较长，病情反复，可排除此诊断。药物性假性淋巴瘤出现于系统用药或局部用药之后，停药后可好转，患者起病前无系统或局部用药史，暂不考虑该诊断。

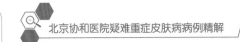

（2）急性痘疮样苔藓样糠疹

急性痘疮样苔藓样糠疹好发于儿童、青少年，起病较急，皮疹泛发，主要累及躯干、四肢、腋部及臀部，皮疹可表现为红斑、丘疹、丘疱疹、坏死溃疡及结痂等，愈后残留痘疮样瘢痕。组织病理表现为表皮水肿及坏死，真皮乳头层血管周围多数 CD8（+）细胞浸润。本例患者以周身散在丘疹、结节为主要表现，部分皮疹出现溃疡、结痂，且患者为中年女性，且起病较慢，病程长，考虑急性痘疮样苔藓样糠疹的可能性较小，可行皮肤组织活检进一步鉴别。

（3）原发性皮肤 CD30（+）T 细胞淋巴增殖性疾病

原发性皮肤 CD30（+）T 细胞淋巴增殖性疾病包括淋巴瘤样丘疹病（lymphomatoid papulosis，LyP）和原发性皮肤间变性大细胞淋巴瘤（primary cutaneous anaplastic large cell lymphoma，PC-ALCL）。LyP 临床表现为慢性反复发作且可以自行消退的丘疹、结节，皮损呈多形性，大小不等，好发于躯干及四肢近端，表面常有出血、坏死及溃疡，可自行消退，愈后留有色素沉着或萎缩性瘢痕。PC-ALCL 临床表现为单发或多发的结节、斑块或肿物，直径较大，常伴溃疡形成，部分可自行消退。与本例患者临床表现相似，且外院病理提示为原发性皮肤 CD30（+）T 细胞淋巴增殖性疾病，考虑此诊断可能性较大，需再次行皮肤组织活检及免疫组化染色明确诊断。此外，LyP 与 PC-ALCL 两者存在谱系变化，需根据皮肤组织活检结果及临床表现进一步鉴别。

（4）其他肿瘤性疾病

如 MF。MF 病程较长，临床分为红斑期、斑块期和肿瘤期，斑块期 MF 可出现丘疹、结节并伴有破溃，本例患者尚不能排除此诊断。本例患者皮疹反复发作，初期无典型的红斑、斑块皮损，但需结合组织病理及免疫组化结果进一步鉴别。

下一步诊疗计划：完善常规检查，如血、尿、便常规，肝、肾功能，全身浅表淋巴结超声，胸部 X 线，腹部超声等；借阅外院切片至北京协和医院皮肤科会诊，必要时再次行皮肤组织活检及免疫组化染色检查；暂予卤米松外用治疗。向上级医师汇报病情。

📋 主治医师查房

住院医师补充病历资料。

外院病理会诊：（右侧大腿后方）皮肤真皮层见小圆形淋巴样细胞结节样增生浸润，部分细胞胞体较大，并侵犯皮肤附属器和皮下脂肪组织，局部侵犯表皮。免疫组化示 LCA（＋），Ki-67（75%＋），CD3（－），CD4（－），CD8（－），CD20（－），CD30（弥漫＋），CD31（－），CD34（－），CD38（－），CD56（－），HMB45（－），EMA（－），SMA（－），ALK（－），TIA-1 较多细胞阳性，Granzyme B（－），TCRαβ（－），TCRγδ 较多细胞弱阳性。原位杂交：EB 病毒编码的小 RNA（EBER）阴性。基因重排检测结果：T 细胞克隆分析呈多克隆性重排。会诊意见为淋巴瘤样丘疹病，C 型。

北京协和医院皮肤组织活检：镜下见表皮萎缩变薄。真皮全层和部分皮下脂肪组织可见不典型的淋巴细胞呈结节状或片状浸润，局部可见少许嗜酸性粒细胞浸润（图 18-2）。免疫组化：

CD3（+）（图 18-3）、CD4（+）（图 18-4）、CD8（-）、CD20（-）、CD30（+++）（图 18-5）、CD56（-）、TIA-1（-）、Ki-67（5%+）（图 18-6）。

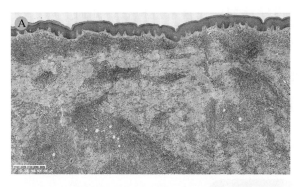

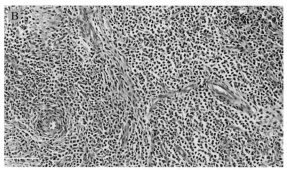

表皮萎缩变薄。真皮全层和部分皮下脂肪组织可见不典型的淋巴细胞呈结节状或片状浸润（A. HE×40；B. HE×200）。

图 18-2 皮肤组织病理

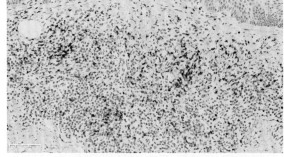

图 18-3 免疫组化示肿瘤细胞表达 CD3（×200）

笔记

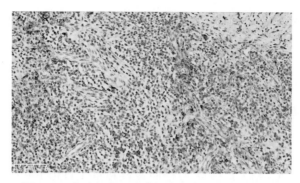

图 18-4　免疫组化示肿瘤细胞表达 CD4（×200）

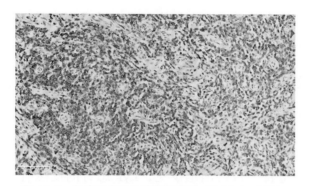

图 18-5　免疫组化示肿瘤细胞表达 CD30（×200）

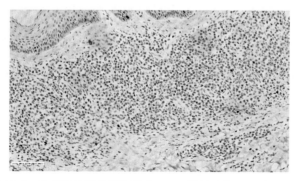

图 18-6　免疫组化示肿瘤细胞中 Ki-67 阳性率约 5%（×200）

　　患者中年女性，慢性病程，以躯干、四肢反复出现散在红色丘疹、结节为主要表现，部分皮损出现破溃、结痂，无明显自觉症状，皮损可自行消退，但反复发作。辅助检查未见其他系统受累。

217

组织病理检查可见真皮及部分皮下组织不典型淋巴细胞呈结节样浸润，免疫组化示 CD4（＋）、CD8（－）、CD30（＋＋＋）。

结合病理结果和临床表现，诊断方面首先需要考虑 CD30 阳性的淋巴增殖性疾病。

（1）原发性皮肤 CD30（＋）T 细胞淋巴增殖性疾病

LyP 与 PC-ALCL 被认为是原发性皮肤 CD30（＋）T 细胞淋巴增殖性疾病病谱中良恶性的两端，两者的临床表现、组织学特征及免疫表型均有重叠，鉴别较为困难，需要临床与病理相结合进行诊断。①从临床表现来看，PC-ALCL 多表现为孤立性结节或肿块，直径较大，LyP 常表现为局灶性分布的丘疹结节，数目较多，直径一般不超过 2 cm。本例患者表现为躯干、四肢多发丘疹、结节，右侧大腿屈侧皮损面积较大。② PC-ALCL 的皮损易发生溃疡，且不易愈合，自行消退少见，LyP 患者的皮疹有自行消退的特征。本例患者皮损自行消退，病情反复，但下肢部分皮损表面破溃，融合为斑块。③ PC-ALCL 组织学常表现为真皮内 CD30（＋）T 细胞弥漫浸润，并累及皮下组织，而 LyP 主要侵犯真皮，多呈结节状浸润，本例病理示真皮全层和部分皮下脂肪组织中不典型的淋巴细胞呈结节状或片状浸润。④ PC-ALCL 大多数病例存在 TCR 克隆性重排，本例患者的分子检测结果显示 T 细胞为多克隆重排。结合患者的临床表现和组织学特征，考虑此类疾病的可能性较大。

（2）系统性间变性大细胞淋巴瘤

系统性间变性大细胞淋巴瘤（anaplastic large cell lymphoma, ALCL）原发于淋巴结内，结外最常累及皮肤，多表现为结节或肿块，通常伴有快速进展的淋巴结肿大及发热、盗汗、体重减轻等全身症状，一般上皮膜抗原（epithelial membrane antigen，EMA）、间变性淋巴瘤激酶（anaplastic lymphoma kinase，ALK）阳性。本例患者病情进展缓慢，不伴有系统症状，且 EMA（－）、ALK（－），暂不考虑该诊断。

（3）霍奇金淋巴瘤

霍奇金淋巴瘤累及皮肤少见，原发性皮肤霍奇金淋巴瘤十分罕见。临床表现为红褐色丘疹、结节和斑块，可发生溃疡，组织病理可见霍奇金细胞核 R-S 细胞，通常 CD30、CD15 阳性，根据患者的病理结果，暂不考虑该诊断。

此外，还需与 CD30 阳性的炎症性疾病及感染性疾病进行鉴别。

（1）苔藓样糠疹。苔藓样糠疹包括急性痘疮样苔藓样糠疹和慢性苔藓样糠疹，表现为分批出现的丘疹，可演变为坏死性皮损，躯干、臀部及四肢近端易受累，通常有复发缓解性病程，消退后存在色素减退或色素过度沉着。但组织病理中仅有少量或不存在 CD30（＋）淋巴细胞，本例患者的免疫组化结果显示 CD30（＋＋＋），可排除此诊断。

（2）节肢动物叮咬、药物性假性淋巴瘤、皮肤病毒感染（水痘－带状疱疹、传染性软疣等），组织学检查可发现不典型 CD30（＋）T 细胞，但通常有可疑暴露史、用药史，且不具有反复发作的病程特点，暂不考虑此诊断。

根据患者的临床表现及组织病理特征，目前考虑为 LyP。在 LyP 组织学分型方面，本例患者的组织病理表现为 CD30（＋）T

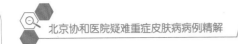

细胞在真皮内呈结节样或片状浸润，炎症细胞较少，诊断为 LyP C 型。

治疗方面：同意目前治疗方案，完善外周血涂片、胸腹盆 CT 等检查，了解有无系统受累。

主任医师查房

患者中年女性，慢性病程，以躯干、四肢反复出现散在红色丘疹、结节为主要表现，消退后可见褐色斑片。组织病理表现为真皮全层和部分皮下脂肪组织可见不典型的淋巴细胞呈结节状或片状浸润，局部可见少许嗜酸性粒细胞浸润。免疫组化：CD30（+++）、CD4（+）、CD8（−）、EMA（−），ALK（−），TCR γδ 较多细胞弱阳性。系统检查未见异常。

LyP C 型与 PC-ALCL 难以鉴别，临床与组织学特点均有重叠，应将临床病理关联进行诊断。LyP 临床表现为反复发作的、可自行消退的红棕色丘疹或结节，直径较小，皮损好发于躯干、四肢，LyP C 型的组织病理表现为真皮内不典型淋巴细胞呈结节状或片状浸润，炎症细胞较少。PC-ALCL 临床表现多为单发的皮肤或皮下结节，也可表现为多发结节，皮损直径较大，部分患者皮损可自行消退，组织病理特征为肿瘤细胞弥漫浸润于真皮及皮下组织内，TCR 基因克隆性重排多见。本例患者为多发丘疹、结节，具有复发性、自愈性的特点，但右侧大腿皮损面积较大，且皮损表面出现破溃，组织病理示 CD30（+）T 淋巴细胞呈结节样浸润，累及真皮及皮下组织，与 LyP 和 PC-ALCL 的特征均有重叠，难以明确归类，考虑为介于 LyP C 型和 PC-ALCL 之间的交界性病变。

本例患者 TCRγδ 较多细胞弱阳性，在诊断时还需除外皮肤 γδT 细胞淋巴瘤。皮肤 γδT 细胞淋巴瘤来源于增生成熟、活化的 γδT 细胞，成人多见，常出现在肢端，常累及黏膜和其他结外部位，表现为斑片、斑块或结节。肿瘤细胞呈中等或大细胞，常侵及血管，预后很差。免疫表型方面，多数不表达 CD4 和 CD8，CD2、CD3、CD56 阳性，TIA-1、Granzyme B 和穿孔素强表达。本例患者临床进展缓慢，根据病史、组织学特征和免疫表型可除外皮肤 γδT 细胞淋巴瘤。

此外，应对患者进行系统评估，排除共存的恶性淋巴瘤。原发性皮肤 CD30（+）T 细胞淋巴增殖性疾病患者发生恶性淋巴瘤的风险增加，部分患者可进展为 MF、霍奇金淋巴瘤、免疫母细胞淋巴瘤等恶性淋巴瘤，且尚无治疗手段可降低继发恶性肿瘤的风险，因此定期复查十分重要。本例患者目前考虑为 LyP 与 PC-ALCL 的交界型，应警惕患者进展为恶性淋巴瘤的可能性，并定期对患者进行随访。

治疗方面，现有的治疗方式均无法改变本病的病程，在制定治疗方案时应衡量短期获益与可能的不良反应。对于皮损范围局限且不位于面部、双手等暴露部位的患者，可进行观察并定期随访。对于泛发或有症状的皮损，可采取外用糖皮质激素、系统使用低剂量甲氨蝶呤、PUVA 或 NB-UVB 治疗。本例患者皮损面积较大，建议使用系统治疗，但患者并未接受。可予糖皮质激素药膏外用，对患者定期随访，必要时加用系统治疗。

诊断

原发性皮肤 CD30（+）T 细胞淋巴增殖性疾病。

诊疗经过

予卤米松乳膏外用，定期于北京协和医院皮肤科门诊随诊。

病例讨论

原发性皮肤 CD30（+）T 淋巴细胞增殖性疾病是皮肤 T 细胞淋巴瘤中第二常见的一类疾病，约占皮肤 T 细胞淋巴瘤的 30%。根据 2018 年 WHO-EORTC 修订的原发皮肤淋巴瘤分类，原发性皮肤 CD30（+）T 淋巴细胞增殖性疾病包括 LyP、PC-ALCL 及交界性病变。

LyP 临床表现为慢性反复发作、可以自行消退的丘疹、结节，发病率为（1.2 ～ 1.9）例 /1000000 人，男性发病率高于女性，不同人种间的发病率无明显差异。LyP 通常表现为红棕色丘疹或小结节，直径一般不超过 1 cm，可伴坏死、溃疡，皮损可单独或成群出现，躯干和四肢最常见，偶尔可累及肢端、头面部和生殖器，通常在数周或数月后自发消退，消退后可形成瘢痕及色素沉着异常。

根据 2016 版 WHO 淋巴肿瘤分类和 2018 年 WHO-EORTC 原发皮肤淋巴瘤分类，LyP 根据组织学特征被分为 A 型、B 型、C 型、D 型、E 型及 6p25.3 重排型，各个亚型并非独立存在，不同亚型可见于同一位患者甚至同一处病变。其中 A 型最为常见，病变呈楔形浸润，真皮内非典型间变大细胞散在或簇状分布，混

笔记

合组织细胞、小淋巴细胞、中性粒细胞或嗜酸性粒细胞，非典型细胞 CD30 强阳性，通常 CD4（+）；B 型是一种罕见类型，表现为真皮内小到中等大小的多形细胞呈楔形或带状浸润，具有亲表皮性，细胞核呈脑回状，形态与 MF 类似，应结合完整的病史进行鉴别诊断，CD4 常阳性；C 型表现为真皮内片状非典型大细胞浸润，混合少量炎性细胞，与皮肤间变大细胞淋巴瘤类似，组织病理学特征难以与 PC-ALCL 区分，需结合临床表现进行鉴别；D 型表现为具有显著亲表皮性的 CD8（+）淋巴细胞浸润，细胞为小至中等大小，与皮肤侵袭性亲表皮 CD8 阳性细胞毒性淋巴瘤类似；E 型病理表现为中等大小的多形性淋巴细胞侵犯真皮和皮下血管，呈血管中心性、破坏性浸润，可形成焦痂样坏死、溃疡和出血，一些病例可出现血管内血栓，淋巴细胞 CD8 阳性；6p25.3 重排型，这类病例中肿瘤细胞发生染色体 6p25.3 上的 *DUSP22-IRF4* 基因重排。组织学上表现为双向性，浅部的淋巴细胞形成类似佩吉特样网状细胞增生症的表现；深部为较大的间变性淋巴细胞，呈结节状增生。此外，还提出了 LyP F 型，即亲毛囊型 LyP，病理表现为毛囊内和毛囊周围非典型淋巴细胞浸润，部分可见毛囊上皮增生、毛囊扩张及毛囊黏蛋白沉积，但 F 型尚未被 WHO 分类正式承认。

　　PC-ALCL 好发于中老年人，男女比例为（2～3）∶1，临床表现为散在或孤立性的红棕色结节、肿瘤，表面溃疡多见，部分皮损可自行消退，但常出现复发，约 10% 的病例出现皮肤外受累。组织学表现为 CD30（+）细胞在真皮全层和皮下组织浅层呈结节状或弥漫性浸润，肿瘤细胞多为胞核圆形或不规则形、胞质丰富的间变细胞，溃疡处皮损可见较多炎症细胞浸润。肿瘤细胞通常CD4、CD30、Mum-1 阳性，部分表达 Granzyme B、TIA-1、穿孔素等细胞毒性分子，与系统性 ALCL 不同，EMA、ALK 通常为阴性。大多数 PC-ALCL 病例中可检测到 TCR 单克隆重排。

LyP 与 PC-ALCL 被认为是原发性皮肤 CD30（＋）T 细胞淋巴增殖性疾病病谱中良恶性的两端，二者间无明确界限。LyP 的部分亚型与 PC-ALCL 的组织学特征有所重叠，除此之外，其他一些疾病中也可见到 CD30 表达增加，如基底细胞癌周围的反应性炎症细胞、特应性皮炎、病毒感染如 HLTV-1、HIV、EBV 等，因此鉴别诊断十分重要。在诊断时应结合完整的病史、病程、临床表现、体格检查和组织病理学特征做出判断，并进行免疫组化及 TCR 基因重排检测。对于原发性皮肤 CD30（＋）T 淋巴细胞增殖性疾病，如果根据临床与病理特征难以明确归类，应考虑诊断为交界性病变。

原发性皮肤 CD30（＋）T 淋巴细胞增殖性疾病难以治愈且复发率高，因此在治疗时应权衡治疗获益与潜在的不良反应。

LyP 是一种良性、自限性疾病，现有治疗手段不能改变疾病的自然病程，也无法减少继发恶性肿瘤的风险，治疗的主要目的为控制症状、减少复发。对于无症状或症状较轻的患者可采用观望疗法。局部类固醇激素、光疗及小剂量甲氨蝶呤是一线治疗方案，对于局部病变可使用外用糖皮质激素和光疗，若病变广泛或反复发作，甲氨蝶呤通常被作为首选的 LyP 系统治疗药物，还可考虑维 A 酸类药物、IFN-α、本妥昔单抗等，有报道称使用光动力疗法可以减少 LyP 复发，但其有效性及机制仍需进一步研究。

PC-ALCL 的治疗应根据病变的范围和皮损数量决定。对于单发的、局限性病变，放疗或手术切除是一线治疗方案；皮损多发或反复发作的患者可选择贝沙罗汀、甲氨蝶呤、本妥昔单抗、普拉曲沙、沙利度胺等药物；对于出现皮肤外广泛受累和治疗效果不佳的 PC-ALCL 病例，可考虑使用联合化疗。

原发性皮肤 CD30（＋）T 淋巴细胞增殖性疾病预后较好，但长期的随访十分重要。PC-ALCL 患者的 5 年生存率超过 90%，累及下肢且皮损广泛为预后不良因素。LyP 患者的 5 年生存率为100%，但 10%～20% 的 LyP 患者会伴发或继发其他皮肤或皮肤外的恶性病变，最常见的为 MF，其次为 ALCL、霍奇金淋巴瘤，一项研究显示，LyP B 型与 C 型继发恶性肿瘤的可能性更高，而 D 型相对较低。一项对 504 名 LyP 患者的随访研究中，除继发淋巴系统肿瘤外，还观察到部分患者出现了鳞状细胞癌、恶性黑色素瘤及其他系统肿瘤。对于暂时无法明确归类的交界性病变，可以通过随访过程中疾病的发展、变化来明确诊断，并调整治疗方案。因此，对于原发性皮肤 CD30（＋）T 淋巴细胞增殖性疾病的患者均应进行长期的随访，并定期进行全面评估，以早期发现继发的恶性肿瘤或皮肤外受累。

（作者：张姗；审校：刘洁）

参考文献

1. WILLEMZE R，JAFFE E S，BURG G，et al. WHO-EORTC classification for cutaneous lymphomas. Blood，2005，105（10）：3768-3785.

2. ELDER D E，MASSI D. WHO Classification of Skin Tumours. World Health Organization，2018：260.

3. 刘洁，罗毅鑫，刘兆睿，等 . 原发性皮肤淋巴瘤 WHO-EORTC 分类最新进展解读 . 协和医学杂志，2020，11（6）：698-702.

4. MOY A，SUN J，MA S，et al. Lymphomatoid Papulosis and Other Lymphoma-Like Diseases. Dermatol Clin，2019，37（4）：471-482.

5. CERRONI L. Skin lymphoma-the illustrated guide. 4th ed. Chichester：John Wiley & Sons，Ltd，2014：85-99.

6. SWERDLOW S H，CAMPO E，PILERI S A，et al. The 2016 revision of the World Health Organization classification of lymphoid neoplasms. Blood，2016，127（20）：2375-2390.

7. WILLEMZE R，CERRONI L，KEMPF W，et al. The 2018 update of the WHO-EORTC classification for primary cutaneous lymphomas. Blood，2019，133（16）：1703-1714.

8. MARTINEZ-CABRIALES S A，WALSH S，SADE S，et al. Lymphomatoid papulosis：an update and review. J Eur Acad Dermatol Venereol，2020，34（1）：59-73.

9. KARAI L J，KADIN M E，HSI E D，et al. Chromosomal rearrangements of 6p25.3 define a new subtype of lymphomatoid papulosis. Am J Surg Pathol，2013，37（8）：1173-1181.

10. DI RAIMONDO C，PAREKH V，SONG J Y，et al. Primary Cutaneous CD30+ Lymphoproliferative Disorders：a Comprehensive Review. Curr Hematol Malig Rep，2020，15（4）：333-342.

11. FERNÁNDEZ-DE-MISA R，HERNÁNDEZ-MACHÍN B，SERVITJE O，et al. First-line treatment in lymphomatoid papulosis：a retrospective multicentre study. Clin Exp Dermatol，2018，43（2）：137-143.

12. ARIMATSU A，TOMII K，FUJIWARA H，et al. Photodynamic therapy can prevent recurrence of lymphomatoid papulosis. Photodiagnosis Photodyn Ther，2019，25：334-335.

13. SHINOHARA M M，SHUSTOV A. How I treat primary cutaneous CD30+ lymphoproliferative disorders. Blood，2019，134（6）：515-524.

14. WIESER I，OH C W，TALPUR R，et al. Lymphomatoid papulosis：Treatment response and associated lymphomas in a study of 180 patients. J Am Acad Dermatol，2016，74（1）：59-67.

15. MELCHERS R C，WILLEMZE R，BEKKENK M W，et al. Frequency and prognosis of associated malignancies in 504 patients with lymphomatoid papulosis. J Eur Acad Dermatol Venereol，2020，34（2）：260-266.

病例 19
全身红斑、鳞屑伴发热 2 个月

📋 病例介绍

患者女，57 岁。因全身红斑、鳞屑伴发热 2 个月就诊。

2 个月前，患者因"2 型糖尿病""肝脓肿穿刺术后"于外院住院期间，无特殊诱因出现发热，伴咽部疼痛，最高体温 38.5 ℃，有畏寒、寒战，无咳嗽、流涕等不适。对症予"乐松""吲哚美辛栓"治疗后体温可暂时下降至正常。查血常规：WBC 4.68×10^9/L，EOS 9.7%，Hb 111 g/L；筛查甲型流感病毒、乙型流感病毒、禽流感病毒、呼吸道合胞病毒咽拭子核酸检测（–），巨细胞病毒、EB 病毒 DNA（–），1，3-β-D 葡聚糖检测 / 半乳甘露聚糖抗原检测（G/GM 实验）、结核杆菌 – 干扰素释放实验（–）。予"拉氧头孢 2 g（bid）"静脉输液治

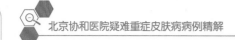

疗，患者输液后出现寒战。2天后，胸背部多发米粒大小红色小丘疹，表面少量脱屑，瘙痒明显，影响睡眠。复查血常规：WBC 2.54×10^9/L，EOS 13.4%，Hb 106 g/L。外院考虑"药物过敏可能""病毒感染不除外"，遂停用抗生素，加用"复方甘草酸苷"静脉输液、"氯雷他定"口服。停药后皮疹无明显缓解，渐累及双上肢、腹部、腰臀部及双下肢，部分皮疹相互融合成红色斑片。起病1周后，复查血常规WBC 3.63×10^9/L，NEUT% 24%，LY% 55.6%，单核细胞百分比（monocyte%，MONO%）5.8%，加用"左氧氟沙星 0.5 g（qd）"静脉输液治疗，患者皮疹无缓解，仍有反复发热，最高体温39 ℃，并出现颈部、耳前、枕部等多发浅表淋巴结肿大，外院考虑"传染性单核细胞增多症""过敏不除外"，加用"甲强龙 40 mg（qd）"静脉输液。起病2周后，患者血涂片示白细胞数增多，中性杆状细胞增多，嗜酸性粒细胞增多，异型淋巴细胞15%，血生化：GGT 86 U/L，AST 40 U/L，LD 444 U/L；考虑患者原有肝脓肿病变尚未完全吸收，加用"比阿培南""膦甲酸钠氯化钠注射液"输液，治疗后患者体温降至正常，皮疹部分消退。起病后3周开始，激素减量为"甲泼尼龙 32 mg（qd）"口服，此后甲泼尼龙每3天减量8 mg。起病1个月后，病情平稳出院。出院时"甲泼尼龙"减量至8 mg（qd）。出院后患者继续口服甲泼尼龙8 mg（qd），3天后停药，停药后再次出现发热，最高体温38.5 ℃，同时出现胸背、四肢多发绿豆大小红色丘疹，瘙痒明显，皮疹逐渐增多，相互融合形成红色斑块，伴有大量大片状脱屑。患者于半个月前就诊于北京协和医院皮肤科门诊，考虑"药疹"，查血常规：PLT 307×10^9/L，WBC 8.98×10^9/L，EOS% 14.1%，LY% 16.9%，EOS# 1.27×10^9/L，Hb 105 g/L，红细胞计数（red blood cell，RBC）3.82×10^{12}/L，NEUT% 60.5%；生化：K 3.9 mmol/L，TP 69 g/L，Alb 37 g/L，GGT 145 U/L，ALP 152 U/L，AST 20 U/L，LD 314 U/L，空腹血糖（Glu）7.7 mmol/L，PA 10^9 mg/L，hsCRP 37.71 mg/L，ALT 16 U/L，Cr（E）56 μmol/L，游离脂肪酸（free fat acid，FFA）883 μmol/L；加用"复方甘草酸苷片 2 片（tid）"口服，"盐酸苯海拉明霜"外用。患者皮疹无明显缓解，仍有大量脱屑，并出现颜面及双下肢弥漫肿胀，以双下肢为著。1 周前患者再次就诊于北京协和医院皮肤科门诊，诊断"红皮病"，予"甲强龙 40 mg（qd），静脉输液 ×3 天→甲泼尼龙 32 mg（qd）×3 天→甲泼尼龙 24 mg（qd）口服"，患者水肿及脱屑较前缓解。为进一步诊治收入院。

3 个月前患者曾因咽痛、发热至外院就诊。查血常规：WBC 14.6×10^9/L，NEUT 86.3%；尿常规：葡萄糖 ≥ 56 mmol/L，酮体 6 mmol/L。诊断"肺部感染""2 型糖尿病"，予头孢他啶、莫西沙星输液治疗后好转，完善腹部 B 超检查发现右半肝肝区脓肿，约 15 cm × 11 cm 大小，于外院行脓肿穿刺引流术，手术过程顺利，无明显出血，术后无发热，引流通畅，为黄色脓液，术后予比阿培南＋奥硝唑抗感染治疗，10 天后降级为拉氧头孢＋奥硝唑抗感染治疗。患者自起病以来，否认发热、光敏感、口腔溃疡等，精神睡眠可，饮食、二便大致同前，体重无明显改变。既往糖尿病病史 10 年，目前皮下注射胰岛素治疗 [诺和锐 12 U-12 U-12 U（三餐前），来得时 10 U（睡前）]，血糖控制可；银屑病病史 40 年，皮损局限于双胫前及双手肘，皮疹冬重夏轻，未应用口服及外用

笔记

药物治疗。其母有银屑病病史，否认家族性精神病、肿瘤病、遗传性疾病病史。

体格检查：左侧腹股沟可扪及肿大淋巴结，约蚕豆大小，边界不清。心肺查体无特殊，肝肋下可及，脾肋下未及，Murphy's征（-），肝脾无叩痛，移动性浊音（-），肠鸣音正常、活跃，肾区无叩痛。双胫前明显可凹性水肿。

皮肤科查体：头皮弥漫白色鳞屑，胸背、面部弥漫淡红斑，表面脱屑，双下肢可见大片弥漫红斑，表面痂皮结痂（图 19-1～图 19-4）。毛发及指甲大致正常。

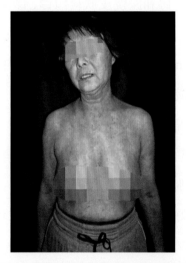

图 19-1　胸背、面部弥漫淡红斑，表面脱屑

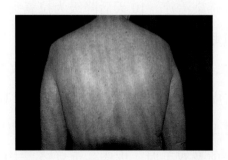

图 19-2　背部弥漫红斑，压之褪色

笔记

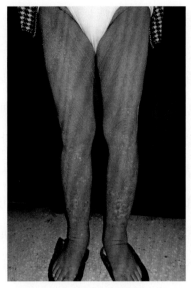
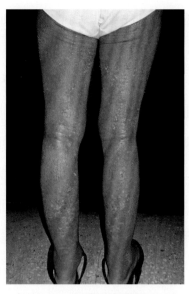

图 19-3　双下肢伸侧弥漫红斑，　　　图 19-4　双下肢屈侧大片弥漫
　　　　部分区域可见结痂　　　　　　　　　　红斑，表面结痂

住院医师查房

患者中老年女性，亚急性病程，急性发作。主因"全身红斑、鳞屑伴发热 2 个月"入院，起病前曾患肝脓肿于外院行脓肿穿刺引流，术后应用抗生素。2 个月前出现发热后全身多发皮疹，激素减量后皮疹加重，泛发全身。既往 40 年银屑病病史，未诊治，糖尿病病史 10 年，胰岛素治疗，血糖控制可。皮肤科查体可见全身弥漫红斑脱屑，以双下肢为著，头皮弥漫白色鳞屑。指（趾）甲及毛发大致正常。辅助检查中，多次血常规结果见嗜酸性粒细胞绝对值及百分比升高，血生化示肝酶升高。考虑皮疹累及体表面积达到 90% 以上，符合红皮病诊断。但红皮病仅为描述性诊断，还需进一步明确引起红皮病的原因。引起红皮病的最常见原因包括皮炎湿疹、银屑病、肿瘤、药物、先天性鱼鳞病样红皮病、毛

发红糠疹和免疫性疾病等。本例患者考虑以下疾病。

（1）药疹引起的红皮病

药物引起的红皮病，表现为全身皮肤鲜红肿胀，伴有痂皮和渗液，进而有大片的叶状鳞屑剥脱，黏膜亦可有充血糜烂和水肿，有明确或可疑服药史等。病程可以长达 1 个月以上，常伴有明显的全身症状，如畏寒、发热、浅表淋巴结肿大，也可以伴有内脏损害，如蛋白尿、肝酶升高、肌酐升高。药疹引起的红皮病可以由药物直接诱发，也可以由麻疹样或猩红热样药疹基础上发展而来。实验室检查常可见外周血白细胞、嗜酸性粒细胞升高。患者起病前有可疑用药史，皮疹表现为全身弥漫红斑伴有大片鳞屑，实验室检查多次出现嗜酸性粒细胞升高、肝酶升高。病情控制后再次复发加重，考虑可能是激素减量、停药过快所致。故考虑本病可能性大。

（2）红皮病型银屑病

红皮病型银屑病是一种少见的严重性银屑病，多见于成人，常因银屑病在急性期由某些刺激因素，如外用刺激性较强或不适当的药物引起，少数可以由寻常型银屑病自行演变而来，也有部分患者因糖皮质激素治疗突然停药或减量太快，使症状复发加重而引起红皮病。本例患者既往 40 年银屑病病史、银屑病家族史，可疑上呼吸道感染后出现多发皮疹，应用激素后皮疹部分消退，停用激素后皮疹再次复发加重,故诊断也需考虑红皮病型银屑病。

（3）皮炎湿疹引起的红皮病

皮炎湿疹是引起红皮病最常见的病因，起病前患者常有皮炎湿疹病史，皮疹逐渐增多扩大蔓延全身，伴有明显的瘙痒，急性

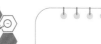

期可以有渗出，慢性期常表现为粗厚苔藓样改变。实验室检查常
有嗜酸性粒细胞比例升高，组织病理符合皮炎湿疹样改变，可见
细胞内及细胞间水肿。患者既往无皮炎湿疹病史，皮疹表现为全
身水肿性红斑伴有大量脱屑，故暂不考虑皮炎湿疹引起的红皮病。

下一步诊疗计划：①完善入院常规化验检查，完善腹部影像
学检查评估肝脏情况，必要时完善皮肤病理检查；②系统继续予
甲泼尼龙 24 mg（qd）口服治疗原发病，补钙、补钾、抑酸、保
护胃黏膜治疗；③全身皮疹外用白凡士林。

主治医师查房

患者老年女性，亚急性病程，急性发作；主因"全身红斑、
鳞屑伴发热 2 个月"入院，患者起病前有肝脓肿、肝脏穿刺、上
呼吸道感染病史，皮疹表现为头皮、躯干、四肢弥漫肿胀红斑，
伴有大量脱屑。既往银屑病病史 40 年，未规律治疗。实验室检查
嗜酸性粒细胞升高、肝酶升高。目前根据皮损累及面积，可明确
诊断红皮病。红皮病为描述性诊断，需明确背后病因后针对性治
疗，方能取得满意效果。在成年人群中，红皮病常由患者本身已
有的皮肤疾病加重所致，占所有红皮病的 50%～70%，包括银屑
病、皮炎湿疹等。其他常见病因包括药疹、特发性红皮病，相对
较少见的病因包括毛发红糠疹、皮肤 T 细胞淋巴瘤。本例患者临
床表现为全身多发红斑，伴大量鳞屑，起病前有肝脓肿感染、上
呼吸道感染病史，系统应用糖皮质激素控制良好，停药后复发加
重，既往明确银屑病病史及家族史，故红皮病目前应当首先考虑

由银屑病引起。除个人病史、家族史，以及潜在诱因（近期感染、系统应用糖皮质激素、突然停用治疗银屑病药物等）外，红皮病型银屑病还常有其他亚型银屑病的表现，如慢性鳞屑性红斑块、银屑病甲改变、关节痛等，本例患者目前无类似表现，但也不可因此除外，慢性红斑块也可在治疗后期红皮病好转后出现。在药疹引起红皮病方面，最常见引起红皮病的药物为抗癫痫药物、别嘌醇等。患者起病前使用药物主要为内酰胺类和喹诺酮类抗生素，据经验，此类药物一般引起的药疹为多形红斑型、荨麻疹型及发疹型药疹，引起红皮病型药疹少见，且患者病程与药物无明确平行关系，调整药物治疗后，皮疹无明显改善。除 DRESS 外，大部分药疹停用可疑致敏药物、使用糖皮质激素治疗控制疾病后，不易复发，故与其他药疹表现具有一定差异。而 DRESS 往往潜伏期长（致敏药物到出现反应之间一般为 2 ～ 6 周）、系统应用糖皮质激素控制病情后，病情也常存在波动，与本例患者具有一定相似性。日本共识小组建立有关 DRESS 的诊断标准包括以下几项：

（1）使用可疑致敏药物超过 3 周后出现斑丘疹。

（2）停药后临床症状持续超过 2 周。

（3）发热，体温超过 38 ℃。

（4）肝功能异常（ALT > 100 U/L，或其他器官受累证据）。

（5）白细胞异常（以下指标至少 1 项）：①白细胞升高（> 11×10^9/L）；②异型淋巴细胞（> 5%）；③嗜酸性粒细胞增多（> 1.5×10^9/L）。

（6）淋巴结增大。

（7）HHV-6 病毒阳性。

RegiSCAR 研究小组也建立了 DRESS 诊断评分表格
（表 19-1）。

表 19-1　DRESS 诊断评分系统

项目		有	无
发热（体温≥ 38.5 ℃）		0	−1
淋巴结肿大（＞ 1 cm，至少 2 个区域）		1	0
嗜酸性粒细胞增多	≥ 0.7 × 10^9/L 或＞ 10%	1	0
	≥ 1.5 × 10^9/L 或＞ 20%	2	
异型淋巴细胞		1	0
皮疹≥ 50% 体表面积		1	0
提示性皮疹特点（面部水肿、紫癜、浸润、脱屑，具备 2 项或 2 项以上）		1	0
皮肤活检提示其他诊断		−1	0
实体器官受累	1 个	1	0
	2 个或 2 个以上	2	
病程＞ 15 天		0	−2
3 项或 3 项以上其他病因的检查（血培养、ANA、肝炎病毒血清学、支原体、衣原体）进行且阴性		1	0

注：总分：＜ 2，排除；2 ～ 3，可能；4 ～ 5，高度可能；≥ 6，诊断。

本例患者符合评分表中发热、嗜酸性粒细胞升高、异型淋巴
细胞、皮疹超过 50% BSA、提示性皮疹、病程大于 15 天和检查
超过 3 项其他致病原因且阴性，总计评分 5 分，高度考虑 DRESS
诊断。但是，一方面患者系统表现不明显，虽有 LDH 升高，但
ALT、AST 等升高不明显，无其他系统受累症状；另一方面，患
者的皮疹特点、停用激素后病情加重、嗜酸性粒细胞升高均可用

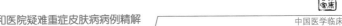

红皮病型银屑病解释，故目前考虑 DRESS 可能性小，而激素逐渐减量停用后，皮疹、发热立即复发，故其他药疹表现也与之存在一定差异，目前考虑药疹可能性小。患者病史输液过程中出现寒战，不除外与输液反应有关。其他红皮病病因方面，目前暂无相关证据提示，故暂不考虑。

治疗方面，可将甲泼尼龙减量至 16 mg（qd）口服，加用阿维 A 30 mg（qd）治疗原发病；全身皮损外用白凡士林，局部破损处加用立思丁。并发症方面，患者近期发现肝区脓肿，穿刺引流后未复查评估，完善肝脏 B 超、腹盆 CT 等相关检查，请相关科室会诊，警惕应用激素后感染复发加重。患者既往肝酶升高，目前应用阿维 A 治疗原发病，加用保肝药物，关注肝酶变化。患者既往糖尿病诊断明确，继续目前降糖方案，监测血糖，调节胰岛素用量。患者双下肢水肿明显，加用利尿药螺内酯 20 mg（bid），完善下肢动静脉超声，关注体重及出入量，监测肌酐及电解质。

主任医师查房

住院医师补充病历资料。

入院后完善相关检查。血常规：WBC 10.95×10^9/L，PLT 379×10^9/L，NEUT# 7.57×10^9/L，NEUT% 69.2%，Hb 113 g/L；肝、肾功能在正常范围内；ANA、ds-DNA、ENA 抗体谱均（−）；EBV-DNA < 500 copies；甲胎蛋白（−）；血沉 32 mm/h。肝胆胰脾超声检查示肝剑下 2.8 cm，肋下（−）。肝右叶近膈顶局部回声欠均，见片状中高回声，范围约 6.3 cm × 5.2 cm × 3.5 cm，边界尚清，彩色多普勒血流显像（color Doppler flow imaging，CDFI）示

局部未见明确异常血流信号。胆囊壁上见多个中等回声，较大者 0.8 cm × 0.5 cm。胆总管 0.4 cm，门脉 1.1 cm。肝脓肿治疗后改变，胆囊壁多发隆起样病变息肉可能，脾内小无回声，囊肿可能。腹盆 CT 平扫示肝脏形态、大小未见明显异常，左右叶比例大致正常，肝右叶可见不规则低密度区，范围约为 9 cm × 6 cm，边界不清，肝内外胆管未见明显扩张。胆囊张力较大，胆囊壁不厚。脾脏大小形态正常，密度不均，可见圆形低密度结节，大小约为 1 cm。肝右叶低密度区，血管瘤？建议增强 CT 进一步检查；脾脏低密度结节，囊肿可能；腹膜后、肠系膜根部及双侧腹股沟多发小淋巴结。肝脏外科会诊意见：①未明确脓肿表现，定期复查影像学；②需关注有无肝肿瘤更可能，查乙肝五项、丙型肝炎病毒、甲胎蛋白；③肝外科随诊。肝脏常规 MRI 示肝脏大小形态未见明显异常，各叶比例正常，表面光滑，肝右叶见片状长 T1 短 T2 信号，DWI 上信号未见明显增高。肝右叶片状异常信号，DWI 信号未见增高，考虑良性病变，请结合临床，必要时进一步检查；脾内小囊肿可能；右肾小复杂囊肿；腹膜后多发小淋巴结；双侧腋窝多发增大淋巴结。下肢动脉彩色多普勒超声：双下肢动脉粥样硬化伴多发斑块形成。下肢深静脉彩色多普勒超声：双下肢深静脉未见明显血栓。

主任医师总结病例特点

患者老年女性，亚急性病程，急性发作。皮疹表现为全身弥漫红斑脱屑，发病前曾有糖尿病酮症及肝脏脓肿，因肝脓肿应用多种抗生素治疗。结合患者临床表现及病史，红皮病诊断明确，结合既往 40 余年银屑病病史及银屑病家族史，红皮病病因考虑银屑病相关。银屑病是一种常见的炎症性皮肤病，以全身多发境界清楚的红斑块、鳞屑为皮损的主要特点。银屑病的主要亚型包括寻常型银屑病、点滴型银屑病、脓疱性银屑病、红皮病型银屑病和关节型银屑病。其中红皮病型银屑病属于少见且严重的亚型，发病前常有典型的银屑病皮损，而后原有皮损部位潮红、扩大，最后全身皮肤呈弥漫性红色或暗红色，浸润明显，表面覆有大量麸皮样鳞屑不断脱落，常出现整片的角质剥脱。患者常伴有发热、畏寒、头痛等全身不适症状，浅表淋巴结可以肿大，白细胞计数升高。红皮病型银屑病组织病理与慢性皮炎相似，包括显著的角化不全，颗粒层变薄或消失，棘细胞层肥厚，皮突延长，有明显的细胞内和细胞间水肿，真皮上部水肿，血管扩张充血，血管周围有中性粒细胞及淋巴细胞浸润。后期红皮病消退后可见寻常型银屑病皮损。本例患者原有明确银屑病病史 40 年，且有红皮病家族史，起病前有肝脓肿感染、上呼吸道感染、系统应用糖皮质激素及快速减量的病史，且皮损以泛发红斑、鳞屑为主要表现，目前诊断考虑红皮病型银屑病可能大。鉴别诊断方面，本例患者主要需与红皮病型药疹进行鉴别。患者起病前有复杂的用药史，包括头孢类、碳青霉烯类、喹诺酮类及奥硝唑等多种抗生素治疗。这些药物常引起多形红斑型、发疹型及荨麻疹型药疹，引起红皮病型药疹较少见。且患者既往银屑病病史明确，重大疾病打击、链球菌感染、糖皮质激素突然减停均为银屑病诱发及加重因素，故本次发病首先考虑为红皮病型银屑病，红皮病病因与皮炎湿疹、药物、肿瘤、感染、遗传性疾病等多种因素有关，还有部分患者

笔记

病因不明，称为特发性红皮病。红皮病患者可能出现严重的体液和电解质调节紊乱、体温调节异常及代谢平衡异常。

诊断

红皮病型银屑病。

诊疗经过

患者经口服阿维 A 30 mg（qd）、甲泼尼龙片 16 mg 及抗组胺药物治疗后，皮疹逐渐消退。住院期间，甲泼尼龙片逐渐减量至 4 mg（qd）口服出院。出院时留有周身浅红色斑片，瘙痒较前减轻，双下肢水肿消退。出院 1 个月后皮疹完全消退，停用甲泼尼龙片，继续口服阿维 A 控制病情，皮疹未复发。

病例讨论

红皮病型银屑病是一种严重而少见的银屑病的亚型。一般将红斑累及面积超过 90% 体表面积的银屑病称为红皮病型银屑病。红皮病型银屑病是银屑病中最少见的亚型，约占银屑病患者 1.5%，但在各种原因引起的红皮病中，红皮病型银屑病占比却高达 25% ～ 50%。

除了从寻常型银屑病逐渐发展成红皮病型银屑病外，急性红皮病型银屑病通常存在某些诱因，其中系统应用糖皮质激素，尤其是停用，与红皮病型银屑病具有明显的相关性，因此应当尽量避免对银屑病患者系统应用糖皮质激素进行治疗。感染患者，尤其是人类免疫缺陷病毒感染者，患红皮病型银屑病的比例也明显升高。此外，饮酒、应激、局部刺激、低钙血症等也可能是红皮病型银屑病的诱因。

红皮病型银屑病以泛发红斑和鳞屑为主要特征，但其红斑与寻常型银屑病中典型边界清晰的红斑块不同，其皮损泛发融合，有可能还会出现脓疱，并且具有向泛发性脓疱型银屑病转变的趋势。红皮病型银屑病的瘙痒症状也往往比一般银屑病明显。红皮病型银屑病的其他皮肤表现还包括掌跖角化、甲下角化过度、甲板增厚、顶针样甲等；全身性表现包括发热、寒战、心动过速、淋巴结肿大、下肢水肿等。根据北京协和医院皮肤科住院患者的数据分析，红皮病型银屑病患者存在：①发热（体温 > 37.2 ℃）；②超过 50% 的皮损存在水肿或下肢水肿；③浅表淋巴结肿大。以上 3 项存在 2 项者，可认为是中重度患者，这些中重度患者往往病程较短、住院时间长，且感染风险升高。

实验室检查方面，虽然红皮病型银屑病患者会出现白细胞升高、嗜酸性粒细胞升高、贫血、白蛋白降低、电解质紊乱、血沉等炎症指标升高，可以提示病情的严重程度，但这些指标的异常在其他类型的红皮病中也能见到，并非红皮病型银屑病的特征性指标。皮肤病理方面，大部分红皮病型银屑病具有寻常型银屑病类似的表现，包括表皮角化过度、角化不全，颗粒层减少或消失，棘层增厚，表皮突指状延长，真皮乳头向上延伸，且真皮乳头内毛细血管迂曲扩张，真皮血管周围淋巴细胞浸润。

治疗方面，主要使用全身性药物系统治疗银屑病，包括阿维A、环孢素、甲氨蝶呤，以及 TNF-α 抑制剂等生物制剂。局部治疗主要是加强皮肤保湿，也可使用玉米淀粉或燕麦的浸浴疗法等。根据患者的全身症状，还需要采取有针对性的支持治疗，包括营养支持、纠正血液动力学与电解质紊乱、治疗相关感染等。

（作者：李思哲；审校：王涛）

参考文献

1. LI J, ZHENG H Y. Erythroderma：a clinical and prognostic study. Dermatology，2012，225（2）：154-162.

2. SIGURDSSON V, TOONSTRA J, HEZEMANS-BOER M，et al. Erythroderma. A clinical and follow-up study of 102 patients，with special emphasis on survival. J Am Acad Dermatol，1996，35（1）：53-57.

3. 廖理超，胡白，赵政龙，等 . 重症药疹 73 例临床分析 . 中国麻风皮肤病杂志，2016，32（11）：661-664.

4. SHIOHARA T, IIJIMA M, IKEZAWA Z, et al. The diagnosis of a DRESS syndrome has been sufficiently established on the basis of typical clinical features and viral reactivations. Br J Dermatol，2007，156（5）：1083-1084.

5. KARDAUN S H, SIDOROFF A, VALEYRIE-ALLANORE L, et al. Variability in the clinical pattern of cutaneous side-effects of drugs with systemic symptoms：does a DRESS syndrome really exist? Br J Dermatol，2007，156（3）：609-611.

6. 刘小丽，邓云华，张成国 . 777 例药疹临床分析 . 临床皮肤科杂志，2018，47（3）：150-153.

7. CUELLAR-BARBOZA A, OCAMPO-CANDIANI J, HERZ-RUELAS M E. A Practical Approach to the Diagnosis and Treatment of Adult Erythroderma. Actas Dermosifiliogr，2018，109（9）：777-790.

8. ITO T, TAKAHASHI H, KAWADA A, et al. Epidemiological survey from 2009 to 2012 of psoriatic patients in Japanese Society for Psoriasis Research. J Dermatol，2018，45（3）：293-301.

241

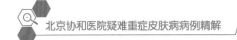
9. HEINRICH M，COOK E，ROACH J，et al. Erythrodermic psoriasis secondary to systemic corticosteroids. Proc （Bayl Univ Med Cent），2019，33（1）：113-114.

10. BOWLES A A，SMIRNOV B. Erythrodermic Psoriasis and HIV Infection. N Engl J Med，2019，380（1）：80.

11. MORAR N，WILLIS-OWEN S A，MAURER T，et al. HIV-associated psoriasis：pathogenesis，clinical features，and management. Lancet Infect Dis，2010，10（7）：470-478.

12. YE F，GUI X，WU C，et al. Severity evaluation and prognostic factors in erythrodermic psoriasis. Eur J Dermatol，2018，28（6）：851-853.

笔记

病例 20
全身无症状结节 3 个月，加重 1 个月

📋 病例介绍

患者男，58 岁。全身无症状结节 3 个月，加重 1 个月。

3 个月前左下腹出现核桃大小鲜红色结节，质地偏硬，浸润感明显，无明显自觉症状，自认为与胰岛素皮下注射相关，未予关注。半个月后躯干、双小腿、双上肢逐渐出现红色或皮色结节，大小不一，无明显自觉症状。1 个月前，患者躯干、四肢红色结节增多，结节周围偶有瘙痒，部分原有皮损软化、浸润感减轻，颜色变暗。至外院就诊，行皮肤病理检查提示"肉芽肿性炎"，为进一步诊治至北京协和医院皮肤科住院。病程中否认发热、盗汗。自起病以来，精神、食欲可、睡眠佳，大、小便如常，近期体重无明显变化。既往糖尿病 10 余年，平素空腹血糖 7.5 mmol/L，目前皮下注射诺和灵 30R 15 U（bid），口服二甲双胍（每天上午 0.75 g，

笔记

243

每天晚上 1 g），自述血糖控制可。否认肝炎、结核、伤寒、疟疾等传染病史，否认输血史，否认药物、食物过敏史。预防接种史不详。吸烟 30 年，1 包 / 天，社交性饮酒。否认家族中有类似病史。

体格检查：前胸、腹部、后背、双上肢、双下肢多发大小不一丘疹、结节、红斑、斑块，小者米粒大小，大者约 6 cm×4 cm，质地韧，无压痛，大部分呈暗红色，少量结节表面肤色，双侧胫前红色结节表面可见少许环状细鳞屑。双侧小腿可见米粒大小密集分布红色丘疹、结痂（图 20-1～图 20-4）。

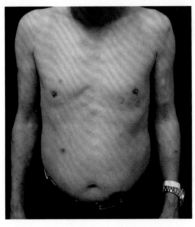

图 20-1　前胸多发大小不一丘疹、结节、红斑、斑块，小者米粒大小，大者约 6 cm×4 cm，质地韧，无压痛，大部分呈暗红色，少量结节表面肤色

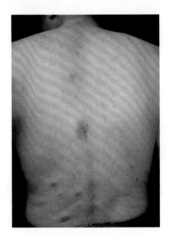

图 20-2　背部可见类似皮损

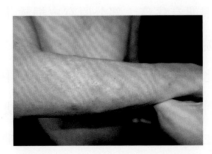

图 20-3　上肢可见大小不一结节

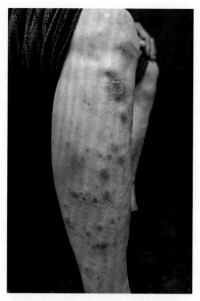

图 20-4   双下肢，双侧胫前红色结节表面可见少许环状细鳞屑。双侧小腿可见米粒
大小密集分布红色丘疹、结痂

辅助检查：外院皮肤病理（自阅片）示真皮内见大量上皮样细胞团块，周围散在少量淋巴细胞，部分团块内见均质化坏死。

住院医师查房

患者中年男性，全身多发红色或肤色结节肿物，大小不一，质地韧，双侧胫前结痂表面可见环状细鳞屑，既往糖尿病多年，长期皮下注射胰岛素。外院皮肤病理检查见真皮内上皮样细胞团块。结合以上情况，目前诊断方向考虑以红斑、结节表现为主，全身发病的皮肤病，如以下几种。

（1）感染性肉芽肿

①皮肤结核：外源性皮肤结核包括结核性下疳、疣状皮肤结核，偶见寻常狼疮；内源性感染引起的皮肤结核可表现为瘰疬型

笔记

皮肤结核、急性粟粒性结核、结核性树胶肿、腔口皮肤结核和寻常狼疮。此外，还有皮肤对结核杆菌形成的免疫反应，即结核疹。外源性皮肤结核多发生于暴露部位，且局部发病，发病前有一定接触史，与本例患者的临床表现皆不符。内源性感染引起的皮肤结核中，瘰疬型皮肤结核初始出现深在皮下结节后，形成冷脓肿，再破溃继发溃疡与窦道，最终愈合形成瘢痕，与本例患者表现明显不同。腔口皮肤结核、粟粒性结核、结核性树胶肿与本例患者的临床表现也有较大差异。寻常狼疮典型表现是丘疹、结节形成红棕色斑块并不断扩大，可多发，组织病理表现为少量干酪样坏死的结核结节形成，非特异性炎症浸润。本例患者发病时间尚短，有长期咳嗽病史，目前表现为全身多发暗红色结节，小腿分布较多，表面白色黏着性鳞屑，不能除外该病。须完善相关病原学检查。

②麻风：其临床表现根据其免疫功能情况呈病谱性，从免疫抑制到免疫功能完整可将麻风大致分为瘤型、界线偏瘤型、中间界线型、界线偏结核样型和结核样型 5 类。其中瘤型麻风因细胞免疫功能最低，带菌量最大，因此皮疹常广泛、对称分布，表现为斑疹、丘疹、结节、弥漫浸润，与本例患者皮损表现类似，但结核样型则常表现为少数几个浸润性斑块，甚至仅有神经受累，与本例患者有明显不同。麻风的另一典型表现为麻木、感觉减退、周围神经粗大，从结核样型向瘤型依次减弱，而瘤型麻风可无感觉障碍。病理方面，瘤型麻风能在皮损中找到大量细菌，而结核型麻风常查找不到细菌。结核样型麻风炎细胞在真皮中常呈肉芽肿性浸润，且可以沿神经呈线性浸润模式，而瘤型麻风常呈弥漫浸润，胞质中含有大量麻风杆菌的泡沫样组织细胞。本例患者皮

肤病理提示肉芽肿性炎，但临床所见皮损为丘疹、斑块、结节，如考虑麻风诊断，则临床与病理存在矛盾，故可能性较小。可进一步多点取材重复皮肤组织病理、特殊染色及病原学检查。

③非典型分枝杆菌感染性肉芽肿：一般见于有相关接触史或免疫力低下人群，皮疹常出现于接种部位，根据不同病原菌及免疫状态，可表现为丘疹、结节、溃疡、脓肿等，且多数形成化脓性肉芽肿性炎，本例患者皮疹分布广泛，不伴随免疫低下情况，皮肤病理未提示化脓性肉芽肿性炎，故暂不考虑。

（2）非感染性肉芽肿

这是一大类具有肉芽肿样组织学表现的皮肤炎症性疾病，包括结节病、环状肉芽肿、类风湿结节、皮肤克罗恩病等。其中结节病、皮肤克罗恩病和类风湿结节可表现为类似红棕色丘疹、结节样皮损，但皮肤克罗恩病好发于外阴、口腔、四肢、腹部，且大部分患者存在胃肠道克罗恩病。类风湿结节则常分布在关节周围，常表现为皮下结节，且合并类风湿关节炎。结节病累及肺、眼、皮肤、关节等多系统，其中皮肤结节病皮肤表现多样，可表现为红色或红褐色丘疹、斑块、皮下结节、溃疡等，慢性期皮损改变为冻疮样狼疮，组织学表现为上皮样细胞形成的肉芽肿团块，周围少或无炎症细胞，为经典的"裸结节"样改变。因其改变多样，结节病的临床及组织学诊断都是排除性诊断，在诊断结节病时，除需要临床及病理表现支持外，尚需排除其他肉芽肿性疾病。

下一步诊疗计划：进一步检查肺功能、T-SPOT. TB、胸腹盆CT，必要时重复、多部位皮肤组织病理检查、抗酸等特殊染色及皮肤组织病原学检查，目前观察皮疹进展，待诊断明确后予药物治疗。

主治医师查房

　　患者中年男性，病程 3 个月，主要表现为全身多发大小不一的红丘疹、结节、斑块，较多为皮下结节，质地韧，活动度可，无自觉症状，无溃疡形成，既往糖尿病。曾在外院行皮肤病理检查，诊断肉芽肿性疾病，否认既往结核病史及接触史，根据临床表现考虑，主要有以下 3 个方面：①炎症性疾病，包括结节病、类脂质渐近性坏死；②免疫相关疾病，包括红斑狼疮、血管炎，如结节性多动脉炎等；③肿瘤性疾病，如皮肤淋巴瘤、转移癌等。从临床角度考虑，需排除的疾病较多，而且大多需要组织病理进一步明确，因此参考外院病理检查结果。外院病理可见皮下多发结节，有裸结节表现，以上皮样细胞为主，部分结节可见坏死。结合临床、病理，主要考虑肉芽肿性皮炎。

　　肉芽肿性皮炎是从病理学角度定义的一大类疾病，是由非肿瘤性的组织细胞、上皮样细胞聚集而导致的皮炎，伴或不伴有多核巨细胞。对肉芽肿性皮炎诊断的思路有：首先，根据其是否存在感染，而分为感染性肉芽肿与非感染性肉芽肿。任何肉芽肿都应该先排除感染。感染性肉芽肿则依据其致病病原体进行诊疗。非感染性肉芽肿则又可以分为异物肉芽肿、黄色肉芽肿、黄瘤病、结节病、环状肉芽肿等多种疾病。非感染性肉芽肿应首先进行偏振光检查，以筛查异物肉芽肿。其次，根据细胞的排列，肉芽肿性皮炎可以分为结节病样肉芽肿、结核样肉芽肿、化脓性肉芽肿与栅栏状肉芽肿。感染性肉芽肿常表现为结核样肉芽肿与化脓性肉芽肿，而非感染性肉芽肿则多为栅栏状肉芽肿与结节病样肉芽肿，但这种分类并不绝对，尤其在结核样肉芽肿与结节病样肉芽肿之间，常存在混淆不清或互相误诊的情况。本例患者表现为全身多发结节，病理中见以上皮样细胞为主的结节病样肉芽肿，首先应当考虑结节病。国外曾有文献报道由长期皮下注射胰岛素所引起的结节病，本例患者皮损首先出现在下腹部，且患者长期行皮下注射胰岛素治疗，考虑结节病发病与胰岛素注射相关。但结节病明确诊断前需多点取材重复病理，在表皮与皮下结节皮损各取一处，且进行抗酸染色等进行区分，而后在皮肤取材时标本的同时进行相关病原学培养以除外感染，查血管紧张素转换酶（angiotensin-converting enzyme，ACE）进一步明确。结节病是全身多系统疾病，最常累及肺部，因此患者应当完善肺部高分辨率 CT 及腹盆 CT 平扫进一步评估。

主任医师查房

住院医师补充病历资料。

入院后查血常规，尿常规，便常规 + 隐血、凝血功能，肝、肾功能检查，输血 8 项，均在正常范围内；炎症指标：ESR 30 mm/h，hsCRP 12.3 mg/L。ACE 62 U/L（参考范围 12 ～ 68 U/L）；胸腹盆 CT：双下肺胸膜下多发磨玻璃及细索条影，以双肺下叶为著，双肺多发结节影，沿支气管血管束分布，部分结节位于叶间裂胸膜下；气管支气管同常，双侧肺门及纵隔淋巴结多发肿大淋巴结影；双肺上叶散在肺气肿；冠状动脉主动脉钙化；胸部皮下脂肪层多发片状低密度影；肝右后缘钙化小结节；脾脏钙化灶；左肾囊肿可能；阑尾腔内容物密度增高；腹盆部皮下脂肪层多发片状低密度影。肺功能检查示阻塞性通气功能障碍，舒张试验阴性。皮肤病理（自阅片）：表皮萎缩，真皮深部可见大量上皮样细胞肉芽肿，呈典型裸结节，周围少许淋巴细胞浸润，符合结节病（图 20-5、图 20-6）诊断。皮肤组织细菌、真菌涂片及培养、抗酸染色、奴卡氏菌培养、放线菌培养均（－）。眼科会诊示双眼糖尿病视网膜病变Ⅰ期，黄斑区形态大致正常。

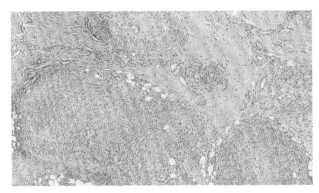

图 20-5　组织病理（HE×50）：表皮萎缩，真皮深部可见大量上皮样细胞肉芽肿，呈典型裸结节，周围少许淋巴细胞浸润

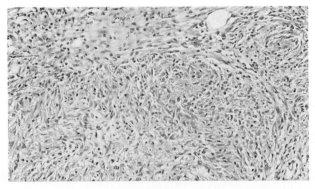

图 20-6　组织病理（HE×200）：真皮深部可见大量上皮样细胞肉芽肿，呈典型裸结节，周围少许淋巴细胞浸润

笔记

主任医师总结病例特点

　　患者中年男性，病程 3 个月，皮损泛发，主要分布在躯干、四肢，表现为绿豆至蚕豆大小结节，下肢浸润性红斑、结痂。从临床角度考虑，需考虑淋巴网状系统肿瘤、非感染性肉芽肿、感染性肉芽肿。皮肤病理可见真皮中大量裸结节，呈典型结节病样肉芽肿改变，皮肤组织病原学检查未找到病原菌，目前的证据已排除感染和肿瘤的可能性，结节病诊断明确。

　　结节病又称肉样瘤病，是一种病理表现为上皮样细胞肉芽肿，而无干酪样坏死的多器官系统疾病。病因尚不明确。可侵犯除肾上腺以外的各种器官或组织，可发生于任何年龄，但以 20 ～ 40 岁女性多见，25% 的病例有皮肤受累。皮疹呈多发性，一般为非对称性分布，部分伴瘙痒，急性期以结节性红斑样改变为主，可伴全身症状，亚急性期以丘疹、结节和溃疡为主要病变，慢性期以冻疮样狼疮为主，但各期临床类型可相互重叠。皮肤组织病理为上皮样细胞构成的肉芽肿性结节，分布均匀，大小形态较一致，结节内无干酪样坏死，但可见少量散在的淋巴细胞浸润。本例患者表现为全身多发红色或皮色结节肿物广泛分布，故目前患者该诊断明确。即便患者血清 ACE 在正常范围内，但仍不能排除结节病的可能。因为 ACE 由肉芽肿中的巨噬细胞与上皮样细胞分泌，疾病的活动性、*ACE* 基因的多态性等因素都会影响其表达，故 ACE 在结节病中存在假阴性的可能性，仍可诊断。系统评估方面，结节病最常见的受累器官是肺，本例患者影像学检查示双下肺胸膜下多发磨玻璃及细索条影，以双肺下叶为著，双肺多发结节影，沿支气管血管束分布，部分结节位于叶间裂胸膜下，符合肺内结节病改变。

治疗方面，由于结节病为系统性疾病，可累及肺、眼、皮肤、神经、心脏、肝脏、骨关节、肌肉、肾脏及内分泌代谢等多个系统，而治疗方案需要依据受累系统而定。结节病可选择的治疗药物主要包括系统应用糖皮质激素、抗疟药、甲氨蝶呤、沙利度胺等，皮肤结节病也可以选择外用糖皮质激素、钙调磷酸酶抑制剂。也有报道可用四环素衍生物治疗皮肤结节病。皮肤病损患者一般可应用羟氯喹、沙利度胺与外用糖皮质激素控制，口服糖皮质激素对于大部分皮肤结节病患者而言不良反应过大，除迅速进展或毁容性结节病外，一般不使用。而针对肺部结节病，系统应用糖皮质激素是一线治疗方案，但并非所有确诊肺结节病的患者均需应用，部分患者的病情会自发缓解，尤其是无症状或者症状较轻，且影像学改变轻微者，可仅观察而不进行治疗。本例患者有咳嗽症状与肺功能下降，且影像学改变明显，但其咳嗽、肺功能下降是与本病相关还是与长期吸烟有关，以及具体是否系统应用或吸入糖皮质激素治疗，可请呼吸内科会诊评估后决定。目前可先加用羟氯喹 0.2 g（bid）口服，外用卤米松软膏治疗。

📋 诊断

结节病。

📋 诊疗经过

呼吸内科会诊后，完善支气管镜检查，示左主支气管及左上叶黏膜结节样隆起；双侧支气管黏膜肿胀；病理检查示凝血及炎性渗出物中可见上皮样细胞肉芽肿，伴多核巨细胞反应，未见明确坏死，必要时可加做特殊染色。气管支气管吸取物、淋巴结活检、毛刷抗酸染色（−）。诊断肺结节病，治疗建议加用布地奈德吸入粉雾剂（bid）。

经羟氯喹 0.2 g（bid）口服、布地奈德吸入粉雾剂（bid）吸入、卤米松乳膏（bid）外用，1 个月后，皮肤丘疹、结节、红斑较前减小。3 个月后，皮疹继续缩小，胸部高分辨率 CT 可见双肺磨玻璃影较前减少，结节影较前清晰，双侧肺门及纵隔多发肿大淋巴结影部分较前减小。半年后皮疹消失，肺部高分辨率 CT 见双肺上叶部分结节影较前浅淡，双侧肺门及纵隔多发淋巴结，部分肿大，较前明显变小。

病例讨论

结节病是一种典型的肉芽肿性炎，好发于 20 ～ 40 岁人群，女性较男性略多见。结节病可以累及多系统，最常累及肺部、眼部与皮肤。皮肤结节病表现多样，从斑疹、丘疹、斑块、结节，到色素减退、色素沉着、斑秃、溃疡等，是皮肤病的"万能模仿者"之一。最常见表现为红褐色丘疹、斑块、结节，常好发于面部、四肢。冻疮样狼疮也是皮肤结节病的特异性皮损。玻片压诊法检查皮损时，皮损常呈"苹果酱"样色。

结节性的典型病理改变是真皮内非干酪样肉芽肿，主要由上皮样细胞、多核巨细胞形成的肉芽肿性团块，通常很少或没有淋巴细胞及浆细胞浸润，又称为"裸结节"。结节大多数情况下无干酪样坏死。多核巨细胞胞质内可存在包涵体，或嗜酸性星状体，或嗜碱性的 Schaumann 小体。

鉴别诊断方面，从临床角度来看，因为其皮肤表现多种多样，需要根据不同的临床表现与各种疾病进行鉴别。发生于面部的丘疹型皮损需要与肉芽肿性玫瑰痤疮、皮肤附属器肿瘤、颜面播散粟粒狼疮、黄瘤、瘢痕等疾病鉴别，发生于皮下的结节型皮损则需要与异物肉芽肿、环状肉芽肿、皮肤淋巴瘤、转移瘤及分枝杆菌感染鉴别。病理方面，结节病应当与其他肉芽肿性疾病鉴别。首先除外感染性肉芽肿，尤其是寻常狼疮；其次除外异物肉芽肿。结节病样肉芽肿需与克罗恩病和肉芽肿型玫瑰痤疮鉴别。

结节病的治疗要根据受累系统及患者症状而定。最经典的一线治疗药物仍然是糖皮质激素，尤其在控制肺结节病的进展方面，是最常用的药物。在眼部、神经系统、心脏或肾结节病中，即使症状轻微，但有可能带来视力丧失、心律失常等严重后果，也要尽早系统应用糖皮质激素进行治疗。但系统应用糖皮质激素治疗结节病常会出现一些不良反应，如体重增加、库欣反应等，而且系统应用糖皮质激素治疗结节病时出现的并发症较其他疾病时更多，其原因尚不清楚，故在应用糖皮质激素前，应谨慎评估，在确有需要时应用。在肺部结节病可吸入给药，眼部可使用眼药，皮损处可外用药膏和局部封闭。这些方式也能起到一定缓解疾病的作用，并且较口服或静脉应用的不良反应小。免疫抑制剂治疗结节病存在一定争议，临床应用较多的药物包括甲氨蝶呤、硫唑嘌呤、来氟米特和吗替麦考酚酯，其中甲氨蝶呤治疗效果被广泛认可，但其他药物仍存在一定争议，同时，还应高度关注这些免疫抑制剂的不良反应。近年来，生物制剂在治疗免疫疾病和炎症性疾病中的应用受到广泛关注。已有研究表明英夫利昔单抗和阿达木单抗治疗结节病有效，但仍需更广泛的评估。此外，个案报道显示依那西普、利妥昔单抗、戈利木单抗和乌司奴单抗有不同程度的疗效。就皮肤结节病而言，除了以上药物外，抗疟药是最常用药物。在本例患者中，抗疟药就发挥了重要作用，1 月余即已见效，半年后皮损完全消失，药物疗效极佳。此外，沙利度胺、四环素衍生物也可用于皮肤结节病的治疗。

（作者：李思哲；审校：左亚刚，王涛）

参考文献

1. ZARGHAM H, O'BRIEN E. Cutaneous sarcoidosis at insulin injection sites. CMAJ, 2016, 188（9）: 674.

2. MARCOVAL J, FANLO M, PENÍN R M, et al. Systemic sarcoidosis with specific cutaneous lesions located at insulin injection sites for diabetes mellitus. J Eur Acad Dermatol Venereol, 2014, 28（9）: 1259-1260.

3. ENYEDI A, CSONGRÁDI A, ALTORJAY I T, et al. Combined application of angiotensin converting enzyme and chitotriosidase analysis improves the laboratory diagnosis of sarcoidosis. Clin Chim Acta, 2020, 500: 155-162.

4. STEEN T, ENGLISH J C. Oral minocycline in treatment of cutaneous sarcoidosis. JAMA Dermatol, 2013, 149（6）: 758-760.

5. IANNUZZI M C, RYBICKI B A, TEIRSTEIN A S. Sarcoidosis. N Engl J Med, 2007, 357（21）: 2153-2165.

6. BRITO-ZERÓN P, PÉREZ-ALVAREZ R, PALLARÉS L, et al. Sarcoidosis:

an update on current pharmacotherapy options and future directions. Expert Opin Pharmacother, 2016, 17（18）: 2431-2448.

7. CULVER D A, JUDSON M A. New advances in the management of pulmonary sarcoidosis. BMJ, 2019, 367: l5553.

8. LLANOS O, HAMZEH N. Sarcoidosis. Med Clin North Am, 2019, 103（3）: 527-534.

9. BURNS T M. Neurosarcoidosis. Arch Neurol, 2003, 60（8）: 1166-1168.

病例 21
下肢红斑伴痛痒 2 年余，泛发伴破溃 1 月余

📋 病例介绍

患者女，60 岁。下肢红斑伴痛痒 2 年余，泛发伴破溃 1 月余。

2 年余前无明显诱因双下肢出现大片水肿性红斑，疼痛剧烈，无法行走，于当地诊所就诊，诊断不明，予"足疗"后皮损加重，由下肢逐渐发展至躯干及上肢，于红斑基础上出现黄白色痂屑。病程中常伴感冒、发热，最高体温达 40 ℃，偶有关节疼痛，于当地医院就诊，诊断不详，曾使用多种抗生素治疗（具体不详），皮损仍不断加重。1 年余前曾多次入住当地医院，行皮肤病理活检，曾诊断"风湿性红斑""寻常型银屑病""脓疱性银屑病"，曾予"醋酸泼尼松片"8 片，每日 1 次、每周减 2 片治疗，"青霉素"

257

400万单位静脉注射抗感染治疗，具体疗程不详，治疗有效，皮损减轻，出院后逐渐减停治疗药物，皮损再次复发加重。1月余前患者面部及双手部出现疼痛性红斑伴瘙痒。此前1个月内曾于当地医院口服"环孢素软胶囊""甲氨蝶呤片"治疗原发病，具体用法、用量、疗程不详。全身出现大片红斑伴黄色痂屑，部分皮损破溃形成深大溃疡，伤口难以愈合，否认水疱、脓疱，遂就诊于北京协和医院皮肤科门诊，诊断"红斑、破溃待查"，为进一步诊治，收入北京协和医院皮肤科病房。起病以来，患者有光敏感、脱发，无口腔、外阴溃疡，精神睡眠差，纳差伴恶心、呕吐，大便干燥，小便色黄，体重无明显变化。

既往史：6年前因"子宫粘连"行子宫切除术，随后切口瘢痕周围出现红斑伴瘙痒，未诊治。"足癣"病史2年。"黄连素"过敏。无类似疾病家族史。无家族性精神病、肿瘤、遗传性疾病病史。

体格检查：一般情况可，全身浅表淋巴结可触及肿大，右侧腋下淋巴结肿大明显，约鸡蛋大小，质韧、界清、表面无破溃，压痛明显。头面颈、躯干、四肢泛发浸润性边界不清红斑伴脱屑，部分融合，右侧肘窝、右侧腹股沟、大腿及臀部多发环形红斑、溃疡伴黄色痂屑（图21-1～图21-6）。口腔黏膜、外阴黏膜、眼结膜未见明显异常，全身关节未累及，指、趾甲增厚变黄。

笔记

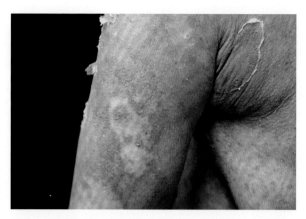

图 21-1　右上臂浸润性边界不清红斑伴脱屑，部分融合

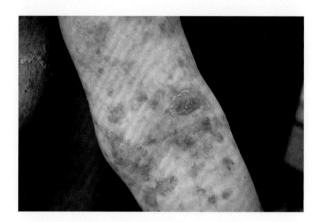

图 21-2　左上臂浸润性红斑伴脱屑

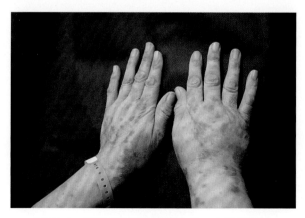

图 21-3　双手背可见浸润性红斑、斑块伴脱屑

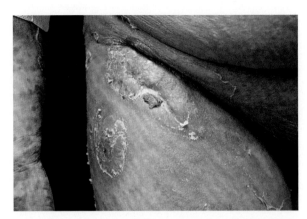

图 21-4 右大腿伸侧、右侧腹股沟多发环形红斑、溃疡伴黄色痂屑

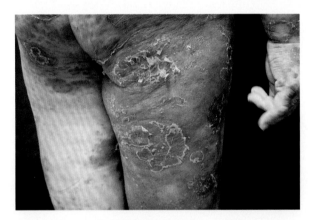

图 21-5 右大腿屈侧大片红斑、伴黄色痂屑

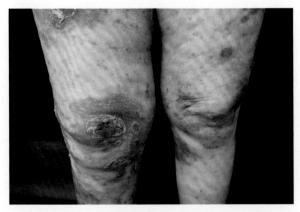

图 21-6 双下肢可见片状红斑伴黄色痂屑

辅助检查：入院后急查血常规：WBC 7.58×10^9/L，NEUT# 5.1×10^9/L，NEUT% 67.3%，LY% 16.6%，EOS% 8.4%，EOS# 0.64×10^9/L，RBC 3.25×10^{12}/L，Hb 97 g/L，红细胞压积（hematocrit，HCT）31.2%，红细胞平均血红蛋白浓度（mean corpuscular hemoglobin concentration，MCHC）311 g/L。肝、肾功能 + 电解质：K 2.7 mmol/L，Alb 34 g/L，三项尿素（Urea）2.29 mmol/L。凝血：凝血酶原时间（prothrombin time，PT）13.5 s。

住院医师查房

　　患者老年女性，慢性病程，逐渐加重，以全身泛发浸润性红斑、溃疡伴疼痛为主要表现，双腋窝浅表淋巴结肿大，发病及病情加重过程中患者曾服用多种药物，常伴发热。结合患者临床特点，目前主要考虑皮肤 T 细胞淋巴瘤。需要鉴别的疾病包括银屑病、多形红斑型药疹、胰高血糖素瘤综合征等。①银屑病属于红斑鳞屑性皮肤病，表现为面积不等的红斑、鳞屑，刮之有薄膜现象和点状出血。头发可呈束状，甲板可呈顶针状，慢性病程，迁延不愈。本例患者皮损特点为全身泛发浸润性边界不清红斑，多发环形红斑，溃疡伴黄色痂屑，从体征和病程来看银屑病可能性不大，但既往曾行病理活检诊断为"寻常型银屑病"及"脓疱型银屑病"，需再次行病理活检进一步排除。②多形红斑型药疹临床表现与多形红斑类似，典型皮损为靶型红斑，即豌豆至蚕豆大小圆形或椭圆形水肿性红斑、丘疹，中心呈紫色，或有水疱，境界清楚，多由于迟发变态反应机制，皮疹突然发生，起病前有明确的用药史。常先发于躯干及上肢内侧，分布对称，皮疹形态可单一也可多形，

笔记

发疹时可伴有发热，通常无中毒症状。致敏药物最常见为磺胺类、巴比妥类、青霉素类、解热镇痛药等，潜伏期可短至 6～7 天，长则数月。通常皮疹在停用致敏药物后好转或消退，瘙痒较重。本例患者病前曾有抗生素等多种药物的用药史，部分皮损呈环形，诊断需除外多形红斑型药疹。③胰高血糖素瘤综合征通常表现为累及面部、会阴和四肢的红斑、丘疹和斑块，在 7～14 天内皮损增大并融合，此后皮损中央消退，遗留青铜色硬结区域，边缘处起水疱、结痂、脱屑，受累部位常常瘙痒、疼痛。本例患者皮损表现为全身泛发浸润性红斑、溃疡，未累及黏膜，也无其他系统症状，胰高血糖素瘤可能性不大。需完善胰腺薄扫、胰酶检查、胰高血糖素检查及病理活检进一步确诊。

下一步诊疗计划：完善入院常规，免疫学检查（ANA、ENA、ANCA 等相关抗体），EB 病毒检查，β_2 微球蛋白，肿瘤标志物、淀粉酶、脂肪酶，胰腺薄扫，浅表淋巴结超声，妇科超声，头颈胸腹盆 CT，监测血糖，完善皮肤活检。诊疗方面：患者发热伴低钾，予葡萄糖氯化钠 500 mL + 氯化钾注射液 1.5 g 静脉滴注，监测体温，对症支持治疗。溃疡处清创换药，予高锰酸钾浸浴疗法，局部外用复方多粘菌素 B 及溃疡油对症支持。向上级医师汇报病情。

📋 主治医师查房

患者老年女性，慢性病程，病情危重。皮损多形性，主要表现为全身边界不清的红斑、环状红斑、溃疡，疼痛明显，全身浅表淋巴结可触及肿大。补充辅助检查结果回报：粪便隐血阳性

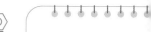

（+），淀粉酶（amylase，AMY）20 U/L（正常值 25 ～ 115 U/L）。TNF-α 16 pg/mL（正常值＜ 8.1 pg/mL），β_2 微球蛋白 2.82 mg/L（正常值 0.7 ～ 1.8 mg/L）。肿瘤标志物：CA125 54.7 U/mL（正常值＜ 35 U/mL），SCCAg 4.6 ng/mL（正常值 0 ～ 2.7 ng/mL）。TB 细胞亚群 11 项：B% 1.8%（正常值 8.5% ～ 14.5%），T% 86.3%（正常值 62.6% ～ 76.8 %），T8（+）% 37.3%（正常值 19.2% ～ 33.6%），CD4（+）CD28（+）/CD4（+）% 82.5%（正常值 85% ～ 100%），CD8（+）DR（+）/CD8（+）% 50.4%（正常值 6.3% ～ 23.8%），CD8（+）CD38（+）/CD8（+）% 72.9%（正常值 32.4% ～ 57.4%），CD8（+）T 有异常激活。影像学检查：胸部正侧位检查示两肺纹理增厚，主动脉迂曲钙化。腹部 CT 平扫＋胰腺薄扫示腹主动脉壁少许钙化，腰椎骨质增生，余腹部 CT 平扫未见明显异常。盆腔 CT 平扫示膀胱壁稍增厚，考虑充盈欠佳所致。子宫未见明确显示，请结合临床病史，双侧腹股沟多发增大的淋巴结，腰椎骨质增生。头颅 CT 平扫未见明显异常。肝胆胰脾双肾 B 超未见明显异常。颈部淋巴结、锁骨上窝超声检查：右颈部淋巴结可见，结构正常。乳腺及腋窝淋巴结超声检查示右侧腋下多发淋巴结肿大，较大者 4.6 cm × 2.4 cm，左侧腋下淋巴结可见，有异常血流信号。腹股沟淋巴结超声检查示双侧腹股沟淋巴结肿大。子宫及双附件超声检查（经阴道）示术后盆腔未见明显异常。结合患者目前临床特点及检查结果，目前主要考虑皮肤淋巴瘤，如 CD8（+）T 细胞淋巴瘤、CD56（+）淋巴瘤（与 EB 病毒相关）及 NK/T 细胞淋巴瘤等。目前基本除外内脏相关肿瘤，如胰岛素瘤（胰高血糖素瘤综合征）所致的坏死松

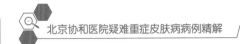
解性游走性红斑。因患者发病快，病程危重，皮损表现为红斑、溃疡，伴发热、全身疼痛剧烈、全身浅表淋巴结肿大，需警惕噬血细胞综合征的发生。密切关注患者症状及生命体征变化，警惕感染、水电解质紊乱。关注皮肤病理及 TCR 基因重排结果。完善骨髓穿刺、活检。予营养、创面护理等支持治疗，外用利多卡因乳膏对症止痛。

主任医师查房

住院医师补充病史资料。

血细胞形态学＋图像病理分析无明显异常。皮肤病理（右前臂）可见表皮内角化不良细胞及界面皮炎改变，应考虑药物致敏的可能（图 21-7）。皮肤病理（右肘窝）：皮肤组织显慢性炎，可见较多淋巴细胞浸润（图 21-8）。免疫组化结果：CD2、CD3、CD4、CD5、CD8、CD56 阳性，CD20、CD21、CD23、CD138、CD163、EBER 阴性，Ki-67 40%。TCR 基因重排阴性。骨髓穿刺病理诊断示左侧髂部少许骨及骨髓组织，骨髓组织中造血组织略减少，脂肪组织增多，造血组织中红系比例升高，巨核细胞可见。骨髓涂片可见粒系各阶段比例大致正常，部分粒细胞胞质颗粒增多，红系各阶段比例及形态大致正常，红细胞形态正常，淋巴细胞及单核细胞比例形态正常，巨核细胞及血小板不少，未见其他异常细胞及寄生虫，建议查感染。淋巴结穿刺活检病理诊断示（右侧腋下）少许穿刺纤维组织中可见较多淋巴细胞浸润，结合免疫组化及基因重排结果需除外 T 细胞淋巴瘤，请结合临床进一步诊断。免疫组化结果：CD3（＋），PAX-5（＋），CD20（＋），

CD30（Ki-1）散在（+），CD2（+），CD5（+），CD56（-），CD7（+），CD68（+），Ki-67（15%+）。

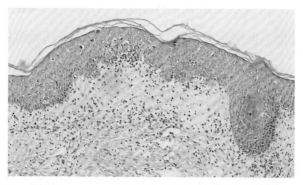

图 21-7　病理（右前臂）检查：表皮内角化不良细胞及界面皮炎改变，考虑药物致敏的可能

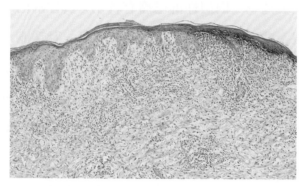

图 21-8　皮肤病理（右肘窝）：皮肤组织慢性炎，可见较多淋巴细胞浸润

主任医师总结病例特点

　　患者老年女性，慢性病程，反复发作，逐渐加重。以下肢红斑伴痛痒起病，逐渐发展至全身，呈泛发性浸润性边界不清的红斑伴脱屑，右侧肘窝、右侧腹股沟、大腿及臀部多发溃疡，病程中有光敏感。根据本例患者皮损特点，应首先考虑皮肤淋巴瘤可能性，但本例患者起病相对较急，发作缓解交替，病程中有光敏感，

皮肤病理未见典型淋巴瘤表现，免疫组化呈多克隆性，皮损组织基因重排阴性，不符合典型皮肤淋巴瘤特点。患者病程中曾服用多种药物，既往糖皮质激素治疗有效，右前臂红斑处皮肤病理显示表皮内角化不良细胞及界面皮炎改变，应考虑药物致敏的可能。结合患者病史经过、皮损特点、既往对糖皮质激素治疗的反应、实验室检查及影像学检查结果、病理及免疫组化特点，目前主要考虑药物所致假性淋巴瘤。假性淋巴瘤可由特殊药物引起，患者病程早期皮损较轻，外院病理曾考虑脓疱性银屑病；1个月前病情迅速进展并出现多发浸润性红斑、溃疡，此前用药较多，如环孢素A等，符合环孢素A导致假性淋巴瘤的特点。因此，嘱患者避免服用相关药物。因假性淋巴瘤有转化为真性淋巴瘤的可能，需保持警惕，监测生命体征、三大常规和肝、肾功能，必要时再行病理活检，监测病情变化。治疗方面：嘱患者避免接触可疑致敏药物，予系统性糖皮质激素治疗，皮损局部予糖皮质激素软膏外用，予加强润肤、抗感染，各对症支持治疗同前，警惕激素不良反应。

诊断

药物所致假性淋巴瘤。

诊疗经过

患者经甲泼尼松 40 mg（静脉滴注，qd）+美卓乐 8 mg（口服，qd）×13 天→美卓乐 20 mg（口服，bid）×3 天→美卓乐 32 mg

（口服，qd）×4 天→美卓乐 24 mg（口服，qd）×4 天治疗，逐渐缓慢减量激素，辅以补钙、补钾、护胃治疗，治疗效果明显，患者全身红斑面积缩小，溃疡愈合，疼痛缓解，体温降至正常，淋巴结缩小，一般情况可，患者出院继续门诊治疗。出院 3 个月后激素逐渐减量至 15 mg 当量 / 天，周身皮损基本消退（图 21-9、图 21-10）。

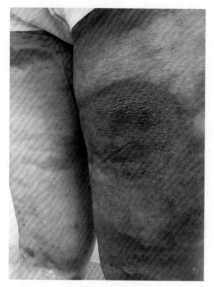

图 21-9　右大腿屈侧皮损经治疗明显好转

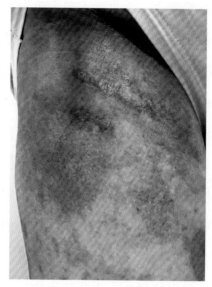

图 21-10　右大腿伸侧皮损经治疗明显好转

病例讨论

　　皮肤假性淋巴瘤属于良性淋巴增殖性疾病，具有与皮肤淋巴瘤相似的临床和病理特征。皮肤假性淋巴瘤的诱发因素包括感染（如伯氏疏螺旋体、苍白密螺旋体、疱疹病毒、软疣病毒、人类免疫缺陷病毒、疥螨等病原体感染），异物（如文身染料、注射疫苗、过敏原吸入），虫咬，药物，光敏感等，病因不明的称为特发性皮肤假性淋巴瘤。药物诱导的假性淋巴瘤常起病隐匿，出现于接触致敏药物后数周至数月，表现为单发或多发丘疹、结节或斑块，停止接触致敏物质后数月皮损可自行消退。

临床上主要将皮肤假性淋巴瘤分为4类：结节性假性淋巴瘤、假性蕈样肉芽肿或其他皮肤T细胞淋巴瘤、血管内假性淋巴瘤和其他假性淋巴瘤。①结节性假性淋巴瘤是最常见的皮肤假性淋巴瘤类型之一，主要表现为单发或多发的结节，临床与病理特点类似T细胞或B细胞淋巴瘤。②假性蕈样肉芽肿或其他皮肤T细胞淋巴瘤在病理表现上类似于MF或其他皮肤T细胞淋巴瘤，如Sézary综合征等，可有真皮小至中淋巴细胞带状浸润或血管周围浸润等病理改变，一般无或有轻微的细胞异型性。明确诊断须结合免疫组化、基因重排结果进行临床病理联系。本例患者属于假性蕈样肉芽肿或其他皮肤T细胞淋巴瘤。③血管内假性淋巴瘤主要发生于炎症性皮肤病或皮肤创伤的部位。④其他假性淋巴瘤主要包括肢端假性淋巴瘤性血管角皮瘤、伴嗜酸性粒细胞增多的血管淋巴样增生、皮肤浆细胞增多症、淋巴浆细胞性斑块。病理上表现为反应性表皮和真皮改变，可见凋亡的角质形成细胞、嗜酸性海绵形成，真皮乳头水肿，血管周围带状排列、结节或弥漫性淋巴样浸润，伴或不伴嗜酸性粒细胞增多。部分浸润细胞可具有轻度异型性，甚至可移入表皮，在真表皮交界处形成带状排列。免疫组化方面，浸润细胞以T淋巴细胞或B淋巴细胞为主，或二者比例接近，可有不同数量的CD30（+）细胞。基因重排方面，部分假性淋巴瘤病例可检测到克隆性基因重排。

治疗方面，首要原则是停止接触致敏药物并避免再次接触。

药物所致假性淋巴瘤的皮损可在停止接触致敏药物后数周至数月内消退。此外，糖皮质激素是最常用的治疗手段，系统性应用糖皮质激素可以较快地改善症状，局部涂抹糖皮质激素软膏或皮损内注射糖皮质激素也可以取得良好疗效。应用糖皮质激素时应警惕感染，消化道出血，血压、血糖升高，骨质疏松，皮肤萎缩、敏感等系统或局部不良反应，及时予补钙、补钾、护胃等辅助治疗，注意营养支持、适当活动。激素减量应缓慢，过快减量可能导致病情反复。因既往有假性淋巴瘤转化为真性淋巴瘤的个案报道，住院期间及门诊随访中应监测患者病情及相关辅助检查指标变化，必要时再行病理活检加以明确。

本例患者在服用环孢素后病情加重，导致假性淋巴瘤。但患者在服用环孢素前出现的疼痛性红斑不能用假性淋巴瘤解释，确认其具体疾病尚需观察。

（作者：张时宇；审校：左亚刚，王涛）

参考文献

1. MAGRO C M，DANIELS B H，CROWSON A N. Drug induced pseudolymphoma. Semin Diagn Pathol，2018，35（4）：247-259.

2. BERGMAN R. Pseudolymphoma and cutaneous lymphoma：facts and controversies. Clin Dermatol，2010，28（5）：568-574.

3. IMAFUKU S，ITO K，NAKAYAMA J. Cutaneous pseudolymphoma induced by adalimumab and reproduced by infliximab in a patient with arthropathic psoriasis. Br J Dermatol，2012，166（3）：675-678.

4. RIYAZ N，SASIDHARANPILLAI S，ARAVINDAN K P，et al. Phenytoin Induced Cutaneous B Cell Pseudolymphoma. Indian J Dermatol，2015，60（5）：522.

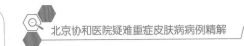

5. TAKAHASHI T，HATA M，IWATA H，et al. Cutaneous B-cell Pseudolymphoma in a Psoriatic Patient Treated with Cyclosporine. Acta Derm Venereol，2016，96（6）：824-825.

6. MITTELDORF C，KEMPF W. Cutaneous Pseudolymphoma. Surg Pathol Clin，2017，10（2）：455-476.

7. TIAN Z，SHIYU Z，TAO W，et al. Lymphoma or pseudolymphoma：A report of six cases and review of the literature. Dermatol Ther，2019，32（4）：e12807.

8. MITTELDORF C，KEMPF W. Cutaneous pseudolymphoma-A review on the spectrum and a proposal for a new classification. J Cutan Pathol，2020，47（1）：76-97.

9. MAGRO C M，CROWSON A N，KOVATICH A J，et al. Drug-induced reversible lymphoid dyscrasia：a clonal lymphomatoid dermatitis of memory and activated T cells. Hum Pathol，2003，34（2）：119-129.

10. PULITZER M P，NOLAN K A，OSHMAN R G，et al. CD30+ lymphomatoid drug reactions. Am J Dermatopathol，2013，35（3）：343-350.

11. REEDER M J，WOOD G S. Drug-induced pseudo-Sézary syndrome：a case report and literature review. Am J Dermatopathol，2015，37（1）：83-86.

12. MIGUEL D，PECKRUHN M，ELSNER P. Treatment of Cutaneous Pseudolymphoma：A Systematic Review. Acta Derm Venereol，2018，98（3）：310-317.

13. ALTAMURA D，CALONJE E，LIAU J L，et al. Diffuse cutaneous pseudolymphoma due to therapy with medicinal leeches. JAMA Dermatol，2014，150（7）：783-784.

14. ZHANG S，LI S，WANG T，et al. Jessner-Kanof lymphocyte infiltration responded well to impulse intralesional corticosteroid. Dermatol Ther，2018，31（6）：e12730.

15. KULOW B F，CUALING H，STEELE P，et al. Progression of cutaneous B-cell pseudolymphoma to cutaneous B-cell lymphoma. J Cutan Med Surg，2002，6（6）：519-528.

病例 22
右上肢红斑、瘙痒 17 年，泛发全身 3 年余

患者男，46 岁。右上肢红斑、瘙痒 17 年，泛发全身 3 年余。

17 年前无明显诱因出现右肘部皮肤颜色变浅，随后皮损扩大并出现红斑、脱屑伴轻度瘙痒，皮损逐渐发展至双小腿及左前臂。12 年前到当地医院就诊，行皮肤活检，未明确诊断，予口服及外用药物（具体不详）治疗，无明显缓解。6 年前右眼睑出现红斑、脱屑伴轻度瘙痒，4 年前皮损逐渐发展至双大腿、腹部、双上臂、背部，皮损处出汗减少，暗红斑周围色素减退，头皮反复出现绿豆大小丘疹伴瘙痒，可自行消退。1 天前患者就诊于北京协和医院皮肤科门诊，血常规示白细胞轻度升高，肝、肾功能大致正常，完善皮肤活检，为进一步诊治入院。病程中无发热、盗汗，精神、

271

睡眠可，食欲减退，大小便正常，体重无明显减轻。

既往史：高血压病史 6 年余，血压最高 200/160 mmHg，未诊治。发现血脂升高 6 年余，未诊治。无类似疾病家族史。无家族性精神病、肿瘤、遗传性疾病病史。

体格检查：一般情况良好，全身浅表淋巴结未触及明显肿大。右眼睑局限性浸润性暗红斑、表面少许鳞屑。胸腹部、侧胸壁、腰臀部、双上肢内侧、双下肢多发大片状浸润性界清暗红斑，覆干燥鳞屑，皮肤肥厚变硬，皮纹增宽变粗，红斑边缘色素减退，红斑基础上多发色素沉着斑疹、斑片及结痂（图 22-1 ～图 22-4）；未见肿块、溃疡。Auspitz 征（－）。皮损部位触、温、痛、压觉未见明显异常。

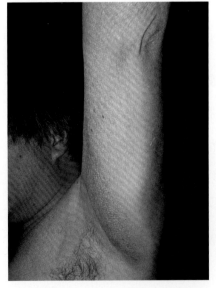

图 22-1　左腋下浸润性暗红斑、表面少许鳞屑

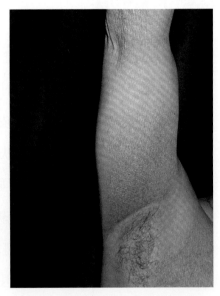

图 22-2　右腋下大片状浸润性界清暗红斑，覆干燥鳞屑，皮肤肥厚变硬

笔记

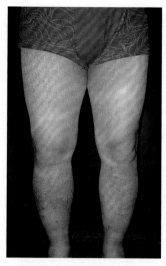

图 22-3　双下肢大片状
浸润性界清暗红斑，覆干
燥鳞屑

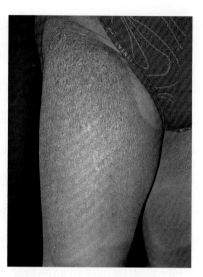

图 22-4　右大腿皮肤肥厚变硬，皮
纹增宽变粗，红斑边缘色素减退，
红斑基础上多发色素沉着斑疹、
斑片及结痂

住院医师查房

　　患者中年男性，慢性病程，以全身多发暗红斑、脱屑伴瘙痒
为主要表现，皮损从右上肢起病，后逐渐发展至全身，起初为色
素减退，后逐渐出现红斑、脱屑伴瘙痒。查体可见右眼睑、躯干、
四肢多发片状浸润性暗红斑，覆干燥鳞屑，皮肤肥厚变硬，边缘
色素减退。从临床上考虑副银屑病、寻常型银屑病、慢性湿疹等。
①副银屑病较多见于青壮年男性，一般无自觉症状或仅有轻度瘙
痒。临床亚型包括点滴型、斑块型、苔藓样型和痘疮样型。斑块
型副银屑病多见于 50～60 岁的中老年人，男女之比为 3∶1，
表现为隐袭出现的椭圆形或不规则形的斑片或很薄的斑块，其中
大斑块型副银屑病通常直径为 5～10 cm 或更大，小斑块型副银
屑病直径为 1～5 cm，对称分布于躯干和四肢。皮肤组织病理可

见真表皮界面以单一核细胞为主的浸润，可有单个或聚集的淋巴细胞移入表皮，但一般不形成Pautrier微脓肿。真皮乳头可见淋巴细胞呈带状浸润。②寻常型银屑病亦多见于青壮年，临床主要表现为棕红色斑块，边界清楚、基底浸润，表面覆盖干燥性银白色鳞屑。刮除鳞屑，可有薄膜现象，再刮除薄膜，则出现小出血点，称点状出血现象，即Auspitz征。组织病理可见表皮角化不全，颗粒层变薄，棘层棒状延长，真皮浅层毛细血管扩张，血管周围淋巴细胞及组织细胞浸润。本例患者皮损有浸润性红斑，鳞屑明显，但Auspitz征阴性，皮损局部色素异常，考虑银屑病可除外。③慢性湿疹临床表现多样，可表现为皮肤增厚、浸润性暗红斑，色素沉着，表面粗糙，覆以少许糠秕样鳞屑，但常有不同程度的苔藓化，还可有红斑、丘疱疹、丘疹、渗液等急性、亚急性期表现，瘙痒剧烈。本例患者皮损泛发，但皮损表现较单一，主要为浸润性暗红斑及脱屑，瘙痒较轻，考虑湿疹可除外。此外，需要考虑其他具有红斑、斑块、鳞屑表现的疾病，如扁平苔藓、麻风、蕈样肉芽肿等。

下一步诊疗计划：完善常规检查，如尿常规、便常规、凝血指标、心电图等，追踪皮肤病理结果，完善系统评估。诊疗方面，予口服抗组胺药对症止痒，同时外用强效激素乳膏，嘱患者加强润肤，避免过度清洗、搔抓皮损部位。向上级医师汇报病情。

主治医师查房

患者中年男性，主要表现为全身多发的浸润性暗褐色斑片，进行性加重，伴轻度瘙痒，皮损周围可见色素减退斑，伴萎缩、褶皱、粗糙、少许脱屑，累及 30% ～ 40% BSA，未见肿瘤或溃疡。结合患者病史及查体，诊断考虑 CTCL。CTCL 中约 60% 为 MF，MF 是一种惰性 T 细胞淋巴瘤，其中经典型分为斑片期、斑块期、肿瘤期 3 期。斑片期可有多形态表现，类似脂溢性皮炎、特应性皮炎、鱼鳞病等；斑块期皮损浸润明显，边缘突出；肿瘤期可见肿块、坏死、溃疡。MF 病理上表皮可见淋巴细胞侵入，2 ～ 3 个淋巴细胞聚集形成 Pautrier 微脓肿，真皮可见血管或毛囊周围片状或团块状单核细胞浸润，免疫组化提示 T 淋巴细胞，基因重排可有 β/γ 单克隆或多克隆。CTCL 有许多其他类型：① Sézary 综合征。皮损大体类似 MF，但受累面积较大，常有红皮病改变，全身症状重，患者的外周血中可见 Sézary 细胞。②成人 T 细胞白血病淋巴瘤，发病与人类嗜 T 淋巴细胞病毒（human T-cell lymphotropic virus，HTLV）感染有关，大约 50% 患者有类似于 MF 皮损的症状。③其他 CTCL，如皮下脂膜炎样 T 细胞淋巴瘤，原发性皮肤间变性大细胞淋巴瘤等。鉴别诊断方面需考虑副银屑病、麻风、皮肤异色症、鱼鳞病等，本例患者成年后起病，无家族史，病程中无大量银白色鳞屑，皮损累及面部、躯干、四肢，皮损触诊有浸润感，Auspitz 征（－），无感觉异常，据此可除外上述鉴别诊断。本病需多次多点取病理进一步明确诊断，结合系统评估完善 TNMB 分期，完善基因重排，进一步制定治疗方案。

主任医师查房

住院医师补充辅助检查资料。

粪便常规＋粪便隐血：WBC 0/HPF，RBC 0/HPF，隐血阳性

（+）。血沉：ESR 34 mm/h。凝血：PT 13.1 s，APTT 26.1 s，纤维蛋白原定量（Fbg）4.66 g/L，D-二聚体 0.52 mg/L FEU。β_2 微球蛋白 2.15 mg/L，尿 β_2 微球蛋白 0.258 mg/L。白细胞介素 + 肿瘤坏死因子：IL-6 5.2 pg/mL，IL-8 35 pg/mL，IL-10 5 pg/mL，TNF-α 5.4 pg/mL。血细胞形态学 + 图像病理分析：中性分叶 72%，淋巴细胞 19%。皮肤病理（图 22-5）：表皮角化过度伴角化不全，有较多异型淋巴细胞移入表皮，可见 Pautrier 微脓肿。真皮浅层较多淋巴细胞呈带状浸润，并可见较多噬色素细胞。符合蕈样肉芽肿诊断。免疫组化：CD3（+）、CD45RO（+）、CD20（−）、CD79a（−）。基因重排检查：TCRβ（+）。颈部淋巴结、锁骨上窝超声检查：双侧颈部淋巴结可见。腋窝淋巴结超声检查：双侧腋窝淋巴结部分皮质增厚，髓质偏心。腹股沟淋巴结超声检查：双侧腹股沟区淋巴结肿大，结构异常。胸腹盆 CT 平扫：双侧腋窝多发淋巴结，部分肿大，请结合临床；心膈角区部分淋巴结饱满；主动脉、冠状动脉管壁多发钙化；结肠肝曲局部肠壁增厚并软组织密度影，建议肠镜检查；周围肠系膜淋巴结稍大；肝左叶囊肿；肝左内叶边缘外凸结节；肠系膜根部、双侧腹股沟多发淋巴结影，部分增大。

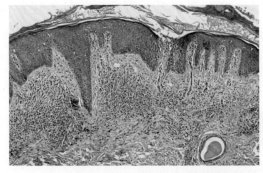

图 22-5　组织病理：表皮角化过度伴角化不全，有较多异型淋巴细胞移入表皮，可见 Pautrier 微脓肿。真皮浅层较多淋巴细胞呈带状浸润，并可见较多噬色素细胞

笔记

主任医师总结病例特点

　　患者中年男性、全身多发浸润性暗褐色斑片，组织病理、免疫组化、基因重排符合蕈样肉芽肿，淋巴结超声提示双侧腹股沟区淋巴结肿大，结构异常。胸腹盆 CT 平扫提示结肠肝曲局部肠壁增厚并软组织密度影。首先，本例患者的诊断思路可从以下几个方面入手。①临床表现方面：慢性病程，进行性加重，皮损表现为面部、躯干、四肢多发瘙痒性暗褐色斑片，局部伴色素减退斑、萎缩、褶皱，触诊皮损部位有浸润感。考虑的疾病包括 CTCL、斑块型副银屑病、湿疹。②病理表现方面：本例患者病理表现包括亲表皮现象、Pautrier 微脓肿、真皮浅层淋巴细胞呈带状浸润、噬色素细胞，符合蕈样肉芽肿表现。副银屑病在组织病理上常显示为慢性炎症改变，虽可见单个或聚集的淋巴细胞移入表皮，但无 Pautrier 微脓肿，且可伴有轻度海绵形成。慢性湿疹的病理改变主要包括棘层增厚、皮突延长，表皮内可能存有轻度的细胞间水肿，真皮上部轻度血管周围炎症浸润。③免疫组化：CD3（＋）、CD45RO（＋）、CD20（－）、CD79a（－）。基因重排检查：TCRβ（＋）。结合患者病程、皮损特点、实验室检查、影像学检查、病理、免疫组化及基因重排结果，蕈样肉芽肿诊断明确，目前分期为 $T_2N_XM_0B_0$，ⅡA 期。考虑患者皮肤愈合能力较差，暂不行淋巴结活检。

　　本例患者的特殊之处在于胸腹盆 CT 平扫发现结肠肝曲局部肠壁增厚并软组织密度影，高度怀疑肠道肿瘤。据报道，7.5% 的蕈样肉芽肿患者合并有其他恶性肿瘤，如非霍奇金淋巴瘤、霍奇

笔记

金淋巴瘤、黑色素瘤、肺癌、乳腺癌、前列腺癌、结肠癌、肾癌等。请消化内科会诊，完善内镜检查评估病变性质，协助诊治。治疗方面：MF 早期采用非化疗治疗，包括干扰素、阿维 A、光疗、小剂量激素等，后期若累及内脏及淋巴结则需化疗。

完善肠镜活检，组织病理提示升结肠中分化腺癌。基本外科会诊意见：升结肠腺癌诊断明确，可转外科进行相关评估及治疗。

诊断

蕈样肉芽肿合并结肠腺癌。

诊疗经过

经干扰素 300 万单位（肌内注射，qod）、阿维 A 30 mg（qd）、长波紫外线（ultraviolet A，UVA）+ 中波紫外线（ultraviolet B，UVB）光疗（qod）治疗 14 天后，患者皮损较前部分改善，瘙痒减轻，于北京协和医院皮肤科门诊继续治疗。转外科进一步诊治结肠腺癌。

病例讨论

原发于皮肤的淋巴瘤是一组具有异质性的结外非霍奇金淋巴瘤，其中约 75% 来源于 T 细胞，也就是 CTCL。CTCL 中最为常见的类型是 MF 和 Sézary 综合征，二者共占 CTCL 病例的 2/3。MF 的皮损形态复杂多变，可出现类似湿疹、银屑病及其他良性皮肤病的临床表现，因此被称为皮肤病中的"模仿大师"。MF

的典型皮损表现为非日光暴露部位（如乳房、臀部、下肢、腹股沟等）的界限清楚的红色斑片、斑块，可逐渐发展成肿瘤，此外，亦有约 30% 的患者在发病时即出现肿瘤。斑片期、斑块期、肿瘤期皮损可同时见于同一患者。儿童、青少年、深肤色的患者可出现色素减退性皮损。皮损部位常有的自觉症状包括瘙痒和干燥感，若皮损部位发生破溃可有疼痛。部分蕈样肉芽肿患者皮损可缓慢发展至红皮病，而 Sézary 综合征患者则往往在较短时间内出现红皮病表现。此外，红皮病型 MF 患者外周血 Sézary 细胞计数为 0 或很低，不足以诊断 Sézary 综合征，可作为区别红皮病型 MF 和 Sézary 综合征的参考。皮损不典型的蕈样肉芽肿诊断具有挑战性，近年来已经报道的不典型蕈样肉芽肿皮损形态包括毛囊性丘疹样、鱼鳞病样、银屑病样、皮肤异色症样、慢性色素性紫癜样、疣状、大疱样等。因此，对于一些看似良性的皮损，也应保持警惕性，全面、仔细查体，合理运用各种辅助检查手段，协助明确诊断，必要时可反复行皮肤活检取材，并长期随访。

组织病理方面，MF 常有亲表皮现象，即具有脑回状细胞核的异型单一核细胞移入表皮，细胞与周围的角质形成细胞之间有透明晕，且表皮中往往没有海绵形成。亲表皮细胞可散在分布于表皮，或呈串珠样排列于真表皮交界处。有时可见 3 个或更多亲表皮的细胞聚集在一起，周围有透明晕围绕，称为 Pautrier 微脓肿。Pautrier 微脓肿对诊断 MF 很有帮助，但只见于 25% 的病例中。红斑、斑块期皮损可见真皮浅层淋巴细胞带状浸润，浸润的细胞包括脑回状单一核细胞（MF 细胞）和反应性炎症细胞。真皮乳头层可出现纤维增生。肿瘤期亲表皮现象不明显，真皮内往往有

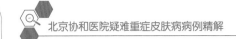

大片浸润，可压迫并破坏表皮，形成溃疡。浸润可深达皮下组织。红皮病型 MF 和 Sézary 综合征的病理改变常缺乏特征性，可表现为真皮浅层血管周围淋巴细胞性浸润或致密的苔藓样浸润等不同的浸润模式。

免疫表型方面，蕈样肉芽肿肿瘤细胞常表达 CD4、CD45RO，伴有不同程度的 T 细胞表面抗原丢失，包括 CD2、CD5、CD7、CD26 等，其中 CD7 丢失是蕈样肉芽肿的一个较为敏感和特异的表现。流式细胞术有助于检测 Sézary 综合征的肿瘤细胞，其常见表型为 CD4（＋）、CD7（－）和 CD4（＋）、CD26（－）。

此外，TCR 基因重排检测也有助于蕈样肉芽肿的诊断。在 40%～90% 的 MF 病例中可检测到克隆性的 TCR 基因重排。

本例 MF 患者合并有结肠腺癌，这一现象值得关注。已有研究证实，MF 或 Sézary 综合征患者患第二恶性肿瘤（即合并其他恶性肿瘤）的风险增加，这可能与 Th_2 细胞因子优势、转化生长因子 -β 和 IL-10 水平升高导致的机体免疫抑制、STAT-3 基因激活等因素有关。据美国 SEER-18 癌症登记数据库统计，7.5% 的 MF 患者合并有其他恶性肿瘤，MF 患者合并非霍奇金淋巴瘤、霍奇金淋巴瘤、黑色素瘤、肺癌、女性乳腺癌、前列腺癌、结肠癌、肾癌的风险增加。土耳其的一项 20 年队列研究显示，9.1% 的 CTCL 患者合并有第二恶性肿瘤，这些患者所患 CTCL 类型均为 MF，第二恶性肿瘤以霍奇金淋巴瘤、慢性白血病、肺癌为主。因此，在临床工作中应当对 MF 患者进行细致全面的问诊、病史回顾、体格检查、随访，必要时完善相关检查及有关科室会诊，警惕发生第二恶性肿瘤的可能性。

治疗方面，皮肤局部治疗往往采用局部外用糖皮质激素、维A酸、氮芥、UVB光疗，口服或局部PUVA光疗，电子束治疗等；系统治疗包括系统性应用维A酸类药物、皮下注射干扰素、小剂量甲氨蝶呤、CD30单抗、CD52单抗、HDAC抑制剂、PD-1抑制剂、体外光分离置换等。临床上可根据患者病情同时应用皮肤局部治疗和系统治疗。对于侵袭性病情的患者，可在仔细评估后试用大剂量化疗、联合化疗、造血干细胞移植。有研究显示，联合化疗仅能维持较短的缓解期，这可能与肿瘤的耐药性有关，所以联合化疗的使用应非常谨慎，仅当其收益大于其风险时才加以考虑。此外，还应给予抗组胺药物、外用止痒药物、加强润肤、破溃伤口护理、补充营养等对症支持治疗。

（作者：张时宇；审校：左亚刚，王涛）

参考文献

1. HRISTOV A C, TEJASVI T, WILCOX R A. Mycosis fungoides and Sézary syndrome：2019 update on diagnosis, risk-stratification, and management. Am J Hematol, 2019, 94（9）：1027-1041.

2. HODAK E, AMITAY-LAISH I. Mycosis fungoides：A great imitator. Clin Dermatol, 2019, 37（3）：255-267.

3. FOSS F M, GIRARDI M. Mycosis Fungoides and Sézary Syndrome. Hematol Oncol Clin North Am, 2017, 31（2）：297-315.

4. JAWED S I, MYSKOWSKI P L, HORWITZ S, et al. Primary cutaneous T-cell lymphoma（mycosis fungoides and Sézary syndrome）：part Ⅰ. Diagnosis：clinical and histopathologic features and new molecular and biologic markers. J Am Acad Dermatol, 2014, 70（2）：205, e1- e16; quiz：221-222.

5. FURUE M，KADONO T. New aspects of the clinicopathological features and treatment of mycosis fungoides and Sézary syndrome. J Dermatol，2015，42（10）：941-944.

6. MARKS E，WANG Y，SHI Y，et al. Specific TCR gene rearrangements in mycosis fungoides：does advanced clinical stage show a preference? J Clin Pathol，2018，71（12）：1072-1077.

7. GOYAL A，O'LEARY D，GOYAL K，et al. Increased risk of second primary hematologic and solid malignancies in patients with mycosis fungoides：A Surveillance，Epidemiology，and End Results analysis. J Am Acad Dermatol，2020，83（2）：404-411.

8. CENGIZ F P，EMIROĞLU N，ONSUN N. Frequency and Risk Factors for Secondary Malignancies in Patients with Mycosis Fungoides. Turk J Haematol，2017，34（4）：378-379.

9. 闫岩，徐晨琛，王涛，等 . 局部甲氧沙林加紫外线 A 治疗难治性蕈样肉芽肿皮损的初步研究 . 中华肿瘤杂志，2015，37（11）：859-862.

10. 王涛，刘跃华，郑和义，等 . 甲氧沙林加紫外线 A 联合窄谱中波紫外线 B 治疗早期蕈样肉芽肿的疗效观察 . 中华肿瘤杂志，2014，36（8）：626-628.

11. 王涛，刘跃华，郑和义 . 蕈样肉芽肿的分子生物学基础及相关治疗 . 中华医学杂志，2010，90（18）：1288-1290.

12. HANEL W，BRISKI R，ROSS C W，et al. A retrospective comparative outcome analysis following systemic therapy in Mycosis fungoides and Sézary syndrome. Am J Hematol，2016，91（12）：E491-E495.

13. HUGHES C F，KHOT A，MCCORMACK C，et al. Lack of durable disease control with chemotherapy for mycosis fungoides and Sézary syndrome：a comparative study of systemic therapy. Blood，2015，125（1）：71-81.

病例 23
全身反复红斑鳞屑 5 年余，加重伴脓疱 2 个月

📋 **病例介绍**

患者男，24 岁。全身反复红斑鳞屑 5 年余，加重伴脓疱 2 个月。

5 年前，患者右胫前外伤后出现一红斑，伴明显瘙痒，未予重视，后红斑逐渐扩大。4 年前就诊当地医院考虑银屑病，予阿维 A、雷公藤多苷片、消银颗粒口服及卡泊三醇软膏外用，疗效不佳。后患者前额出现多发红斑、鳞屑，伴灼痛感，红斑逐渐扩大，并于前胸、后背及四肢出现多发绿豆大小红斑、丘疹及斑丘疹，伴瘙痒，当地医院继续予阿维 A、雷公藤多苷片、消银颗粒口服及某药物外喷（具体成分不详）治疗，皮损可部分消退，但停用喷剂后皮损迅速增多扩大、融合成片，累及约 70% BSA，遂于当地医院住院治疗。住院期间患者无明显诱因出现高热、寒战，并在

躯干、四肢红斑基础上多发针尖至黄豆大小脓疱，予糖皮质激素（剂型和剂量不详）静脉滴注10余天后脓疱逐渐干涸、消退，红斑变淡后出院。出院后在糖皮质激素规律减量过程中患者病情再次复发，出现全身弥漫性红斑、脓疱伴疼痛、发热、寒战。再次于当地医院住院治疗，予糖皮质激素静脉滴注及甲氨蝶呤注射治疗（具体剂量不详）仍不能好转。遂就诊于中医诊所，予口服中药汤剂治疗1个月后，周身遗留少数红斑、丘疹，体温恢复正常。2个月前无明显诱因出现双手及双外耳多发红斑、丘疹、鳞屑及水疱，伴瘙痒，疱液清亮，就诊当地医院，考虑"湿疹"，未治疗，后逐渐累及颈部、躯干及四肢，且水疱液逐渐变为脓性，部分融合为脓湖。当地医院行左下肢红斑处皮肤活检，病理示"亚急性皮炎"，予青霉素静脉输液及复方甘草酸苷片、氯雷他定、消银颗粒口服等治疗，周身红斑较前略缓解后出院。入院前一天，患者劳累后再次出现全身明显瘙痒，周身出现红斑并迅速加重，伴有多发脓疱，自觉发热、寒战，就诊北京协和医院门诊查血常规：WBC 20.28×10^9/L，NEUT% 90.1%；肝、肾功能检查，凝血指标大致正常；甲型流感病毒抗原（FluA-Ag）（鼻咽拭子）（+），现为进一步诊治收住院。既往史、婚育史及家族史无特殊。

体格检查：一般情况稍弱，全身浅表淋巴结未触及肿大。全身水肿性红斑，累及90%以上体表面积，躯干、四肢多发针尖至黄豆大小脓疱，部分脓疱融合为脓湖（图23-1、图23-2），红斑局部上覆黄白色鳞屑，局部可见多发糜烂、裂隙，双侧股内侧可见大片糜烂及黄白色渗出，头皮可见部分头发略呈束状，双手指甲及双足趾甲粗糙、增厚，未见明显点状凹陷，未见沟纹舌。

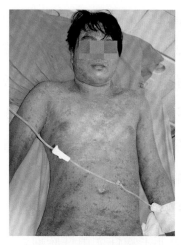
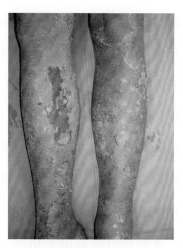

图 23-1　躯干、四肢多发针尖至黄豆大小脓疱，部分脓疱融合为脓湖

图 23-2　下肢多发脓疱、脓湖，红斑局部上覆黄白色鳞屑，右小腿可见片状糜烂

住院医师查房

　　患者青年男性，临床主要表现为头面、躯干、四肢多发红斑、鳞屑、脓疱，伴发热、寒战及瘙痒，皮损逐渐增多融合，呈红皮病样改变。入院查血常规示白细胞及中性粒细胞比例显著升高。结合患者临床表现及辅助检查，考虑患者红皮病诊断明确，首先考虑由脓疱型银屑病转变而来。脓疱型银屑病是一种比较少见的银屑病类型，表现为急性、亚急性发疹性脓疱。根据临床表现可分为泛发型和局限型，脓疱型银屑病可独立发生或在原有银屑病基础上发生。其中泛发性脓疱型银屑病（GPP）的特点是出现泛发性脓疱和红斑，根据病程主要可分为急性 GPP 和泛发性环形脓疱性银屑病（亚急性 GPP）。前者的特点为突然发生的广泛性、疼痛性红斑的基础上迅速布满大量针头大小的无菌性脓疱，脓疱

笔记

常常融合成脓湖。脓疱在数日内消退，留下红斑和广泛脱屑，可能会出现红皮病。患者青年男性，慢性病程，反复发作，临床主要表现为躯干、四肢多发红斑鳞屑、脓疱，加重呈红皮病样改变，伴发热、畏寒及皮损部位瘙痒、疼痛，结合患者病史、临床表现，考虑患者急性泛发性脓疱型银屑病诊断明确，本次复发加重呈红皮病样改变。需要与之鉴别的疾病包括急性泛发性发疹性脓疱病（AGEP）、皮炎继发感染等。① AGEP 也表现为急性发疹，特征是在水肿性红斑基础上出现大量非毛囊性无菌性脓疱，通常会出现发热和外周血白细胞增多。但约 90% 的病例是由药物引起，皮疹常发生于使用诱发药物的数小时至数日后，皮疹一般始于面部或间擦部位，并迅速扩展至躯干和四肢，呈弥漫性或片状分布。急性期通常会出现发热超过 38 ℃、白细胞增多且中性粒细胞计数大于 7000/μL、嗜酸性粒细胞轻度升高，在停用诱发药物后，通常在 1 ～ 2 周自行缓解。本例患者起病前无明确可疑用药史，嗜酸性粒细胞百分比不高，病程呈慢性，反复发作，考虑 AGEP 诊断可能性不大。②患者发病前缺乏相关广泛性皮炎病史，皮炎继发感染可能性不大。

治疗方面，予阿维 A 40 mg（qd）口服及 IVIG 30 g 及其他对症支持治疗，并予炉甘石洗剂外用治疗。诊断患者的甲型流感病毒感染，予达菲（奥司他韦胶囊）75 mg（bid）口服 ×5 天抗病毒治疗，密切监测患者肺部症状、体征及指氧，抗病毒治疗满疗程后复查甲型流感病毒咽拭子抗原检测。严密监测患者皮损及病情变化，向上级医师汇报病情。

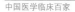

主治医师查房

　　患者青年男性，慢性病程，反复发作，临床主要表现为头面、躯干及四肢多发红斑、丘疹、斑块、鳞屑、脓疱，病情反复，加重可呈红皮病样改变，伴发热、寒战及皮损部位疼痛、瘙痒，入院后查白细胞升高、中性粒细胞比例升高，结合患者病史、临床表现及辅助检查结果，考虑患者急性泛发性脓疱型银屑病诊断明确。除与上述疾病鉴别外，尚需考虑：① SSSS。由凝固酶阳性噬菌体Ⅱ组71型金黄色葡萄球菌所产生的表皮剥脱毒素导致，多累及5岁内婴幼儿。起病前常伴有上呼吸道感染或皮肤、咽、鼻、耳等处的化脓性感染，皮损常由口周和眼周开始，迅速波及躯干和四肢，特征性表现是在大片红斑基础上出现松弛性水疱、尼氏征阳性，皮肤大面积剥脱后留有潮红的糜烂面，似烫伤样外观，皱褶部位明显。手足皮肤可呈手套、袜套样剥脱，口周可见放射状裂纹，但无口腔黏膜损害，皮损有明显疼痛和触痛，病情轻者1～2周后痊愈，重者可因并发败血症、肺炎而危及生命。本例患者为青年男性，非好发人群，目前未见明显松弛性水疱或大片糜烂面，手足手套、袜套样剥脱，可行皮肤拭子检测病原体进一步除外。② TEN。最常由药物诱发，其特征为表皮广泛坏死和剥脱，表皮剥脱面积大于30% BSA，超过90%患者有黏膜受累，常见的诱发药物包括磺胺类、解热镇痛药、抗生素、巴比妥类、卡马西平和别嘌醇等。皮肤黏膜病变发生前可有发热及流感样症状，皮损初起通常表现为面、颈、胸部急性出现的多形红斑型、麻疹型或猩红热型药疹，皮损迅速发展为弥漫性

笔记

紫红或暗红及灰黑色斑片，并迅速波及全身，在红斑处出现大小不等的松弛性水疱和表皮松解，尼氏征阳性，大片糜烂，大量渗出，如烫伤样外观，口腔黏膜、生殖器黏膜、眼结膜和咽部黏膜受累常见。本例患者起病前无明确可疑用药史，无明显黏膜受累或出现松弛性水疱等表现，暂不符合该病特征。治疗方面：①原发病方面。成人期发作的 GPP 一线治疗方案包括阿维 A、甲氨蝶呤、英夫利昔单抗和环孢素，对于病情相对稳定的患者，可首选阿维 A 0.5 ～ 1.0 mg/（kg·d），症状改善通常在口服维 A 酸治疗的 7 ～ 10 日内出现，病情控制后可缓慢减少阿维 A 至最低维持剂量，完全缓解一般需要 2 ～ 3 个月。②甲流方面。患者目前发热、寒战，尚无咳嗽、呼吸困难等肺部症状，查体双肺未闻及明显干湿啰音，急查胸片及胸部 CT，双肺未见明显斑片、渗出影，暂无肺炎表现，密切关注患者肺部症状、体征及指氧，警惕流感情况加重，继续目前达菲 75 mg（bid，口服）治疗，予单间隔离。同时加用阿维 A 40 mg（qd）治疗辅以 IVIG 30 g×5 天静脉滴注，继续观察患者皮损及病情变化。③患者目前病情较重，下"病重"级别医嘱，加强补液及营养支持治疗，密切关注患者生命体征及病情变化。

🗒 主任医师查房

住院医师补充病史资料。

患者入院后予阿维 A 40 mg（qd）及 IVIG 总量 150 g，病情控制良好，目前体温高峰较前下降、未见新发脓疱，水肿性红斑较前好转，既往脓疱干涸红斑、丘疹较前部分改善、鳞屑稍减少，瘙痒、寒战稍减轻。偶诉下肢皮肤疼痛、夜间双小腿皮疹肿胀显著，数小时后可部分缓解。血常规示 WBC 及 NEUT 较前下降。皮肤拭子细菌培养、药敏回报：苯唑西林敏感的金黄色葡萄球菌。发热方面，患者入院后予达菲抗病毒治疗，复查甲型流感病毒抗原转阴。

主任医师总结病例特点

　　患者青年男性、慢性复发性头面、躯干及四肢多发红斑基础上出现的丘疹、斑块、鳞屑、脓疱，加重呈红皮病样改变，伴疼痛及瘙痒，同时有高热寒战，查血常规示白细胞及中性粒细胞比例升高，甲流抗原筛查阳性，阿维 A、IVIG 及达菲治疗有效。结合患者病史、查体、辅助检查及治疗反应，考虑患者急性泛发性脓疱型银屑病、甲型流感病毒感染诊断明确。GPP 的诱发因素有药物、感染、妊娠等，其中在停用全身性糖皮质激素、环孢素、优特克单抗，外用强效糖皮质激素和抗生素治疗后出现 GPP 的病例均有报道。感染诱发因素包括链球菌、巨细胞病毒、水痘–带状疱疹病毒和 EB 病毒感染。本例患者本次发病前无相关用药史，但甲型流感病毒抗原阳性，提示本次发病可能与甲型流感病毒感染诱发相关。治疗方面，继续口服阿维 A 40 mg（qd），用药期间注意患者肝、肾功能和血脂。对头皮、下肢局部斑块、脱屑明显处可加强外用，头面部皮损外用他卡西醇（bid），下肢皮损外用他卡西醇、糠酸莫米松（qd），周身以白凡士林润肤为主，用药应简单，避免用药刺激导致红皮病样症状加重甚至诱发新发脓疱等。另外，针对患者瘙痒较明显，必要时

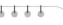
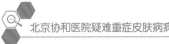
加强夜间抗组胺药用量。患者发热与原发病及甲型流感病毒感染均有一定相关性，达菲应用足疗程后，复查病毒抗原连续两次阴性后可停用，注意医护防护。

诊断

急性泛发性脓疱型银屑病，甲型流感病毒感染。

诊疗经过

入院后予阿维 A 40 mg（qd），复合维生素 B、叶酸、依巴斯汀 10 mg（qd），酮替芬 1 mg（qn），IVIG 总量 150 g，高锰酸钾浸浴及外用白凡士林治疗原发病，达菲 75 mg（bid，口服）× 5 天治疗甲型流感病毒感染，患者经治疗后体温高峰下降、无新发脓疱，水肿性红斑较前改善。2 次复查甲型流感病毒抗原结果阴性。后调整外用药物为头皮外用希尔生洗剂，头面、下肢红斑外用萌尔夫治疗。患者自觉夜间下肢皮疹瘙痒、红斑较前隆起，遂予局部加用艾洛松，症状可改善。期间监测血常规，肝、肾功能，血脂未见明显异常。用药 1 个月后将口服阿维 A 减量为 30 mg（qd），余治疗同前。

病例讨论

GPP 由 von Zumbusch 于 1910 年首次描述，是脓疱型银屑病的一种不常见的亚型，可呈急性、亚急性或慢性反复性发作，表现为在炎症性红斑基础上出现的广泛分布的脓疱性皮疹，可

笔记

融合形成脓湖。GPP 可发生于任何年龄阶段，中位发病年龄为 50～60 岁。有银屑病家族史或 *IL36RN* 纯合突变的 GPP 患者发病年龄更早。非妊娠相关 GPP 没有明显的性别倾向，好发于儿童的类型称为儿童脓疱型银屑病。

GPP 的发病机制不明，常见的诱发因素包括药物、感染，一些少见的因素包括低钙血症、日晒、干细胞移植、情绪、压力和女性生理期，均可诱发 GPP。GPP 可在已有的寻常型银屑病基础上发生或单独发生。在独立发病的 GPP 患者中，超过半数的患者有 *IL36RN* 突变。*IL36RN* 编码 IL-36 受体拮抗剂（IL-36Ra），IL-36Ra 是 IL-1 家族中的抗炎细胞因子，可通过阻止 IL-36 与其受体结合而阻断促炎信号通路。而在寻常型银屑病基础上发展而来的 GPP 则与 *IL36RN* 突变的相关性较弱，有研究报道 *CARD14* 突变是其危险因素，*CARD14* 在角质形成细胞中表达，能够激活 NF–κB 信号通路，从而促进包括 TNF-α、IL-1、IL-6 及 IL-8 在内的多种促炎因子的表达。提示二者在病因及发病机制上的不同。

GPP 的两大临床表现分为急性 GPP 及泛发性环形脓疱型银屑病，妊娠期脓疱型银屑病可能是急性 GPP 的一个亚型。急性 GPP 常表现为在突然发生的泛发性、疼痛性红斑基础上迅速布满无菌性脓疱，大小多在 2～3 mm，可融合成脓湖。急性期患者常常有发热、寒战等全身不适，其他皮肤外表现包括关节痛、胆管炎、上腹痛、口腔黏膜受累（口腔脓疱或地图舌）、间质性肺炎、急性肾衰竭、中耳炎等。此外，患者可继发多重细菌感染和红皮病。脓疱呈反复发作，消退后可留下红斑和脱屑。常见的实验室异常指标包括以中性粒细胞为主的白细胞增多、CRP 及 ESR 升高、低

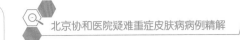

钙血症、肝酶升高、低蛋白血症等。泛发性环形脓疱型银屑病表现为复发性亚急性皮疹，表现为环形或图案状的红斑块，脓疱常在红斑周边部皮损出现，斑块呈离心性扩大，也可伴有发热等全身症状。

GPP病理上主要表现为角化不全和表皮突延长等银屑病样改变，大量中性粒细胞从真皮乳头毛细血管迁移进入表皮形成Kogoj海绵样脓疱，嗜酸性粒细胞少见，这也是GPP与急性泛发性发疹性脓疱病（AGEP）相鉴别的一个点。

GPP诊断主要依靠典型的临床症状、实验室检查及组织学特征，日本学者Umezawa等于2003年提出了脓疱型银屑病的诊断标准：①存在系统性症状，包括发热、不适等；②全身大面积红斑基础上多发、独立的无菌性脓疱；③组织病理示Kogoj海绵样脓疱；④实验室检查异常，包括白细胞核左移，C反应蛋白、血沉升高，抗链O升高，IgG或IgA水平升高，高钙及低白蛋白血症；⑤临床及组织病理学特征反复出现。鉴别诊断主要包括其他可表现为脓疱的皮肤病，包括AGEP、环状脓疱型银屑病、掌跖脓疱病、肢端连续性皮炎、有脓疱的寻常型银屑病、皮炎继发感染、IgA天疱疮、体癣、脓疱性粟粒疹等。一般情况下，通过皮损的形态、部位、用药史、既往皮肤疾病病史和组织病理可以加以鉴别。其中，GPP与AGEP的鉴别相对来说较困难，但AGEP起病前通常有较明确的用药史，且病程较短，一般在停用诱发疾病的药物后持续不到2周，皮损更具多形性、停药后迅速改善。组织病理上，嗜酸性粒细胞、坏死的角质形成细胞的出现更倾向于诊断AGEP。

成人GPP的一线治疗包括阿维A、环孢素、甲氨蝶呤和英夫利昔单抗，其中阿维 A 疗效明确。阿维 A 和甲氨蝶呤起效常慢于环孢素和英夫利昔单抗，对于急性发病、系统症状严重的患者，可首先选择起效较快的环孢素和英夫利昔单抗。控制急性病情后再改用阿维 A、甲氨蝶呤或其他治疗。在治疗过程中应注意监测药物不良反应。阿维 A 的药物不良反应常呈剂量相关性，主要包括皮肤干燥及瘙痒、唇炎、血脂异常、肝肾毒性、骨及视力变化、脱发及致畸性。甲氨蝶呤存在骨髓抑制及肝毒性，可用于对阿维 A 无效或不能耐受其不良反应的患者。环孢素的不良反应主要有高血压、肾毒性、感染和恶性肿瘤风险。二线治疗包括阿达木单抗、依那西普、局部应用维生素 D 衍生物及他克莫司、光化学疗法。

　　近年来，随着对 GPP 发病机制研究的深入，IL-1β 抑制剂如 Gevokizumab 和 Canakinumab、IL-1 受体拮抗剂阿那白滞素、IL-17A 抑制剂司库奇尤单抗和依奇珠单抗也在一些病例报道中有较好的疗效，但尚缺乏随机对照研究评估其安全性及疗效。另外，近些年有报道在一些炎症性疾病，如炎症性肠病中，粒细胞单核细胞吸附分离技术（granulocyte and monocyte apheresis，GMA）有较好的疗效。GMA 的原理为移除活化的白细胞，同时还具有免疫调节功能，包括降低炎症因子、促进 Treg 分化及白细胞表面受体改变。在皮肤科领域内，GMA 已被报道可用于治疗坏疽性脓皮病、白塞病皮损、皮肤过敏性血管炎、SLE 皮损、Sweet 综合征、成人 Still 病、GPP 及银屑病性关节炎。GMA 不良反应轻微，或可作为复发难治性或不能耐受药物治疗的 GPP 患者未来的另一种治疗选择。

（作者：杨璐；审校：左亚刚，王涛）

参考文献

1. HOEGLER K M, JOHN A M, HANDLER M Z, et al. Generalized pustular psoriasis: a review and update on treatment. J Eur Acad Dermatol Venereol, 2018, 32 (10): 1645-1651.

2. QIN P, ZHANG Q, CHEN M, et al. Variant analysis of CARD14 in a Chinese Han population with psoriasis vulgaris and generalized pustular psoriasis. J Invest Dermatol, 2014, 134 (12): 2994-2996.

3. ZHANG C, ZHU K, ZHOU H, et al. Metabolic abnormalities are absent in patients with generalized pustular psoriasis. J Dermatol Sci, 2015, 78 (3): 239-240.

4. JIN H, CHO H H, KIM W J, et al. Clinical features and course of generalized pustular psoriasis in Korea. J Dermatol, 2015, 42 (7): 674-678.

5. UMEZAWA Y, OZAWA A, KAWASIMA T, et al. Therapeutic guidelines for the treatment of generalized pustular psoriasis (GPP) based on a proposed classification of disease severity. Arch Dermatol Res, 2003, 295 Suppl 1: S43-S54.

6. KARDAUN S H, KUIPER H, FIDLER V, et al. The histopathological spectrum of acute generalized exanthematous pustulosis (AGEP) and its differentiation from generalized pustular psoriasis. J Cutan Pathol, 2010, 37 (12): 1220-1229.

7. ROBINSON A, VOORHEES A S V, HSU S, et al. Treatment of pustular psoriasis: from the Medical Board of the National Psoriasis Foundation. J Am Acad Dermatol, 2012, 67 (2): 279-288.

8. MANSOURI B, RICHARDS L, MENTER A. Treatment of two patients with generalized pustular psoriasis with the interleukin-1β inhibitor gevokizumab. Br J Dermatol, 2015, 173 (1): 239-241.

9. SKENDROS P, PAPAGORAS C, LEFAKI I, et al. Successful response in a case of severe pustular psoriasis after interleukin-1β inhibition. Br J Dermatol, 2017, 176 (1): 212-215.

10. KANEKURA T. Clinical and immunological effects of adsorptive myeloid lineage leukocyte apheresis in patients with immune disorders. J Dermatol, 2018, 45 (8): 943-950.

病例 24
全身红斑、丘疹、水疱伴痒半年，再发加重 1 个月

病例介绍

患者男，66 岁。全身红斑、丘疹、水疱伴痒半年，再发加重 1 个月。

患者半年前大量饮酒后于双足出现多发针尖至绿豆大小水疱，瘙痒剧烈。于当地中医院就诊，予中药口服治疗（具体不详）2 个月，效果不佳，皮损逐渐加重并泛发全身，呈米粒至黄豆大小红斑、丘疹及水疱，伴明显瘙痒。3 个月前患者于当地县医院就诊，予地塞米松 5 mg×3 天→3 mg×3 天→1 mg×3 天（qd，静脉滴注）、"阿维 A" 30 mg/d×1 个月→20 mg/d×1 个月→10 mg/d×1 个月（口服）及 "依巴斯汀" 10 mg（bid，口服）治疗，皮损缓解，瘙痒

笔记

295

减轻，随后停用激素并维持口服抗组胺药。1个月前，患者双手掌侧、双足底再次出现多发红斑、丘疹及小水疱，伴大量渗液，迅速累及全身，伴剧烈瘙痒，手足皮损处红肿、疼痛，遂至北京协和医院皮肤科门诊就诊，查血常规：WBC 18.05×10^9/L，NEUT% 46.2%、8.33×10^9/L，EOS 39.4%、7.12×10^9/L；T-IgE 1082 KU/L，诊断"泛发性湿疹、嗜酸性粒细胞增多性皮病"，予依巴斯汀10 mg（qd，口服）、酮替芬1 mg（qn，口服）及止痒乳膏外用治疗，现患者为求进一步诊治，收入北京协和医院皮肤科病房。

既往史：40余年前因"甲亢"行甲状腺次全切除术，术前曾有低钾周期性麻痹病史；"白癜风"病史30余年，未治疗，逐渐泛发全身；"慢性荨麻疹"病史30余年，间断口服"依巴斯汀"治疗。饮酒30余年，每日饮约半斤白酒，已戒酒半年，不吸烟。余既往史、个人史、婚育史及家族史无特殊。

体格检查：一般情况良好，生命体征平稳，全身浅表淋巴结未触及肿大。全身皮肤色素脱失，呈瓷白色；头面、躯干、四肢泛发米粒至黄豆大小红斑、丘疹、结节及小水疱，腹部皮损处渗出明显（图24-1），伴糜烂、结痂。双手掌、足底增厚粗糙，上覆厚层黄色痂壳，可见多条较深裂隙，双足红肿，部分区域可见痂下水疱形成。口周可见红斑及细小鳞屑，下唇两条纵行裂隙形成。口腔黏膜、生殖器黏膜、眼结膜未见明显异常。

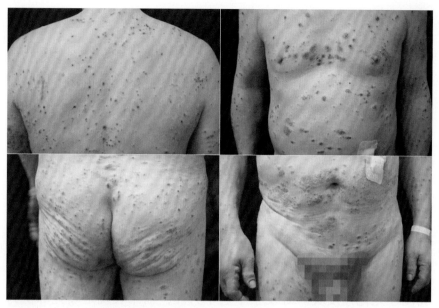

图 24-1　躯干、四肢泛发米粒至黄豆大小红斑、丘疹、结节及小水疱，腹部皮损处
渗出，躯干、四肢泛发性色素脱失斑

住院医师查房

　　患者老年男性，慢性病程，急性复发加重。临床以全身泛发红斑、丘疹、结节、水疱伴明显瘙痒为主要表现，本次复发前有系统糖皮质激素停药史。既往有"甲亢""白癜风""荨麻疹"病史及大量饮酒史，余无特殊。辅助检查提示外周血 EOS 及 T-IgE 水平升高。结合患者病史、临床表现及辅助检查结果，目前诊断首要考虑泛发性湿疹，于外院治疗减停药后出现病情复发加重。鉴别诊断包括以下几种疾病：①嗜酸性粒细胞增多性皮病。多见于中老年男性，临床多表现为红斑、丘疹、斑块等多形性损害，亦可呈红皮病样改变，伴明显瘙痒，诊断需满足：外周血 EOS $\geqslant 1.5 \times 10^9$/L 持续至少 6 个月，皮肤组织病理学检查可见

笔记

明显嗜酸性粒细胞浸润，并除外寄生虫感染等继发性 EOS 水平升高因素。本例患者临床表现可符合该病，但病程中仅于入院前一次查外周血 EOS 水平升高，尚不足以确诊，入院后可完善皮肤活检及导致 EOS 水平升高继发因素筛查以进一步除外。②结节性类天疱疮。为大疱性类天疱疮的临床变异型，表现为慢性瘙痒性结节样皮损，确诊主要依靠皮肤组织病理学检查发现表皮下水疱形成及 DIF、IIF 检查阳性。本例患者部分皮损呈结节样改变，但多数皮损呈红斑、丘疹、水疱等多形性损害，且急性期渗出明显，暂不支持该病表现，入院后可完善皮肤活检及免疫荧光检查除外。③慢性光化性皮炎。好发于中老年男性，临床表现是曝光部位为著的湿疹皮炎样皮损，急性期表现为泛发性水肿性红斑，可散在有丘疱疹和轻度渗出，慢性期可呈斑块、结节及苔藓样变，可伴瘙痒。本例患者合并泛发型白癜风，容易出现光敏性皮肤病变，但患者皮损于全身泛发、对称分布，不以曝光部位为重，且无春夏季加重特点，暂不考虑此诊断。

下一步诊疗计划：完善常规检查，如血、尿常规，肝、肾功能；患者既往甲亢病史，未规律随诊，可复查甲状腺功能；手掌、足底皮损处留取皮肤拭子送细菌及真菌培养、药敏检查；完善皮肤活检及 IIF、DIF 检查。予患者甲泼尼龙 40 mg（qn，静脉滴注）、依巴斯汀片 10 mg（bid）、酮替芬片 1 mg（qn，口服）对症止痒，以及其他补钙、补钾及护胃治疗，手足皮损处外用糠酸莫米松乳膏及硼锌糊，头皮、躯干及四肢皮损处外用卤米松乳膏及止痒乳膏。向上级医师汇报病情。

主治医师查房

患者老年男性，病史半年，于1个月前停用激素治疗后出现病情反复，主要表现为头面、躯干及四肢多发红斑、丘疹、结节、水疱等多形性损害，瘙痒剧烈，继发有糜烂、裂隙，急性期有大量渗液，皮损以腹部及双手掌、足底为著，掌跖部位增厚、粗糙并被覆较厚黄褐色痂壳。实验室检查提示外周血EOS明显升高，既往外院曾予系统糖皮质激素、抗组胺药等治疗有效。患者目前诊断泛发性湿疹可能性大，嗜酸性粒细胞增多性皮病不除外。除住院医师所提鉴别诊断外，尚需考虑以下几种疾病。①药疹：起病前有明确用药史，药疹皮损类型多样，可表现为麻疹样、猩红热样、湿疹样、紫癜样、多形红斑样及红皮病样等，往往伴有明显瘙痒，查外周血EOS水平升高，多于停用致敏药物后较快好转。本例患者临床呈湿疹样表现，瘙痒剧烈，EOS水平升高，不能除外药疹可能，但患者起病前及本次复发加重前均无可疑用药史，不考虑该诊断。②多形性日光疹：好发于中青年女性，临床多表现为日晒后出现曝光部分瘙痒及丘疹、丘疱疹、红斑、斑块等多形性皮损，但对单一患者则以单一形态为主，春夏季加重。本例患者皮损泛发并呈多形性，发病及复发与日晒无一定关系，不考虑该诊断。此外，还应考虑与接触性皮炎、特应性皮炎、真菌感染性疾病等相鉴别。综上，患者确诊尚需完善皮肤组织病理学检查，湿疹皮肤病理改变与病程相关，急性期可有表皮内海绵形成、真皮浅层血管周围炎症细胞浸润等改变，慢性期则可表现为角化过度、棘层肥厚、真皮血管壁及胶原纤维束增粗等，无明显的嗜

299

酸性粒细胞浸润及表皮下水疱形成，可进一步排除上述鉴别诊断。治疗方面，同意目前治疗方案，腹部渗出部位可加用硼酸溶液湿敷收敛，掌跖部位皮损较厚处可将卤米松乳膏外用改为封包治疗。此外，加用白凡士林全身加强润肤可进一步缓解患者瘙痒症状及辅助皮肤屏障修复。患者老年男性，系统应用糖皮质激素应重点注意其相关不良反应，如消化道出血、感染、血压及血糖升高、股骨头坏死等，密切监测患者病情，关注有无相关主诉及体征。

主任医师查房

住院医师补充病史资料。

入院经甲泼尼龙 40 mg（qn）静脉滴注、抗组胺药口服、糖皮质激素外用及全身加强润肤等治疗共 4 天后，患者目前瘙痒较前已明显缓解，夜间睡眠可，持续无新发皮损，全身红斑较前变淡，丘疹及结节样皮损逐渐变平，水疱全部消退，渗出明显减少，双手掌及足底痂壳变薄，双足红肿减轻。复查血常规示 EOS 已降至正常水平，肝、肾功能无异常，入院后完善皮肤活检，皮肤组织病理学检查示表皮角化过度、角化不全，棘层不规则肥厚、皮突延长，真皮浅层血管周围有以淋巴细胞、组织细胞为主的炎症细胞浸润，可见少量嗜酸性粒细胞。DIF、IIF 检查为阴性，粪便寄生虫镜检 3 次均为阴性，手掌、足底皮损处细菌培养 + 药敏结果示苯唑西林敏感的金黄色葡萄球菌生长。

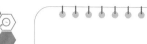

📋 主任医师总结病例特点

　　患者老年男性，慢性病程，急性加重，临床表现为泛发全身的红斑、丘疹、水疱、结节，双手掌及足底明显角化，皮损呈多形性、伴剧烈瘙痒，急性期有渗出倾向，均匀对称分布。结合患者病史、临床表现、皮肤病理、实验室检查结果及治疗反应，考虑患者泛发性湿疹诊断基本明确。鉴别诊断方面：患者入院复查血常规示 EOS 即已正常，且皮肤病理未见明显 EOS 浸润，不满足嗜酸性粒细胞增多性皮病诊断标准。但患者疾病早期 EOS 水平很高，仍不能除外嗜酸性粒细胞增多性皮病，要定期密切随访。皮肤病理未见表皮内或表皮下水疱形成，且 DIF、IIF 均为阴性，可基本除外结节性类天疱疮或大疱性类天疱疮等自身免疫性疱病，但患者年龄较大，应密切随诊，警惕后期发展为大疱性类天疱疮。既往合并甲亢、白癜风等多种免疫相关疾病，尚需警惕副肿瘤性疾病可能，可进一步完善血肿瘤标志物及内脏肿瘤影像学筛查。此外，本例患者基础有多年的泛发型白癜风，为其不同于一般泛发性湿疹患者的个体特点，白癜风为一种免疫介导的皮肤色素脱失性疾病，目前已证实其与多种其他免疫相关疾病相关，共病风险增加，包括特应性皮炎、斑秃、银屑病、自身免疫性甲状腺疾病及类风湿关节炎等，本例患者既往有明确甲亢病史，很可能与之相关，而皮肤方面，本例患者既往无明显的特应性疾病病史，发病年龄较大且皮肤屈侧受累不显著，尚不能满足特应性皮炎诊断标准，其与白癜风的关系值得讨论和关注。治疗方面，对于湿疹患者并不推荐系统应用激素，因为停药后容易复发。但如果病

笔记

情较重，常规治疗效果不好时可短期应用。针对本例患者皮损泛发，病情较重，静脉应用糖皮质激素迅速控制症状后可改为口服并根据病情逐渐减量，患者血常规及肝、肾功能无明显异常，于减量过程中可加用雷公藤多苷片稳定病情，手掌及足底部位细菌培养可见苯唑西林敏感的金黄色葡萄球菌生长，考虑继发细菌感染，可根据药敏结果于局部皮损处加用抗生素软膏外用治疗，并予患者高锰酸钾浸浴治疗预防其他部位继发感染。治疗过程中，应严密监测患者血常规和肝、肾功能等指标，警惕药物不良反应。

诊断

泛发性湿疹合并白癜风。

诊疗经过

患者经甲泼尼龙 40 mg（qd，静脉滴注）×4 天→甲泼尼龙片 32 mg（qd，口服）×3 天→甲泼尼龙片 24 mg（qd，口服）+雷公藤多苷片 20 mg（bid，口服）辅以抗组胺药物对症止痒，皮损处外用糖皮质激素、抗生素软膏及全身润肤等治疗后瘙痒明显缓解，全身皮损明显好转，仅遗留散在少量散在暗红斑及丘疹，双手掌及足底黄色痂壳脱落，维持 2 日后复查肝、肾功能示 ALT 升高（174 U/L），遂停用雷公藤多苷片，并加用复方甘草酸苷片及多烯磷脂酰胆碱胶囊保肝治疗，甲泼尼龙片继续逐渐减量（每 3 天减 4 mg 至 8 mg，qd，维持），期间皮损几近消退，局部遗留色素沉着斑及双手足部分角化，复查肝、肾功能 ALT 已降至正常，完善血肿瘤标志物及内脏肿瘤影像学筛查未见明显异常，病情稳定后准予出院，继续门诊随诊治疗。

病例讨论

　　湿疹是由多种内外因素引起的一种具有明显渗出倾向的炎症性皮肤病，瘙痒剧烈，容易复发，是皮肤科临床工作中最常见的疾病之一。从发病机制上看，目前一般认为湿疹主要是由复杂的内外激发因素所致的迟发型变态反应和皮肤刺激等非免疫机制共同作用的结果。临床表现可分为急性、亚急性及慢性 3 期。急性湿疹多表现为红斑基础上的多发粟粒大小丘疹、丘疱疹和小水疱，可继发有糜烂和渗出，可发生于体表任何部位，多呈均匀对称分布；亚急性湿疹皮损的炎症减轻、渗出减少，皮损表面的结痂、脱屑越发明显，亦可有轻度浸润；慢性湿疹则主要表现为患部皮肤的增厚粗糙、苔藓样变，而在掌跖及关节部位可产生皲裂而有疼痛感，患者在不同时期均可有明显的瘙痒，严重影响生活质量。根据累及范围的不同，又可将湿疹分为局限性和泛发性，前者多仅累及手部、外阴、乳房及耳部等局部皮肤，而后者皮损则泛发散布于全身，如钱币状湿疹、自身敏感性湿疹和乏脂性湿疹。实验室检查可能发现外周血嗜酸性粒细胞增多、血清 IgE 水平升高等。湿疹的皮肤组织病理学改变根据病期不同有所区别：急性期多表现为表皮内海绵形成，可有棘层细胞内及细胞间水肿，真皮浅层血管扩张，血管周围有轻度的炎症细胞浸润，以淋巴细胞为主；亚急性期可在急性期基础上出现轻度的角化过度、角化不全和棘层肥厚；而慢性期有明显的棘层增厚、角化过度、角化不全，细胞间及细胞内水肿则较前减轻。由于湿疹的临床表现并不特异，鉴别诊断主要需要考虑能够找到明确病因的各种皮炎类疾病，如特应性皮炎、接触性皮炎、瘀积性皮炎和脂溢性皮炎等，此外，需与浅部真菌感染、疥疮、嗜酸性粒细胞增多综合征等表现类似湿疹的疾病相鉴别，根据患者具体病情不同，有时尚需除外皮肤淋巴瘤和 Wiskott-Aldrich 综合征等少见疾病。治疗方面，湿疹的治疗主要目的是帮助患者迅速控制症状、改善生活质量及减少复发频率。基础治疗需要指导患者寻找并避免可能诱发病情加重的环境变应原及刺激原，忌搔抓、开水烫洗等刺激皮肤的行为，适当应用保湿润肤剂。局部治疗是治疗湿疹的主要手段，应根据病期和皮损的部位、类型选择适当的药物及剂型，如躯干部位的皮损，急性期渗出明显时可加用 3% 硼酸溶液湿敷、亚急性期无渗液时可应用糖皮质激素乳膏、慢性期肥厚皮损则可采用糖皮质激素软膏封包。系统治疗主要包括抗组胺药物、葡萄糖酸钙及维生素 C、糖皮质激素及免疫抑制剂等，口服或静脉应用糖皮质激素可用于迅速控制症状，病情明显缓解后于减量或停用时可加用免疫抑制剂，并密切关注、警惕药物不良反应的发生。其他辅助治疗手段包括物理治疗（如紫外线光疗）和中医中药治疗（雷公藤多苷片、复方甘草酸苷片）等。

本例患者另一值得讨论学习之处在于其合并有泛发型白癜风及可疑的自身免疫性甲状腺疾病，这些情况可能与此次湿疹发病有一定关联。白癜风是一种原发性、获得性皮肤黏膜色素脱失性疾病，其发病机制可能涉及遗传因素、神经精神因素、黑素细胞自毁、自身免疫、细胞因子、自由基作用和表皮氧化应激等多个层面，在自身免疫发病方面，目前国内外的学者均已证实白癜风患者同患其他自身免疫性疾病的风险升高，包括炎症性肠病、自身免疫性甲状腺疾病、斑秃、银屑病、恶性贫血、1 型糖尿病、重症肌无力、盘状和系统性红斑狼疮、干燥综合征、类风湿关节炎等，且与无共病的患者相比，合并有自身免疫性疾病的白癜风患者皮损更易泛发。虽然暂无白癜风患者共患湿疹的流行病学调查，但已有研究表明其相比正常人群更有可能合并特应性皮炎。因此，对于基础患有白癜风，尤其是泛发型白癜风的患者，出现湿疹样的皮损应怀疑是否有特应性皮炎可能，这一结论值得我们重视。

（作者：王煜坤；审校：左亚刚，王涛）

参考文献

1. 赵辨 . 中国临床皮肤病学 . 2 版 . 南京：江苏凤凰科学技术出版社，2017：759-765，1427-1435.

2. 中华医学会皮肤性病学分会免疫学组 . 湿疹诊疗指南（2011 年）. 中华皮肤科杂志，2011，44（1）：5-6.

3. GILL L，ZARBO A，ISEDEH P，et al. Comorbid autoimmune diseases in patients with vitiligo：A cross-sectional study. J Am Acad Dermatol，2016，74（2）：295-302.

4. SAWICKI J，SIDDHA S，ROSEN C. Vitiligo and associated autoimmune disease：retrospective review of 300 patients. J Cutan Med Surg，2012，16（4）：261-266.

5. ZHANG Z，XU S X，ZHANG F Y，et al. The analysis of genetics and associated autimmune diseases in Chinese vitiligo patients. Arch Dermatol Res，2009，301（2）：167-173.

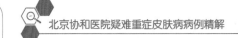

6. ACHARYA P，MATHUR M. Association of atopic dermatitis with vitiligo：A systematic review and meta-analysis. J Cosmet Dermatol，2020，19（8）：2016-2020.

7. MOHAN G C，SILVERBERG J I. Association of Vitiligo and Alopecia Areata With Atopic Dermatitis：A Systematic Review and Meta-analysis. JAMA Dermatol，2015，151（5）：522-528.

病例 25
躯干、四肢斑丘疹、斑片伴瘙痒 40 天

病例介绍

患者男，69 岁。躯干、四肢斑丘疹、斑片伴瘙痒 40 天。

患者于 40 天前躯干部位出现紫红色斑丘疹，粟粒至蚕豆大小，逐渐蔓延至四肢，以四肢末端为著，伴瘙痒。双手掌、足底角化增厚，伴疼痛，行走困难。否认发热、乏力、心慌、胸闷、恶心、呕吐、咳嗽、咳痰等。为进一步治疗，收入北京协和医院。

既往史：高血压 2 年，间断口服酒石酸美托洛尔片 200 mg（qd）；左侧股骨头无菌性坏死 8 年；无类似疾病家族史。

体格检查：一般情况良好，心肺腹未见明显异常。面部、躯干、四肢可见密集或散在的粟粒至蚕豆大紫红色扁平斑片、丘疹。双上肢及手背皮损肥厚，融合成片，可见 Wickham 纹，双

笔记

307

手掌、足底角化增厚，双足底可见蚕豆大角化性斑丘疹伴皲裂
（图 25-1），龟头可见散在红斑及环状斑片。口腔内未见皮损。

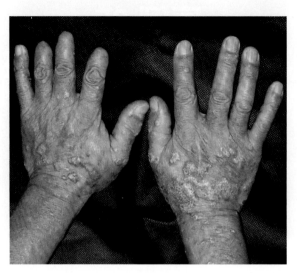

图 25-1　双手背暗红色斑片、斑丘疹，局部肥厚融合成片，表面可见 Wickham 纹

📋 住院医师查房

　　患者老年男性，临床主要表现全身出现散在紫红色扁平斑丘
疹、斑片，双上肢及手背皮损肥厚，融合成片，可见 Wickham
纹，伴瘙痒。既往有高血压病史，间断口服酒石酸美托洛尔片。
患者皮疹分布广泛，鳞屑显著，愈后有明显色素沉着。根据患者
临床表现，考虑以下疾病：①扁平苔藓。为常见的自身免疫介导
的炎症性疾病，人群发病率 0.5% ～ 1.0%，好发于 30 ～ 60 岁成
人。皮损常对称分布，Wickham 纹和口腔黏膜受累多见，但不易
产生炎症后色素沉着。组织病理表现为角化过度、棘层肥厚，基
底层液化变性，角质形成细胞凋亡，表皮基底层及真皮乳头层可
见胶样小体，真皮浅层带状淋巴细胞浸润。②扁平苔藓样角化病

（lichen planus-like keratosis，LPLK）：通常为单发的红色至暗红色、边界清楚的角化性斑片，常见于 50～60 岁女性的曝光部位，起病迅速，无明显症状或轻痒，特征为皮肤镜下可见聚集或散在的灰蓝色结节。组织病理可表现为扁平苔藓样、脂溢性角化样和红斑狼疮样，多数可见弹性纤维变性。③慢性苔藓样角化病（keratosis lichenoides chronica，KLC）：首发于四肢和腰骶部的紫红色角化斑丘疹，常多发，融合后呈平行线状或网状分布。多无瘙痒症状。部分患者有典型的甲改变，特别是甲周组织疣状肥大。

下一步诊疗计划：完善组织病理检查，完善血、尿常规，肝、肾功能等常规检查，向上级医师汇报病情。

🔖 主治医师查房

组织病理回报：皮肤病理示角化过度，角化不全，棘层增厚，基底层液化变性，真皮浅层带状淋巴细胞及嗜酸性粒细胞浸润（图 25-2）。

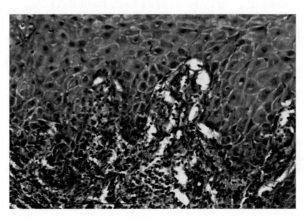

图 25-2 基底层液化变性，真皮浅层淋巴细胞及嗜酸性粒细胞浸润（HE×400）

[图片出处：王亚男，渠涛，李丽.β 受体阻滞剂致扁平苔藓样药疹一例.中国麻风皮肤病杂志，2018，34（6）：360-361.]

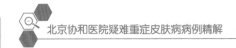

患者老年男性，以躯干、四肢出现丘疹伴瘙痒为主要表现，主要特点如下：①临床表现为全身散在分布的粟粒至蚕豆大紫红色扁平斑丘疹、斑片，表面可见 Wickham 纹；②组织病理示角化过度，角化不全，棘层增厚，基底层液化变性，真皮浅层带状淋巴细胞及嗜酸性粒细胞浸润；③既往为治疗高血压，近 2 年间断口服酒石酸美托洛尔片 200 mg（qd）。左侧股骨头无菌性坏死 8 年。诊断首先考虑扁平苔藓。但患者组织病理还可见真皮内嗜酸性粒细胞浸润，不能除外扁平苔藓样药疹（lichenoid drug eruptions，LDE）。其他支持扁平苔藓样药疹的病理特点有灶性角化不全，局灶性颗粒层增厚，角质层和颗粒层内存在胶样小体等。从用药史来看，患者发疹前 2 年内口服 β 受体阻滞剂。根据文献，最常引起扁平苔藓样药疹的药物为噻嗪类利尿药、血管紧张素转化酶抑制剂、抗疟药、青霉胺、β 受体阻滞剂、非甾体类抗炎药、磺脲类降糖药等。且由于扁平苔藓样药疹潜伏期较长，可为数周至 3 年，因此本例患者不能排除药疹诊断。结合患者的临床表现、病理结果和用药史，考虑扁平苔藓样药疹可能性大。扁平苔藓样药疹好发于老年人，多于停药后逐渐康复。治疗方面：口服阿维A，局部外用他克莫司软膏，双手掌、足底角化增厚部位加用 3% 水杨酸软膏封包治疗。

主任医师查房

患者老年男性，长期口服酒石酸美托洛尔片后，躯干、四肢出现丘疹、斑片伴瘙痒。组织病理符合扁平苔藓样药疹。本例患者的诊断思路可以从以下几方面入手：①临床表现方面。表现为全身散在分布的粟粒至蚕豆大紫红色扁平斑丘疹，考虑的疾病包括扁平苔藓、扁平苔藓样角化症、慢性苔藓样角化病。扁平苔藓样角化病多数单发，故主要与扁平苔藓和慢性苔藓样角化病鉴别。②病理表现方面。角化过度，角化不全，棘层增厚，基底层液化变性，真皮浅层带状淋巴细胞及嗜酸性粒细胞浸润。扁平苔藓多数无嗜酸性粒细胞浸润，可除外扁平苔藓。慢性苔藓样角化病病理上表现为表皮棘层肥厚与棘层萎缩交替存在，胶样小体数量多且比较大，炎性浸润，并且浸润相对较深，可除外慢性苔藓样角化病。③既往间断口服酒石酸美托洛尔片 2 年。结合患者发病年龄、临床表现、病理检查、用药史，诊断首先考虑扁平苔藓样药疹，但其临床表现与组织病理均与扁平苔藓相似，常易误诊、漏诊，主要鉴别点为：①扁平苔藓样药疹真皮浅层有嗜酸性粒细胞浸润；②扁平苔藓样药疹发病前有明确长期用药史；③扁平苔藓样药疹停药后皮损可在数日至数周内消退。治疗方面，首先应停服可疑药物，但由于各种 β 受体阻滞剂之间可能存在交叉反应，因此，更换 β 受体阻滞剂时需评估皮损复发风险。阿维 A 是治疗扁平苔藓样药疹的一线用药，系统性糖皮质激素也较常用。但由于本例患者左侧股骨头无菌性坏死，故不建议系统性应用糖皮质激素。本例患者的治疗方案为：停止口服酒石酸美托洛尔片，同意针对扁平苔藓样药疹的治疗，由于患者左侧股骨头无菌性坏死，故不建议使用糖皮质激素。

诊断

扁平苔藓样药疹。

诊疗经过

患者停用酒石酸美托洛尔片，给予口服阿维 A 30 mg（qd），共 1 个月。手足、四肢皮损处局部外用 3% 水杨酸软膏、0.1% 他克莫司软膏。双手掌、足底外用 3% 水杨酸软膏封包治疗。皮损明显消退，瘙痒消失。

病例讨论

扁平苔藓样药疹是一种因口服或外用药物、接触金属、食物过敏或患系统性疾病而导致的炎症性皮肤病。该病好发于老年人，无性别差异。最常引起扁平苔藓样药疹的药物为噻嗪类利尿药、血管紧张素转化酶抑制剂、抗疟药、青霉胺、非甾体类抗炎药、磺脲类降糖药、β 受体阻滞剂等。该病潜伏期较长，通常为数周至 3 年；潜伏期长短与药物种类、用药频次、剂量和个体敏感性有关，存在暴露史的患者本次发病潜伏期较短。

典型临床表现为广泛分布的紫红色扁平斑片、丘疹，伴大量脱皮和鳞屑，皮损好发于躯干、四肢伸侧、手背，可扩展到黏膜区，特别是外阴。相比扁平苔藓，扁平苔藓样药疹的皮损面积更大，呈多形性，更形似湿疹样皮损，通常不累及扁平苔藓的好发部位，如四肢屈侧，且 Wickham 纹更少见。结合本例患者的临床特点，其虽然表现有 Wickham 纹，但符合扁平苔藓样药疹的其他典型临床表现。

组织病理上，扁平苔藓样药疹常表现为灶性角化不全，局灶性颗粒层增厚，角质层和颗粒层内存在胶样小体，基底层细胞液化变性。真皮浅层淋巴细胞及嗜酸性粒细胞带状浸润，浅层和深层血管周围浸润。扁平苔藓患者则少见灶性角化不全、嗜酸性粒细胞浸润和血管周围浸润，可据此鉴别诊断。

该病发病机制可能是外界刺激（如药物等）激活细胞毒性 CD8（＋）T 细胞和 NK 细胞侵入真表皮，和其中生理状态下即存在的抗原靶点发生交叉反应，分别通过释放穿孔素和颗粒酶 B 等细胞毒分子，或通过 Fas/FasL 系统介导，对基底层的角质形成细胞造成自身免疫性损伤并诱导其凋亡。这两种潜在的致病通路仅活跃于扁平苔藓样药疹的皮损周围，而非扁平苔藓皮损，可部分解释两种疾病的临床表现和病理差异。

治疗应首先停服可疑药物，通常皮损将在数日至数周内自行缓解。然而，由于多种 β 受体阻滞剂均可引起扁平苔藓样药疹，相互间可能存在交叉反应，因此，在更换 β 受体阻滞剂时需评估皮损复发风险。阿维 A 是治疗扁平苔藓样药疹的一线用药，系统性糖皮质激素也较常用。但由于本例患者左侧股骨头无菌性坏死，故不建议系统应用糖皮质激素。本例患者停用酒石酸美托洛尔片后，口服阿维 A，手足、四肢皮损处局部外用 3% 水杨酸软膏，双手掌、足底外用 3% 水杨酸软膏封包治疗。1 个月后皮损明显消退，瘙痒消失，说明药物治疗效果较好。对于其他无禁忌证的重症患者，也可系统应用糖皮质激素进行治疗。

（作者：杨语嫣，王亚男，李丽；审校：左亚刚，王涛）

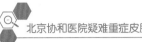

参考文献

1. MERK H F，VANSTREELS L，MEGAHED M. Lichenoide Arzneimittelreaktionen [Lichenoid drug reactions]. Hautarzt，2018，69（2）：116-120.

2. PAYETTE M J，WESTON G，HUMPHREY S，et al. Lichen planus and other lichenoid dermatoses：Kids are not just little people. Clin Dermatol，2015，33（6）：631-643.

3. AN I，DEMIR V，AKDENIZ S. Lichenoid drug eruption induced by colchicine：case report. Cutan Ocul Toxicol，2017，36（2）：199-200.

4. BRAUER J，VOTAVA H J，MEEHAN S，et al. Lichenoid drug eruption. Dermatol Online J，2009，15（8）：13.

5. BODMER M，EGGER S S，HOHENSTEIN E，et al. Lichenoid eruption associated with the use of nebivolol. Ann Pharmacother，2006，40（9）：1688-1690.

6. LAGE D，JULIANO P B，METZE K，et al. Lichen planus and lichenoid drug-induced eruption：a histological and immunohistochemical study. Int J Dermatol，2012，51（10）：1199-1205.

7. FESSA C，LIM P，KOSSARD S，et al. Lichen planus-like drug eruptions due to β-blockers：a case report and literature review. Am J Clin Dermatol，2012，13（6）：417-421.

笔记

病例 26
曝光部位红斑、异色改变半年余，周身瘙痒性红斑、丘疹1个月

📋 病例介绍

患者女，65岁。曝光部位红斑、异色改变半年余，周身瘙痒性红斑、丘疹1个月。

患者约半年前于日晒后，双侧颊部出现片状暗红斑，伴皮肤异色改变，否认瘙痒、疼痛等，否认外用刺激性物品。患者未重视，后逐渐于眶周、额头、胸前"V"字区及项部出现类似红斑及皮肤异色改变，期间患者否认肌肉酸痛、无力、发热、呼吸困难、吞咽困难等改变。患者遂就诊外院，查ANA、抗ENA提示斑点型1 : 3200、颗粒型1 : 1000阳性；肌炎抗体谱7项均为（−），CK 68 IU/L，ESR 62 mm/h；肿瘤标志物未见显著异常。胸部CT提示双肺纹理增粗，双上肺陈旧病变。取项部红斑处完善皮肤病

315

理活检，结果提示界面皮炎改变。遂诊断"无肌病型皮肌炎"，予患者口服羟氯喹 0.2 g（bid）及外用尤卓尔、吡美莫司等治疗。用药1个月后逐渐于躯干出现米粒大小瘙痒性红斑、丘疹，密集分布，并逐渐泛发至四肢、头皮等，瘙痒显著，影响睡眠，并逐渐出现四肢可凹性水肿。否认发热、水疱、表皮剥脱及黏膜受累。患者遂停用羟氯喹，再次就诊外院，予口服中药治疗，效果欠佳。患者为行进一步诊治至北京协和医院就诊。平素精神、食欲可，睡眠欠佳，大小便正常，体重较前减轻 2 kg。

既往史：高血压病史30年，规律药物控制佳。糖尿病10年，平素规律药物治疗，控制可。"乳腺癌"11年，已行根治性治疗，定期复查未见复发。家族高血压史。

体格检查：一般情况良好，右乳呈术后改变。双侧颈部可及黄豆大小肿大淋巴结，质略硬，否认压痛。双上、下肢肌力正常 V 级，肌肉无压痛。躯干、四肢弥漫性潮红斑（ > 90% BSA），可见片状白色细屑；双手、足及四肢为著，伴重度可凹性水肿，局部可见皮肤皲裂（图 26-1）。额头、眶周、双颊、颈项部位可见片状色素沉着斑片。双手甲周可见红斑，指间关节伸侧可见粗糙红斑。

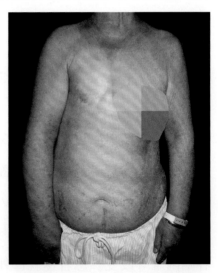

图 26-1　躯干、四肢弥漫性潮红斑，可见片状白色细屑；双手、足及四肢为著，伴重度可凹性水肿，局部可见皮肤皲裂

住院医师查房

患者老年女性,慢性病程;临床表现为日晒后曝光部位出现的红斑、皮肤异色症改变,可见"V"字征、披肩征,否认肌痛及肌力异常,CK 正常,ANA(+),肌炎抗体谱(-)。病程中服用羟氯喹约 1 个月左右出现周身瘙痒性红斑丘疹,逐渐融合成弥漫性潮红斑伴脱屑,伴双手、足可凹性水肿;否认发热及黏膜改变;既往乳腺癌、高血压、糖尿病病史,控制稳定;外院活检提示界面皮炎改变。患者诊断从两个方面考虑:其一,曝光部位出现红斑、皮肤异色改变;其二,周身泛发的瘙痒性红斑、斑丘疹。

以第一点作为切入点,诊断及鉴别诊断如下。①皮肌炎:本病为病因不明的自身免疫性结缔组织病,多见于女性患者,好发年龄在儿童和成人呈"双峰"分布,目前认为本病发生于遗传易感性个体,是由外部因素(如恶性肿瘤、药物或感染)触发,由患者的自身免疫反应所介导,血清中的自身抗体可能直接针对细胞质抗原。根据不同临床表现可分为经典型皮肌炎及无肌病型皮肌炎。典型皮损有 Gottron 丘疹和向阳性皮疹。Gottron 丘疹表现为红色至紫罗兰色丘疹,呈对称性分布,见于掌指(趾)关节和指(趾)间关节伸面(背面),常伴有鳞屑,可能形成溃疡。向阳性皮疹是指上眼睑红色至紫罗兰色的皮疹,有时伴有眼睑水肿。其他皮疹还可包括 Gottron 征、Heliotrope 征、皮肤异色症、泛发性红皮病、枪套征、甲周异常、头皮银屑病样改变及皮肤钙化等。而在系统受累方面,常见如肌肉受累,多累及四肢近端肌群,尤其是伸肌群,一般对称发生,随着病情进展,所有肌群均可受累；肺部病变，常表现为弥漫性肺间质纤维化；心脏病变，多表现为心律失常或传导阻滞；恶性肿瘤，泌尿生殖系统恶性肿瘤（尤其卵巢癌）和直肠癌尤为常见，其他包括鼻咽癌、乳腺、肺、胃肠道等。无肌病型皮肌炎又可细分为：微肌病性皮肌炎（hypomyopathic dermatomyositis，HDM），患者在实验室检查、肌电图、肌活检或影像学检查时有肌炎的亚临床证据，但临床上没有肌无力；无肌病性皮肌炎，患者既无临床肌无力，也没有实验室检查和肌肉检查异常。结合患者目前临床特点，高度考虑无肌病性皮肌炎可能。入院后再次完善抗核抗体 ANA、抗 ENA、补体等评估。完善系统检查除外系统受累。患者既往合并乳腺癌病史，本次出现皮肌炎表现，应重点筛查肿瘤复发、新发等证据。②红斑狼疮（lupus erythematosus，LE）：包括急性皮肤型红斑狼疮（acute cutaneous lupus erythematosus，ACLE）、亚急性皮肤型红斑狼疮（subacute cutaneous lupus erythematosus，SCLE）和慢性皮肤型红斑狼疮（chronic cutaneous lupus erythematosus，CCLE）。其中属于 CCLE 的盘状红斑狼疮（discoid lupus erythematosus，DLE）最为常见。DLE 呈慢性病程，常在日光照射强烈的季节发病，典型皮损表现为曝光部位出现的小丘疹，逐渐扩大呈浸润性红斑，表面有黏着性鳞屑，剥下鳞屑见毛囊角栓形成。慢性皮损中央萎缩形成瘢痕，伴有毛细血管扩张、色素沉着或色素减退。ACLE 中的双颊部蝶形红斑也可表现为双颊部出现的类似皮疹表现。病理表现上可见角化过度，毛囊角栓，表皮萎缩，基底细胞液化变性，真皮血管及附属器周围淋巴细胞呈块状浸润。皮损处 DIF 检查示表皮真皮交界处有 IgG 及（或）IgM 及（或）C_3 沉积。患者临床表现为曝光部位出现的皮肤异色症改变，外院皮肤活检提示界面皮炎改变，在真皮血管及附属器周围可见淋巴细胞灶状浸润，考虑不除外本病诊断。③面部皮炎：包括激素依赖性皮炎、炎症后色素沉着、光敏性疾病，如多形性日光疹等也可出现面部受累的红斑、褐色斑等异色征改变，但患者否认前驱外用激素史，否认颜面部皮疹、炎症病史，未出现多形性皮疹改变，该类疾病可能性不大。

以第二阶段周身泛发的瘙痒性红斑、斑丘疹为切入点，根据患者皮疹面积诊断红皮病较为明确。红皮病病因方面鉴别诊断如下。①药疹：患者在应用羟氯喹1个月左右出现周身瘙痒性水肿性红斑、斑丘疹、脱屑。否认发热、黏膜改变等，结合患者皮疹形态及病史，考虑不除外羟氯喹所致的药疹可能。入院后完善患者嗜酸性粒细胞，肝、肾功能等评估。但不支持点为患者停药后经抗组胺治疗，症状并未见显著好转。必要时需完善皮肤活检明确。②皮炎、湿疹：泛发性湿疹、嗜酸性粒细胞增多性皮病、脂溢性皮炎、系统接触性皮炎、特应性皮炎等均可表现为泛发全身的多形态皮疹伴瘙痒。考虑不除外泛发性湿疹可能。

下一步诊疗计划：完善血、尿、便常规，肝、肾功能，血沉，胸片及心电图等常规检查检验；复查自身抗体谱、肌酶、类风湿因子、补体等；完善胸腹盆CT、肿瘤标志物、浅表淋巴结超声等评估；完善皮肤活检进一步明确诊断。嘱患者大量饮水，促进药物排泄。目前躯干、四肢红斑处外用糠酸莫米松及白凡士林，肿胀处3%硼酸洗液湿敷治疗；口服开思亭、酮替芬对症止痒治疗；向上级医师汇报病情。

主治医师查房

　　患者老年女性，病程可分为两部分：一部分为曝光部位出现的红斑、皮肤异色症样改变。否认肌肉症状。外院检查提示 ANA 高滴度阳性，CK 正常，肌炎抗体谱（−），皮肤活检病理符合界面性皮炎改变。随后第二部分表现为在治疗皮肌炎过程中服用羟氯喹 1 个月左右出现瘙痒性红斑、丘疹，融合成片，逐渐呈红皮病样改变。从第一部分病程考虑，结合患者较为特征性的皮疹表现：Gottron 疹、"V" 字征、披肩征、甲周红斑等改变，结合患者外院皮肤病理提示界面性皮炎改变，高度考虑皮肌炎可能。根据皮肌炎的分类及诊断标准：无肌病性皮肌炎诊断标准包括皮肤活检证实的典型皮肌炎皮损而无肌无力且肌酶正常 ≥ 6 个月（疑诊）/ ≥ 24 个月（确诊）。本例患者无肌肉受累临床表现，CK 正常，但未满 6 个月，目前高度考虑临床无肌病性皮肌炎可能性大。40 岁以上的皮肌炎患者合并肿瘤风险较高，本例患者在 11 年前已诊断为乳腺癌并行根治性手术，本次出现皮肌炎，需高度警惕肿瘤再发、新发的可能。外院肿瘤标志物阴性，入院后完善胸腹盆 CT、淋巴结超声，必要时完善 PET-CT。另外，需密切关注患者肌肉方面症状、体征及实验室检查变化，包括肌酶谱、MRI 及肌电图等。鉴别诊断方面，需与重叠综合征、抗合成酶抗体综合征等进行鉴别。重叠综合征即临床特点及实验室检查上同时符合两种结缔组织病，如皮肌炎合并系统性红斑狼疮等。入院后再次完善免疫指标筛查，进行肺、肾、心、血液等系统评估。抗合成酶抗体综合征则为一组特殊的症候群，包括肌炎、肺间质病变、对称性多关节炎、急性发热、技工手、雷诺现象等。追问病史,患者否认肌肉、关节不适,否认发热及雷诺现象,未见Jo-1特征性抗体阳性,考虑可能性小。

从第二部分红皮病入手考虑,常见红皮病原因包括原有皮肤病加重,常见皮肤病包括特应性皮炎、皮炎（多形性日光疹）、湿疹、银屑病等;药物诱发;肿瘤,如蕈样肉芽肿、某些内脏肿瘤等及特发性肿瘤。结合患者病史,否认既往合并特应性皮炎、皮炎、湿疹、银屑病等个人史及家族史,因此需积极除外药物及肿瘤所致红皮病可能。药物方面,患者近期规律服用羟氯喹,需高度怀疑羟氯喹所致红皮病型药疹可能。完善嗜酸性粒细胞水平检查及皮肤活检明确性质。治疗方面,同意目前方案。

主任医师查房

住院医师补充化验资料。

患者入院后完善血常规:WBC 5.6×10^9/L,EOS% 20.8%,EOS# 1.16×10^9/L,肝、肾功能未见显著异常,CK 56 U/L,CKMB-mass 0.5 μg/L。免疫方面:ANA（+）H1 ∶ 160,核点型（+）1 ∶ 320,DNA-ELISA 阴性,DNA-IF 阴性,ENA 抗体均为阴性。补体 C_3 1.008 g/L,C_4 0.154 g/L。浅表淋巴结超声检查示双侧腋下淋巴结皮质增厚,双侧腹股沟区淋巴结皮质稍增厚。胸部 CT 示右侧乳腺术后改变,双肺多发微小结节,右心膈角区及左侧腋窝多发肿大淋巴结。腹盆 CT 未见显著异常。取右前臂红斑、肿胀处皮肤进行活检,结果示角质层角化过度,可见毛囊角栓;基底层可见局灶点状液化变性,表皮中可见角化不良细胞。真皮乳头

321

部分水肿，真皮中可见少量嗜酸性粒细胞浸润。外院病理会诊（项部皮肤）：角质层可见网篮状的角化过度，部分表皮萎缩，棘细胞层变薄，基底层可见局灶点状液化变性。真皮中可见色素失禁，大量嗜色素细胞，真皮中可见扩张血管，血管周围可见炎性细胞浸润，以淋巴细胞、组织细胞为主（图 26-2）。

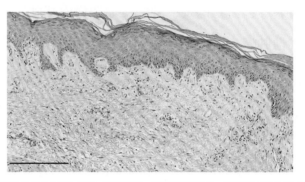

角质层可见网篮状的角化过度，部分表皮萎缩，棘细胞层变薄，基底层可见局灶点状液化变性。真皮中可见色素失禁，大量嗜色素细胞，真皮中可见扩张血管，血管周围可见炎性细胞浸润，以淋巴细胞、组织细胞为主。

图 26-2　组织病理

主任医师总结病例特点

患者老年女性，慢性病程。临床表现为：①日晒后曝光部位出现红斑、皮肤异色症改变，可见"V"字征、披肩征，否认肌痛及肌力异常，CK 正常，ANA 高滴度（+），外院病理提示界面炎症。既往乳腺癌病史已做根治术治疗。诊断考虑无肌病性皮肌炎可能性大。诊断及鉴别诊断思路方面，需要考虑红斑狼疮、硬皮病、重叠综合征等，但需结合患者系统症状、体征改变。②因诊断皮肌炎，患者开始规律服用羟氯喹，1 个月左右出现周身瘙痒性红斑丘疹，逐渐融合成弥漫性潮红斑（＞90% BSA）

伴脱屑,伴双手、足可凹性水肿;否认发热及黏膜改变。实验室检查提示嗜酸性粒细胞水平显著升高,取红斑、水肿处皮肤病理显示表皮中可见角化不良细胞,真皮中可见少量嗜酸性粒细胞浸润,提示药物反应。结合临床诊断考虑红皮病明确,病因为羟氯喹所致红皮病型药疹可能性大。诊断思路方面可以从红皮病角度入手,常见如特应性皮炎、湿疹、银屑病、药物、肿瘤等。本例患者的诊断要点在于早期识别皮疹,因羟氯喹所致药疹较为少见,一旦确诊后治疗同一般药疹。

诊断

无肌病性皮肌炎,红皮病型药疹(羟氯喹所致)。

诊疗经过

入院后嘱患者避免再次服用羟氯喹,多饮水,促进药物代谢。患者经口服开思亭、酮替芬对症,躯干、四肢红斑处外用糠酸莫米松,肿胀处予3%硼酸洗液湿敷,加强白凡士林润肤等治疗后,周身红斑面积较前显著缩小,水肿消退。实验室检查中嗜酸性粒细胞水平较前降低。患者出院后继续门诊随诊。

病例讨论

羟氯喹具有免疫调节和抗感染作用,被广泛应用于免疫相关疾病的治疗,如系统性红斑狼疮、类风湿关节炎等,具体表现为抑制免疫系统的过度激活、抑制炎症细胞产生炎症因子,还可以抑制炎症细胞如中性粒细胞向炎症组织的迁移等。此外，羟氯喹常用于光敏疾病的治疗，可通过吸收紫外线从而阻断光线导致的皮肤反应，并可通过稳定黑素细胞而实现光保护作用。羟氯喹是一种较为温和、安全的药物，但也存在一些不良反应，例如：①心血管系统。曾报道出现 QT 间期延长、室性心律失常及尖端扭转型室性心动过速。②血液系统。可能发生严重的血液系统疾病，包括再生障碍性贫血、粒细胞缺乏症、白细胞减少症及血小板减少症等。③眼部。长时间应用可有不可逆性视网膜病变。④内分泌及代谢。使用或不使用降糖药治疗的患者可发生严重的甚至危及生命的低血糖，伴意识丧失。⑤皮肤。有可能使银屑病发生严重恶化及药疹的可能。羟氯喹所致的皮肤不良反应的表现呈多样性，轻度表现为丘疹、色素沉着，重者也可出现红皮病、急性泛发性发疹性脓疱病、伴嗜酸性粒细胞增多和系统症状的药物反应、Stevens-Johnson 综合征及中毒性表皮坏死松解症等。由于临床中由羟氯喹引起的药疹并不常见，因此早期识别对诊断及后续治疗很重要。在鉴别诊断方面，由于羟氯喹起效时间较长，通常需要 2～3 个月，因此仍需要与原发病的波动进行鉴别。

　　羟氯喹所致药疹通常为轻中度，因此根据疾病严重程度，有时可不停用羟氯喹，而仅予对症支持治疗。若一旦皮疹无法得到有效控制或起病时即表现为重症药疹或合并系统症状，则需立即停用羟氯喹。在充分系统评估后予相应治疗，必要时需应用系统性糖皮质激素。

（作者：王海朦；审校：左亚刚，王涛）

参考文献

1. MÜLLER-CALLEJA N, MANUKYAN D, CANISIUS A, et al. Hydroxychloroquine inhibits proinflammatory signalling pathways by targeting endosomal NADPH oxidase. Ann Rheum Dis, 2017, 76（5）：891-897.

2. FAIRLEY J L, OON S, SARACINO A M, et al. Management of cutaneous manifestations of lupus erythematosus：A systematic review. Semin Arthritis Rheum, 2020, 50（1）：95-127.

3. 马晴, 崔芬芳, 何琴. 69例羟氯喹不良反应文献分析. 中南药学, 2018, 16（12）：1799-1803.

4. MATSUDA T, LY N T M, KAMBE N, et al. Early cutaneous eruptions after oral hydroxychloroquine in a lupus erythematosus patient：A case report and review of the published work. J Dermatol, 2018, 45（3）：344-348.

5. PAI S B, SUDERSHAN B, KURUVILLA M, et al. Hydroxychloroquine-induced erythroderma. Indian J Pharmacol, 2017, 49（1）：132-134.

6. BANO S, BOMBARDIERI S, DORIA A, et al. Lupus erythematosus and the skin. Clin Exp Rheumatol, 2006, 24（1 Suppl 40）：S26-S35.

笔记

病例 27
面部、臀部、双下肢红色结节、肥厚斑块 8 年

病例介绍

患者女，58 岁。面部、臀部、双下肢红色结节、肥厚斑块 8 年。

患者于 8 年前无明显诱因面部、臀部、双下肢出现红色结节、肥厚斑块，双下肢轻度水肿。既往甲亢病史 9 年，曾到当地医院就诊，多次查甲状腺功能：游离三碘甲状腺原氨酸（free triiodothyronine，FT$_3$）34.56 pmol/L ↑（正常范围 3.19 ～ 9.15 pmol/L），游离甲状腺素（free thyroxine，FT$_4$）50.84 pmol/L ↑（正常范围 9.11 ～ 25.4 pmol/L），促甲状腺素（thyroid stimulating hormone，TSH）0.07 μIU/mL ↓（正常范围 0.3 ～ 5.0 μIU/mL），行甲亢同位素治疗。就诊于北京协和医院皮肤科后多次查：FT$_3$ 1.56 pg/mL ↓（正常范围 1.8 ～ 4.1 pg/mL），FT$_4$ 0.5 ng/dL ↓（正常范围 0.81 ～ 1.89 ng/dL），TSH 85.627 μIU/mL ↑（正常范围

笔记

0.66 ～ 1.92 μIU/mL），查 TSH 受体抗体＞ 40 IU/L ↑（正常范围＜ 2.5 IU/L），甲状腺超声提示甲状腺弥漫性病变。为进一步诊治，遂来北京协和医院就诊。

既往史：甲亢病史 9 年，已行同位素治疗；白癜风病史 15 年。

体格检查：生命体征平稳，一般情况良好。全身浅表淋巴结未触及肿大。双侧甲状腺 I 度肿大，不规则。双手手指、双下肢轻度非凹陷性水肿。

皮肤科查体：左面部、臀部、双下肢、双足背多发肥厚性暗红色或紫红色界清斑块、红色结节（图 27-1A ～图 27-1C）。躯干、双上肢散在多发界清色素脱失斑（图 27-1D）。口腔黏膜、生殖器黏膜、眼结膜未见异常。

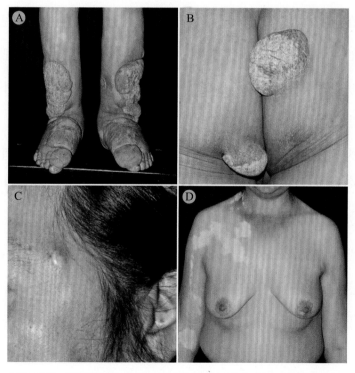

A+B+C. 患者双下肢、双足背、臀部、左侧面部多发肥厚性暗红色或紫红色界清斑块、红色结节；
D. 躯干、右上肢多发界清色素脱失斑。

图 27-1　皮肤科查体

住院医师查房

患者中老年女性，慢性病程，以面部、臀部、双下肢、双足背出现肥厚性斑块结节为主要表现，患者诊断从两个方面考虑，一是临床表现及发病部位；二是既往甲亢病史。从皮损来看左面部、臀部、双下肢、双足背多发肥厚性暗红色斑块、红色结节，四肢非凹陷性水肿；查 TSH 受体抗体较高，左甲状腺素钠片治疗满意。故根据临床表现、实验室检查和甲状腺疾病病史，首先考虑胫前黏液性水肿（pretibial myxedema，PTM）。PTM 又称局限性黏液性水肿，是自身免疫性甲状腺疾病的甲状腺外症状之一，PTM 绝大多数发生在胫前，少数发生在足背或脚趾，也有极少数发生在上肢、肩部、耳郭、鼻部的病例报道，但这些极少见部位皮损的患者都有局部外伤或重压等机械性损伤史。PTM 一般无自觉症状，偶有瘙痒、微痛和多汗。皮损常呈对称性，大小不等，稍高出皮面，局部皮肤增厚、变粗，和正常皮肤分界清晰，临床上分为局限型、弥漫型、象皮病型。临床上应与黏液水肿性苔藓鉴别，后者皮损为圆顶、质软、直径 2 ～ 4 mm 的丘疹，表面有蜡样光泽，可密集分布融合成斑块，好发于手足背、四肢伸侧、上胸背、腋窝及面部，与本病的临床表现不同。象皮病型 PTM 应与淋巴回流障碍和静脉功能不全引起的水肿相鉴别。

下一步诊疗计划：完善组织病理检查、常规检查，如血、尿常规，肝、肾功能；复查甲状腺功能、甲状腺超声等检查；完善眼科检查，排查甲状腺相关眼病。诊疗方面：局部外用糖皮质激素，

较大皮损行复方倍他米松注射液局部封闭。口服左甲状腺素钠片
150 μg（qd）。眼科、内分泌科多学科会诊，根据患者病情调整
诊疗方案。向上级医师汇报病情。

📋 主治医师查房

组织病理检查示角化过度，皮突延长，真皮浅中层组织疏松
（图 27-2）。

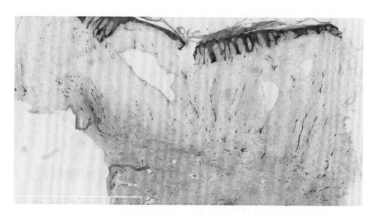

病理（左小腿）检查示角化过度，皮突延长，真皮浅中层组织疏松（HE×40）。

图 27-2 组织病理检查

[图片出处: WANG Y N, WANG T, MA D L, et al. Elephantiasic Pretibial Myxedema with Involvement
of the Buttocks and Face. Chin Med J（Engl），2017，130（15）：1887-1888.]

患者中老年女性，表现为面部、臀部、双下肢非凹陷性水肿
和结节，既往甲亢病史。故依据以上分析，本例患者首先考虑
PTM，组织病理检查也支持该诊断，需进一步行免疫组化安申兰
染色确诊。需要与之鉴别的疾病包括腿部慢性淋巴管和静脉阻塞
引起的瘀积性皮炎、慢性皮炎及皮肤黏蛋白病（见于红斑狼疮、
皮肌炎和硬皮病患者）。PTM 也可能类似于苔藓样皮肤淀粉样变、

笔记

肥厚性扁平苔藓及类脂质渐进性坏死。①瘀积性皮炎是一种在慢性静脉功能不全时发生的炎症性皮肤病，最常发生在小腿，可表现为红色至黄棕色斑片和凹陷性水肿，瘀积性皮炎常见的病理改变为表皮角化过度、角化不全、棘层肥厚和轻度棘层海绵水肿，真皮乳头层小血管的增生、不同程度的真皮纤维化、血管周围淋巴细胞浸润、红细胞外渗及含铁血黄素细胞，结合临床和组织病理学特征可以鉴别这一疾病。②类脂质渐进性坏死是一种罕见的、慢性肉芽肿性皮肤病，皮损通常首先表现为红棕色或紫罗兰色丘疹或结节，逐渐发展为黄棕色、萎缩性伴毛细血管扩张的斑块。溃疡是常见并发症，小腿，尤其是胫前，也是最常受累的部位，类脂质渐进性坏死常伴发于糖尿病，该病的典型病理改变是栅栏状和间质性肉芽肿性皮炎累及真皮并扩展至皮下组织，肉芽肿由组织细胞和多核巨细胞构成，与本例患者组织病理不符，遂可排除该诊断。同意目前的诊疗方案，并请相关科室会诊。

主任医师查房

住院医师补充病例资料。

免疫组化（图 27-3）：安申兰染色（+）。眼科、内分泌科会诊后提示：患者目前甲状腺功能减退，无 Graves 相关眼病，继续目前治疗方案，定期复查甲状腺功能，随诊。

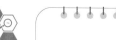

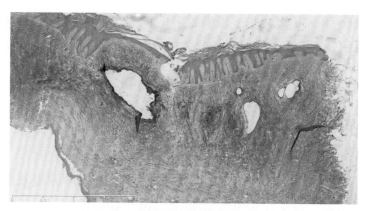

安申兰染色（＋）（HE×40）。

图 27-3　组织病理检查

[图片出处：WANG Y N, WANG T, MA D L, et al. Elephantiasic Pretibial Myxedema with Involvement of the Buttocks and Face. Chin Med J（Engl），2017，130（15）：1887-1888.]

主任医师总结病例特点

　　患者中老年女性，病程 8 年，面部、臀部、双下肢红色结节、肥厚斑块 8 年，既往甲亢病史 9 年，皮肤组织病理符合 PTM。本例患者的诊断思路是：临床表现为以双下肢、足背为主的增厚、硬化、边界清晰的融合性斑块或结节，皮损多发，呈非对称性及非凹陷性，表面鳞屑，呈紫罗兰色或红棕色，有橘皮样外观。患者既往有甲亢病史，结合临床表现及病理，诊断 PTM。PTM 以胫前最多见，但并不局限于胫前区域，亦有可能延伸至踝和足背，累及肘、膝、上背和颈部者少见。本例患者的特殊之处在于病变部位较广泛，累及面部、臀部、双下肢，临床罕见。PTM 可见于 Graves 病患者，特别是 Graves 病伴眼病患者，PTM 是 Graves 病经典三联征的一部分。遂需进一步排查患者相关并发症。另外，患者既往有白癜风病史，通常白癜风的色素异常与自身免疫性甲

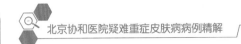

状腺疾病有一定相关性，越来越多的证据证明自身免疫和氧化应激相互影响导致黑素细胞脱失。目前欧洲制定的白癜风诊治共识中明确要求对成人白癜风需要进行常规甲状腺功能筛查。本例患者甲状腺疾病、PTM 及白癜风可能都与自身免疫相关联，需要进一步探讨和研究。

需要与之鉴别的疾病有：腿部慢性淋巴管和静脉阻塞引起的瘀积性皮炎、慢性皮炎及皮肤黏蛋白病、苔藓样皮肤淀粉样变、肥厚性扁平苔藓及类脂质渐进性坏死。结合临床表现及病理，鉴别诊断中这些皮肤病变不符合。

治疗方面：局部外用糖皮质激素、复方倍他米松注射液局部封闭，口服左甲状腺素钠片 150 μg（qd）。根据患者病情调整诊疗方案，监测患者病情变化。

诊断

胫前黏液性水肿，甲状腺功能减退（甲亢同位素治疗后）。

诊疗经过

患者局部外用糖皮质激素和复方倍他米松溶液局部封闭，口服左甲状腺素钠片 150 μg（qd）治疗，患者皮损在治疗 5 个月后逐渐好转，结节消失，皮损变平，甲状腺功能在治疗 1 个月后恢复正常水平。随访 8 个月无复发。

📋 病例讨论

PTM 主要表现为皮肤双侧、非对称性、非凹陷性鳞屑样增厚及硬化，常为直径数厘米的一个或多个边界清晰的斑块或结节。可呈紫罗兰色或轻微色素沉着，常有橘皮样外观。病变通常无症状，但可有瘙痒甚至疼痛。PTM 的最常见部位为小腿，尤其是胫前区或足背。少数情况下，手指、足趾和手、肘部、臀部或面部也可受累。病变通常在数月内显现，然后稳定，或在某些病例中自行消退。然而在少数患者中，病变可进展至累及整个腿部、足部或手部，从而形成类似象皮肿型外观，皮肤增厚、木质样、坚硬，伴水肿、皮肤纤维化和疣状结节。

PTM 的病因是成纤维细胞在细胞因子刺激下分泌糖胺聚糖，尤其是透明质酸，并蓄积于真皮内。这些细胞因子来源于淋巴细胞浸润，后者最易见于早期病变。所引起的特征性病理改变为黏液性水肿和透明质酸沉积于真皮乳头层和网状真皮层，随后延伸进入更深层组织，成纤维细胞数量增多。临床上已观察到真皮非凹陷性水肿，归因于这些物质的亲水性，并继发于真皮淋巴管受压和真皮胶原纤维碎裂。

大部分 PTM 的患者血清内含有浓度极高的 TSH 受体抗体。已有证据表明正常真皮成纤维细胞表达 TSH 受体蛋白，使 TSH 受体抗体或抗原特异性 T 细胞启动炎症反应，后者能够刺激这些细胞产生糖胺聚糖。Th_1 型 T 细胞受 TSH 受体抗原激活后可能会促进细胞因子的分泌，如 TNF-α 和 IFN-γ，进一步诱导成纤维细胞释放糖胺聚糖。

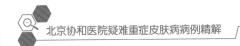

TSH 受体抗体和 TSH 受体特异性 T 细胞的致病作用也可以解释在创伤、手术和放射性碘治疗甲状腺功能亢进后的皮肤病突然加重。胫前区创伤可能是启动炎症反应最常见的诱发因素。甲状腺术后偶见胫前区创伤。吸烟可能也是引发皮肤病的危险因素，这与其增加甲状腺眼病风险的作用类似。

PTM 的诊断主要根据病史和临床表现。诊断很少需要活检，特别是当特征性皮损发生于活动性甲状腺功能亢进或有甲状腺功能亢进和 Graves 眼病病史的患者时。若没有自身免疫性甲状腺疾病病史或活动性甲状腺功能亢进，则可考虑皮损处钻孔活检。通过苏木精和伊红染色可以检测糖胺聚糖，通过安申兰、胶体铁或甲苯胺蓝可以检测糖胺聚糖，过碘酸 – 希夫反应结果阴性。

对于初始药物治疗，建议使用中效至强效外用糖皮质激素，或者使用病灶内注射糖皮质激素。给予覆以敷料封包的外用糖皮质激素软膏，如 0.025% 氟轻松软膏，再包绕塑料薄膜（qd），如果外用 4～12 周后病变未改善，尤其是对于斑块和结节型皮肤病，选用病灶内给予皮质类固醇。病变消退即可减少外用糖皮质激素的使用频率。难治性病变可进行全身性糖皮质激素治疗。

长期存在的 PTM 治疗较为困难。一些病例报道表明，加用己酮可可碱可能对难治性病例有效。该药物能够防止成纤维细胞增殖。其他病例报道发现，使用利妥昔单抗去除 B 细胞和血浆置换对严重受累患者有用。非对照病例系列研究报道称，局部注射透明质酸治疗有效。手术切除可使该病复发，因此应避免。

另外，本例患者既往有白癜风病史，很多案例及研究表明白癜风的色素异常与自身免疫性甲状腺疾病有一定相关性，越来越多的证据证明自身免疫和氧化应激相互影响从而导致黑素细胞脱失。本例患者的甲状腺疾病、黏液水肿及白癜风可能都与自身免疫相关联，需进一步探讨与研究。

（作者：朱天，王亚男，李丽；审校：左亚刚，王涛）

参考文献

1. GÓMEZ MOYANO E, ANDAMOYO A, PEREA POLAK A, et al. Pretibial myxedema. Med Clin（Barc）, 2019, 152（9）: 375.

2. SABANOVA E A, FADEYEV V V, POTEKAEV N N, et al. Pretibial myxedema: pathogenetic features and clinical aspects. Probl Endokrinol（Mosk）, 2019, 65（2）: 134-138.

3. CHHANGTE M Z, VERMA S, THAKUR B K, et al. Thyroxine-Induced Preradial Myxedema. Indian Dermatol Online J, 2019, 10（2）: 162-164.

4. FATOURECHI V. Thyroid dermopathy and acropachy. Best Pract Res Clin Endocrinol Metab, 2012, 26（4）: 553-565.

5. BRUINSTROOP E, CAIRO I, DRILLENBURG P, et al. Hypothyroidism to Graves' disease and late appearance of pretibial myxoedema. Lancet, 2019, 394（10206）: 1364.

6. PUJOL R M, MONMANY J, BAGUÉ S, et al. Graves' disease presenting as localized myxoedematous infiltration in a smallpox vaccination scar. Clin Exp Dermatol, 2000, 25（2）: 132-134.

7. TAKASU N, HIGA H, KINJOU Y. Treatment of pretibial myxedema（PTM）with topical steroid ointment application with sealing cover （steroid occlusive dressing technique: steroid ODT） in Graves' patients. Intern Med, 2010, 49（7）: 665-669.

8. MITCHELL A L, GAN E H, MORRIS M, et al. The effect of B cell depletion therapy on anti-TSH receptor antibodies and clinical outcome in glucocorticoid-

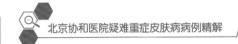

refractory Graves' orbitopathy. Clin Endocrinol（Oxf）, 2013, 79（3）: 437-442.

9. HOESLY P M, TOLAYMAT L M, SLUZEVICH J C, et al. Pretibial myxedema successfully treated with intralesional hyaluronidase. JAAD Case Rep, 2018, 4（9）: 874-876.

10. COLUCCI R, DRAGONI F, MORETTI S. Oxidative stress and immune system in vitiligo and thyroid diseases. Oxid Med Cell Longev, 2015, 2015: 631927.

 笔记

病例 28
躯干、四肢红色斑片、斑块伴痒 7 年，加重 1 年

病例介绍

患者男，45 岁。躯干、四肢红色斑片、斑块伴痒 7 年，加重 1 年。

7 年前无明显诱因双大腿屈侧出现散发红色斑片、斑块，上覆少许鳞屑，伴轻度瘙痒，自行外用激素药膏（具体不详）后皮疹逐渐消退。次年左上腹出现类似皮疹，于外院就诊考虑"神经性皮炎"，予口服中药汤剂、外用中药药膏后无明显好转。此后患者躯干、四肢逐渐出现多处红色斑片、斑块，面积缓慢增大，伴瘙痒，痒感时轻时重，无明显规律。1 年前皮损加重，双腋下、背部、双小腿均出现多处新发皮损，性质同前，瘙痒加重。3 个月前患者就诊于当地医院，行皮肤组织病理检查，考虑为"皮炎湿疹类改变"，予中药口服、自制药膏外用，皮疹无明显好转。

后将组织病理切片送至上级医院会诊，考虑"淋巴细胞增生性病变"。现为进一步诊治，遂来北京协和医院就诊。患病来，精神、食欲尚可，偶因夜间瘙痒睡眠欠佳，二便正常，体重较前无明显变化。既往史、个人史、家族史均无异常。

体格检查：一般情况良好，双腋下可扪及数枚约黄豆大小的淋巴结，表面光滑、质韧、活动度可、无压痛，其余浅表淋巴结未触及肿大。躯干、四肢可见以双腋下、右肘窝、背部、腰臀部、双腹股沟、双大腿为主的多发红色至暗红色斑片、浸润性斑块，呈核桃至巴掌大小，形状欠规则，部分呈半环形或马蹄形，边缘颜色略深。皮损表面干燥，可见少许白色鳞屑，边界清，左上腹红斑块表面少许结痂。无糜烂、溃疡、水疱。口腔黏膜、外生殖器黏膜、眼结膜无异常。掌跖未见皮损（图 28-1）。

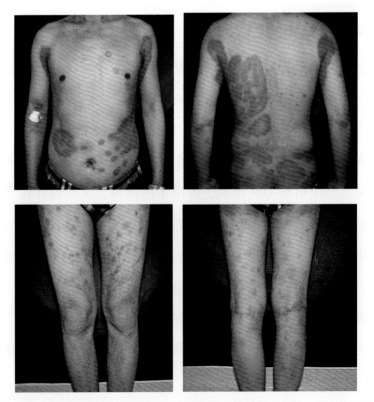

图 28-1　患者临床表现：躯干、四肢多发红色至暗红色斑片、浸润性斑块

住院医师查房

患者中年男性，慢性病程。临床表现为躯干、四肢多发境界清楚的红色至暗红色鳞屑性斑块，伴瘙痒，皮损缓慢进展，病程中无发热、消瘦、关节痛等系统症状，毛发、掌跖、甲均无受累。既往曾于外院按皮炎类疾病治疗效果不佳，皮损逐渐进展，无自发缓解倾向，发病无季节规律。既往史、家族史及个人史均无特殊。

根据病史和临床表现，需考虑以下疾病：①炎症性皮肤病。如慢性湿疹、斑块型银屑病、毛发红糠疹等。湿疹是由多种内外因素引起的真皮浅层及表皮炎症，皮损多形性，有渗出倾向，易反复发作。慢性湿疹以浸润斑块为主，其发病部位及病程可与本例患者表现类似，需考虑慢性湿疹的可能，但本例患者皮损为干燥鳞屑性斑块，无糜烂、渗出等，与湿疹临床表现并不符合；斑块型银屑病是以斑块为主要表现的寻常型银屑病，初起皮损为红色斑丘疹，逐渐扩展成为境界清楚的红色斑片或斑块，相邻皮损可相互融合成不规则的地图状，需与本例患者的皮损进行鉴别，但银屑病皮损上覆厚层银白色鳞屑，Auspitz征（＋），可伴头发、甲受累，组织病理学表现为角化过度伴角化不全，颗粒层减少或消失，表皮突杵状增生，真皮浅层血管周围淋巴细胞浸润等。本例患者皮损呈暗红色浸润性斑块，表面仅见少许细碎鳞屑，未见薄膜现象及点状出血，组织病理检查未见典型银屑病改变，无银屑病家族史，发病无季节变化规律，考虑银屑病可能性不大，可再次行组织病理学检查以明确诊断；毛发红糠疹是一种慢性鳞屑性、炎症性皮肤病，临床表现以红色圆锥形毛囊性丘疹为主，顶部有角栓，密集或融合成黄红色鳞屑性斑片或斑块，可见掌跖角化过度、头皮脂溢性皮炎样改变及甲变形增厚等。本例患者虽然表现为全身多发红色斑块，但无毛囊性角化性丘疹，掌跖、甲、头皮无受累，不符合毛发红糠疹的临床表现，考虑该病可能性不大。②感染性皮肤病，如麻风等。麻风是由麻风分枝杆菌感染引起的一种慢性传染病，主要侵犯皮肤和周围神经。根据临床表现分为未定类麻风、结核样型麻风和瘤型麻风。其中瘤型麻风患者抵抗力较低，皮损数目多且对称，可表现为弥漫性浸润暗红色结节、斑块，临床上需与本例患者的皮损进行鉴别，但麻风常有传染病接触史，皮损伴有感觉障碍及闭汗、麻木、周围神经粗大等，本例患者无相关传染病史及神经受累表现，考虑该病可能性小，可完善组织病理及抗酸染色进一步明确诊断。③肿瘤性皮肤病，皮肤淋巴瘤如 MF 等。MF 是最常见的皮肤 T 细胞淋巴瘤，大多进展缓慢，按病程进展可分为红斑期、斑块期和肿瘤期。皮损初起为红斑、斑块，可伴有瘙痒，常局限于躯干非曝光区域，随病情进展可发展为多发浸润性斑块，并可进一步形成肿瘤、溃疡。本例患者的病程及临床表现均符合 MF 的发病经过，且外院组织病理会诊后考虑"淋巴细胞增生性病变"，考虑 MF 可能，但目前尚缺乏典型组织病理、免疫组化等诊断依据，需再次行皮肤组织病理检查、免疫组化、基因重排、骨髓检查等明确诊断并进行分级分期。

下一步诊疗计划：完善血常规、生化、血细胞形态学＋图像病理分析、骨髓穿刺＋活检、心电图、浅表淋巴结超声、胸腹部

CT；行皮肤组织病理、免疫组化、抗酸染色、基因重排；暂予患者口服酮替芬片 1 mg（qn），外用盐酸苯海拉明乳膏止痒。向上级医师汇报病情，调整治疗方案。

主治医师查房

住院医师补充病历资料。

外院组织病理切片会诊：真皮浅层可见条带状淋巴样细胞浸润，其内可见脑回样核的异型细胞，小至中等大，并见亲表皮现象。免疫组化：CD3（＋）、CD4（＋）、CD7 散在（＋）、CD43（＋）、CD20 散在（＋）、CD21（－）、CD79a 散在（＋），Ki-67（约 40%＋）。北京协和医院组织病理检查结果：表皮角化过度伴角化不全，浅表结痂，棘层不规则肥厚，皮突延长，有较多异型淋巴细胞移入表皮，可见 Pautrier 微脓肿，真皮浅层较多淋巴细胞呈带状浸润（图 28-2）。免疫组化：CD3（＋）（图 28-3）、CD4（＋）（图 28-4）、CD8（－）（图 28-5）、CD20（－）（图 28-6）、CD30（－）、CD56 点状（＋）、Ki-67 约（30%＋）；抗酸染色（－）；TCR 基因重排示阴性。实验室检查方面，生化：血常规、尿常规、血沉、血清蛋白电泳、血清免疫固定电泳、血细胞形态学＋图像病理分析检查均正常或阴性。影像学检查方面，胸腹盆 CT 平扫：腹膜后、肠系膜上、盆腔内及双侧腹股沟区多发小淋巴结，双侧腹股沟区部分饱满。全身浅表淋巴结超声检查示双腋下淋巴结肿大、双侧腹股沟区淋巴结可见。骨髓检查方面，骨髓活检组织病理结果未见异常。

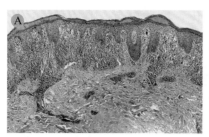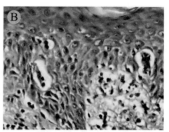

A. HE×10；B. HE×100。

图 28-2　皮肤组织病理：表皮角化过度伴角化不全，浅表结痂，棘层不规则肥厚，皮突延长，有较多异型淋巴细胞移入表皮，局部可见 Pautrier 微脓肿形成

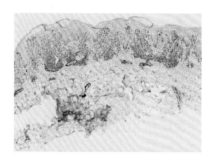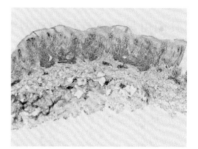

图 28-3　免疫组化：CD3（＋）　　　图 28-4　免疫组化：CD4（＋）
　　　　　（×100）　　　　　　　　　　　　　（×100）

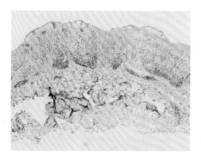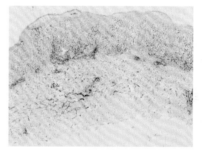

图 28-5　免疫组化：CD8（−）　　　图 28-6　免疫组化：CD20（−）
　　　　　（×100）　　　　　　　　　　　　　（×100）

主治医师总结病例特点

　　患者中年男性，病程 7 年，慢性经过，皮损逐渐进展，既往按皮炎治疗无效。皮损特点为浸润性红斑、斑块，表面干燥，有

细碎鳞屑，伴瘙痒。除了临床常见的炎症性皮肤病以外，需考虑是否为早期皮肤 T 细胞淋巴瘤，特别是 MF。在组织病理方面，外院切片与北京协和医院组织病理均可见异型淋巴细胞侵入表皮，并可见 Pautrier 微脓肿形成，为 MF 的特征性病理改变，结合免疫组化 CD4（＋）、CD8（－），可进一步明确诊断。本例患者的 TCR 基因重排为阴性，但该检测可能受到取材、技术等多种因素影响，阴性结果并不能完全排除诊断。因此，结合患者的病程、临床表现、组织病理及免疫组化结果，MF 诊断可明确。在该病的鉴别诊断中，通过组织病理学检查可除外慢性湿疹、银屑病、毛发红糠疹等炎症性皮肤病，病理改变及抗酸染色阴性可除外麻风。MF 是一种 T 细胞来源的非霍奇金淋巴瘤，属于惰性淋巴瘤，多数患者病情缓慢进展，常持续数年至几十年，其临床特征包括斑片、斑块、肿瘤、泛发性红皮病等。经典型 MF 根据发病进程可分为红斑期、斑块期及肿瘤期，其中红斑期和斑块期称为早期 MF，皮损常表现为轻度脱屑的红斑、斑块伴瘙痒，临床上易误诊断为皮炎或湿疹、银屑病等。主要通过组织病理学检查及免疫组化进行鉴别。原发性皮肤 T 细胞淋巴瘤的病理表现可见淋巴细胞亲表皮现象，侵入表皮的单一核细胞周围有晕，并有聚集形成 Pautrier 微脓肿的趋势，免疫组化多为 CD3（＋）、CD4（＋）、CD8（－）。本例患者目前诊断为 MF 斑块期，下一步需根据血液、骨髓、淋巴结的检查判断肿瘤分级及分期。MF 的分期标准是 TNMB 系统，目前患者皮损表现为累及 ≥ 10% BSA 的红斑、斑块，无红皮病表现，无内脏、血液受累，有临床异常淋巴结，但无组织病理证据，考虑为 $T_2N_xM_0B_0$，Ⅱ A 期。在治疗方面，早期 MF

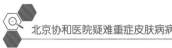

以皮肤定向治疗为主，可以采用光疗（NB-UVB 或 PUVA）、局部外用皮质类固醇、氮芥等，本例患者有全身泛发的红斑、斑块，皮损面积较大，近1年加重，为控制病情进展需同时联合系统治疗，可予 IFN-α 治疗。

具体方案调整为：肌内注射重组人干扰素 α-2a 3 MU（qod），光疗（NB-UVB+UVA）（qod），外用卤米松乳膏。

📋 主任医师查房

患者中年男性，慢性病程，缓慢进展，皮损表现为全身多发的红色至暗红色浸润性斑块，伴瘙痒，组织病理、免疫组化结果均符合 MF 改变，诊断较为明确。早期 MF 临床表现不具有特异性，容易与其他红斑鳞屑性皮肤病相混淆，但仔细观察 MF 皮损特征与皮炎湿疹类疾病也有鉴别之处，如 MF 的皮疹多见于游泳裤覆盖区域，临床表现为鳞屑性红斑及皮肤异色症，皮损形态不规则，大小不一，边界清晰，既有浸润又伴有萎缩。此外，MF 的皮疹可伴瘙痒剧烈，抗组胺药物难以控制，且病程迁延进展，无自愈倾向。但最终诊断还需要进行组织病理学检查及免疫组化。MF 病理可见特征性的淋巴细胞亲表皮现象，Pautrier 微脓肿形成。但在早期单次活检时可能无典型淋巴细胞亲表皮性改变，需多处、多次活检进行皮肤病理检查以明确诊断。在确诊皮肤淋巴瘤以后，需要进行系统检查以确定临床分级、分期，并应长期随访监测疾病进展和脏器、血液受累情况。鉴于 MF 为惰性肿瘤，大多数患者的病情进展缓慢，所以早期 MF 无系统或血液受累时，应当采取较为温和的治疗手段，以避免过度治疗造成严重并发症。对早期 MF 可采取光疗、皮肤局部治疗，泛发斑块型的患者可联合干扰素肌内注射，皮损浸润较深的患者可系统应用维 A 酸或小剂量甲氨蝶呤，但需注意监测药物不良反应。MF 的治疗周期较长，一般需规律治疗 1 年以上，期间需要定期评估病情进展并调整治疗方案。

诊断

蕈样肉芽肿（$T_2N_XM_0B_0$，Ⅱ A 期）。

诊疗经过

肌内注射干扰素 3 MU（qod），光疗（UVA 联合 NB-UVB，tiw）。治疗过程中患者皮疹逐渐好转，红斑块浸润减轻、颜色变淡。后门诊规律肌内注射干扰素联合照光治疗。红斑、斑块大部分消退，遗留色素沉着斑片，随访半年皮损无复发。

病例讨论

MF 是 CTCL 中最常见的类型，典型皮损表现为局限性或泛发性的斑片、斑块，晚期可以形成肿瘤或红皮病，也可能累及淋巴结、血液和内脏。MF 被认为是 Th_2 细胞来源的疾病，其病因和发病机制尚不完全清楚。目前 MF 发病机制的假说包括遗传学和表观遗传学异常。在遗传学变异方面，二代测序研究发现了 MF 中重复性较高的拷贝数变异，包括 1、5、9 和 13 号染色体内的缺失，7 和 17 号染色体内片段的增加，涉及的癌基因和抑癌基因突

笔记

变包括 *TP53*、*CDKN2A/CDKN2B*、*SOCS1*、*HNRNPK*、*PTEN* 等，但存在较大个体异质性。在环境因素方面，虽然 MF 的病因可能涉及溶剂和化学制剂的环境和职业暴露，但现有的病例对照研究并不支持这一假说。有报道在部分 MF 患者外周血或皮损中发现了 HTLV-1，但其在本病发病中的作用尚未得到证实。

MF 在欧美国家的年发病率约为 6 例 /1000000 人，约占皮肤 T 细胞淋巴瘤的 46%，亚洲人群中 MF 占 CTCL 的比例更高，其发病高峰年龄为 55 ～ 60 岁，男性多见，临床表现为持续性、缓慢进展、大小不一、形状各异的皮损。皮损可能为局限或泛发的斑片、斑块、肿瘤或红皮病，多伴有瘙痒。患者的生活质量严重下降，可能伴有系统表现，如机会性感染、脱发及其他器官受累。经典型 MF 具有典型的 3 期表现：红斑期、斑块期和肿瘤期，临床病程可达数年至数十年。①红斑期：皮疹呈多形性，但以红色或红褐色斑片最常见，表面附有鳞屑，境界清楚，椭圆形或不规则形，主要见于躯干，伴明显瘙痒，此期可持续数年。②斑块期：由红斑期发展而来，在原有斑片的基础上，发展成棕红色结节和斑块，浸润明显。皮损可呈不规则形、花边状或马蹄形。③肿瘤期：为晚期表现，在斑块基础上或新发明显隆起的结节、肿瘤，部分出现坏死和溃疡。患者可出现淋巴结、纵隔、肝脾及血液受累。少数患者发展成红皮病。除此之外，MF 还有亲毛囊性 MF、肉芽肿性皮肤松弛症、皮肤异色病样 MF 等变异型及亚型，分别具有特异性的临床表现及组织病理改变。皮肤影像技术的发展为诊断 MF 提供了辅助检查手段，研究发现皮肤镜下线状血管、精子样血管和橙黄色区域对于早期MF的诊断有较高的敏感性和特异性。

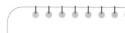

而皮肤高频超声可用于检测 MF 病变的浸润深度和形态特征，为鉴别诊断及肿瘤分期提供重要信息。

MF 组织病理显示小至中等大小的非典型单一核细胞（呈脑回状核）侵犯真皮浅层和表皮，称为亲表皮性，或在表皮内形成聚集灶，即 Pautrier 微脓肿，具有诊断特异性。在免疫病理方面，当出现成熟 T 细胞标志物 CD2、CD3、CD5 和 CD7 中一种或多种表达缺失时，表明为不成熟的 T 细胞，提示为淋巴瘤。MF 肿瘤细胞通常表达 CD2、CD3、CD4 和 CD5，不表达 CD7 和 CD8，但也罕有 MF 亚型表达 CD8。40% ～ 50% 发生大细胞转化的 MF 中可出现 CD30 表达。真皮层内 CD30 阳性细胞的比例随着疾病分期的增加而增加，并且是预后不佳的独立预测因素。临床表现高度提示 MF，而组织学和免疫表型分型结果不明确时，TCR 基因重排检测有助于明确诊断，对红皮病型 MF 患者诊断尤其重要。

MF 的诊断主要依据临床、组织病理、免疫病理和分子生物学检查结果，国际皮肤淋巴瘤协会（International Society for Cutaneous Lymphomas，ISCL）和欧洲癌症研究与治疗组织（EORTC）的皮肤淋巴瘤小组提出了基于上述指标的早期 MF 诊断方法，当总分大于或等于 4 分时，即可做出 MF 的诊断。①临床标准。患者存在持续性和（或）进行性的斑片和斑块，并且出现下述情况中的两种则积 2 分，出现其中一种情况则积 1 分：非暴露部位的病变；病变的大小、形状各异；皮肤异色症。②组织病理标准。存在浅表淋巴细胞浸润，并且出现下述两种情况则积 2 分，只出现其中一种情况则积 1 分：不伴海绵形成的亲表皮现象；淋巴细胞异型性。③分子生物学标准。如果存在 TCR 基因克隆性重排，则积 1 分。④免疫病理学标准。出现下述任意情况则积 1 分：少于 50% 的 T 细胞表达 CD2、CD3 或 CD5；少于 10% 的 T 细胞表达 CD7；表皮细胞和真皮细胞在 CD2、CD3、CD5 或 CD7 的表达上存在不一致。MF 的分期标准为 TNMB 系统，该系统基于对皮肤（T）、淋巴结（N）、内脏（M）和血液受累（B）的表现进行评估，包括对皮肤进行检查及皮肤活检、全血细胞计数与 Sézary 细胞分析，包括乳酸脱氢酶检测在内的生化筛查，以及胸部 X 线检查。对于有更晚期临床疾病的患者，需要进行 CT 或 PET-CT 检查。因为淋巴结受累会影响分期和预后，所以如果出现淋巴结肿大，要进行淋巴结活检。骨髓活检可能对证实内脏病变有帮助。

MF 的治疗需要根据疾病分期制定治疗方案：①ⅠA 期包括斑片、斑块累及 < 10% BSA，且无淋巴结或内脏受累的患者，首选皮肤定向治疗（SDT），包括外用皮质类固醇激素、局部化疗（氮芥或卡莫司汀）、外用维 A 酸、局部放疗及光疗（中波紫外线或 PUVA）等。全身皮肤电子束治疗（total skin electron beam therapy，TSEBT）应仅用于有进行性和广泛性皮损的患者。②ⅠB/ⅡA 期治疗：ⅠB 期包括斑片、斑块或丘疹累及 ≥ 10% BSA，且不伴淋巴结或内脏受累的患者；ⅡA 期指有任何大小的斑片、斑块或丘疹病变，并且组织学上有反应性的可触及的淋巴结（N_1）或淋巴结中存在孤立的和散在的肿瘤细胞（N_2，淋巴结结构尚完整），且不伴内脏受累。ⅠB/ⅡA 期患者主要治疗为 SDT，可单独采取这种治疗方法或联合其他皮肤定向疗法。广泛性 SDT 的选择包括局部化疗（氮芥或卡莫司汀）、外用皮质类

固醇激素、TSEBT 或光疗，治疗反应不佳的皮损可以使用局部放疗。如果 SDT 无效，或皮肤症状广泛，或患者存在不良预后危险因素（如亲毛囊性 MF、大细胞转化或早期血液受累），则需考虑全身治疗，如维 A 酸、干扰素、组蛋白去乙酰化酶抑制剂或低剂量甲氨蝶呤。③ⅡB 期及更晚期治疗：治疗目的是长期控制病情，迅速缓解症状和延长生存期。针对局限性肿瘤给予局部放疗加 SDT；泛发肿瘤给予 TSEBT 及系统治疗。红皮病不伴有血液受累给予 SDT 和维 A 酸（贝沙罗汀），伴有血液受累的给予系统治疗。伴有淋巴结和内脏受累时使用罗米地辛，系统化疗加局部放疗。对于侵袭性病例使用单剂化疗（甲氨蝶呤、聚乙二醇化阿霉素脂质体、吉西他滨），联合化疗（CHOP、CVP、CAVE、COMP 等方案），组蛋白去乙酰化酶抑制剂（罗米地辛、伏立诺他），阿伦单抗（抗 CD52 单克隆抗体），同种异体造血干细胞移植。随着皮肤淋巴瘤分子生物学研究的发展，靶向治疗作为其治疗的新手段逐渐成为热点。目前多个针对 CTCL 的分子靶点及其靶向药物正在研究中或已经运用于临床，主要包括单克隆抗体、免疫偶联物、组蛋白去乙酰化酶抑制剂及免疫检查点抑制剂，如 Mogamulizumab、Brentuximab Vedotin 等，分别针对 CCR4、CD30 等不同的靶分子以发挥作用，可能为难治性、复发性 MF 患者带来新的治疗选择。

MF 的预后与分期密切相关，仅有局限性斑片或斑块症状的患者预后极佳，总体长期期望寿命与年龄、性别和种族匹配的对照人群相近；有广泛性皮肤斑片或斑块疾病的患者预后也相对较好，中位生存期为 10 年以上；有皮肤肿瘤或广泛性红皮病的患者，中

笔记

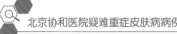

位生存期降至 4 年左右；就诊时即累及淋巴结或内脏的皮肤外病变的 MF 患者中位生存期仅为 13 个月。国内一项回顾性分析研究示早期 MF 的疾病特异性生存期（disease-specific survival，DSS）率为 98.6%，晚期 MF 的 DSS 率为 88.9%，两者存在显著差异。因此，早期诊断、及时治疗对于改善 MF 预后具有重要意义。

（作者：刘兆睿；审校：刘洁）

参考文献

1. WILLEMZE R, CERRONI L, KEMPF W, et al. The 2018 update of the WHO-EORTC classification for primary cutaneous lymphomas. Blood, 2019, 133 (16): 1703-1714.

2. DOORN R V, KESTER M S V, DIJKMAN R, et al. Oncogenomic analysis of mycosis fungoides reveals major differences with Sézary syndrome. Blood, 2009, 113 (1): 127-136.

3. MCGIRT L Y, JIA P, BAERENWALD D A, et al. Whole-genome sequencing reveals oncogenic mutations in mycosis fungoides. Blood, 2015, 126 (4): 508-519.

4. TORRES A N B, CATS D, MEI H, et al. Genomic analysis reveals recurrent deletion of JAK-STAT signaling inhibitors HNRNPK and SOCS1 in mycosis fungoides. Genes Chromosomes Cancer, 2018, 57 (12): 653-664.

5. CHOI J, GOH G, WALRADT T, et al. Genomic landscape of cutaneous T cell lymphoma. Nat Genet, 2015, 47 (9): 1011-1019.

6. WHITTEMORE A S, HOLLY E A, LEE I M, et al. Mycosis fungoides in relation to environmental exposures and immune response: a case-control study. J Natl Cancer Inst, 1989, 81 (20): 1560-1567.

7. GHOSH S K, ABRAMS J T, TERUNUMA H, et al. Human T-cell leukemia virus

type I tax/rex DNA and RNA in cutaneous T-cell lymphoma. Blood，1994，84（8）：2663-2671.

8. LIU J，YU X，LIU Y，et al. Relative frequency and survival of primary cutaneous lymphomas：a retrospective analysis of 98 patients. Chin Med J （Engl），2014，127（4）：645-650.

9. LUO Y，LIU Z，LIU J，et al. Mycosis Fungoides and Variants of Mycosis Fungoides：A Retrospective Study of 93 Patients in a Chinese Population at a Single Center. Ann Dermatol，2020，32（1）：14-20.

10. XU C，LIU J，WANG T，et al. Dermoscopic patterns of early-stage mycosis fungoides in a Chinese population. Clin Exp Dermatol，2019，44（2）：169-175.

11. WANG Y，NIU Z，LIU J，et al. Value of High-Frequency Ultrasound in Accurate Staging of Mycosis Fungoides/Sézary Syndrome. J Ultrasound Med，2020，39（10）：1927-1937.

12. NIU Z，WANG Y，ZHU Q，et al. The value of high-frequency ultrasonography in the differential diagnosis of early mycosis fungoides and inflammatory skin diseases：A case-control study. Skin Res Technol，2021，27（3）：453-460.

13. MASSONE C，CRISMAN G，KERL H，et al. The prognosis of early mycosis fungoides is not influenced by phenotype and T-cell clonality. Br J Dermatol，2008，159（4）：881-886.

14. BENNER M F，JANSEN P M，VERMEER M H，et al. Prognostic factors in transformed mycosis fungoides：a retrospective analysis of 100 cases. Blood，2012，119（7）：1643-1649.

15. EDINGER J T，CLARK B Z，PUCEVICH B E，et al. CD30 expression and proliferative fraction in nontransformed mycosis fungoides. Am J Surg Pathol，2009，33（12）：1860-1868.

16. OLSEN E，VONDERHEID E，PIMPINELLI N，et al. Revisions to the staging and classification of mycosis fungoides and Sézary syndrome：a proposal of the International Society for Cutaneous Lymphomas （ISCL） and the cutaneous

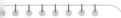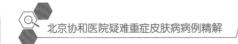

lymphoma task force of the European Organization of Research and Treatment of Cancer（EORTC）. Blood，2007，110（6）：1713-1722.

17. AGAR N S，WEDGEWORTH E，CRICHTON S，et al. Survival outcomes and prognostic factors in mycosis fungoides/Sézary syndrome：validation of the revised International Society for Cutaneous Lymphomas/European Organisation for Research and Treatment of Cancer staging proposal. J Clin Oncol，2010，28（31）：4730-4739.

18. ALLY M S，PAWADE J，TANAKA M，et al. Solitary mycosis fungoides：a distinct clinicopathologic entity with a good prognosis：a series of 15 cases and literature review. J Am Acad Dermatol，2012，67（4）：736-744.

19. CONINCK E C D，KIM Y H，VARGHESE A，et al. Clinical characteristics and outcome of patients with extracutaneous mycosis fungoides. J Clin Oncol，2001，19（3）：779-784.

病例 29
左膝关节红色肿物2月余，
破溃1个月

病例介绍

患者男，55岁。左膝关节红色肿物2月余，破溃1个月。

2月余前患者无明显诱因左膝关节处出现一米粒大小红色丘疹，无瘙痒，触摸时偶感疼痛，未予重视，后皮损逐渐增大形成紫红色肿物，直径约2cm，伴周围皮肤红肿，期间患者无发热、乏力及体重下降等。1个月前，患者膝部皮损自发破溃，有少许血性及脓性分泌物，自行予"中药药膏"（具体不详）外敷治疗，效果不佳，皮损仍逐渐扩大、溃疡加深、渗出增多，伴持续性隐痛，遂于当地医院整形烧伤外科就诊，取溃疡分泌物培养示有化脓性链球菌生长，皮损活检组织病理检查提示"淋巴细胞增生性疾病"，予清创、换药及头孢类抗生素治疗后疼痛减轻，周边皮肤红肿消

笔记

退，但溃疡仍未愈合，且面积逐渐增大。现为进一步诊治，遂来
北京协和医院就诊。患病来，精神、饮食、睡眠尚可，二便正常，
体重较前无明显变化。

既往史：1 年前于左膝关节下方出现一紫红色结节、溃疡，
于当地医院行组织病理学检查提示"感染性肉芽肿改变"，PAS
染色未见菌丝及孢子，抗酸染色（−），予手术切除后好转（具体
不详）；2 型糖尿病 15 年，规律口服二甲双胍、阿卡波糖治疗，
诉血糖控制可。个人史、家族史均无异常。

体格检查：一般情况良好，全身浅表淋巴结未触及肿大。左
膝关节伸侧可见一 6 cm×3 cm 形状不规则的紫红色斑块、肿物，
其中央可见约 4.0 cm×2.5 cm 溃疡面，边缘隆起，基底潮红、湿润，
有少许血性及脓性分泌物，周围皮肤红肿，伴触痛。左膝关节下
方可见长约 8 cm 的条索状瘢痕，边缘色素沉着。其余部位皮肤、
黏膜未见异常（图 29-1）。

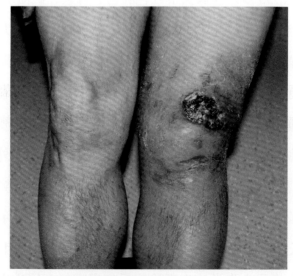

图 29-1　患者临床表现：左膝关节红色肿物、溃疡

🩺 住院医师查房

患者中年男性，慢性病程，近期加重。临床表现为左膝部单发紫红色结节、溃疡，有血性及脓性渗出物，伴触痛。既往曾于外院行溃疡分泌物病原学培养，提示有化脓性链球菌生长，经抗生素治疗可稍好转但不能控制进展，组织病理学检查提示"淋巴细胞增生性疾病"，既往患者左膝关节下方曾有类似紫红色结节、溃疡，曾行手术切除，考虑亦为本病表现。结合患者病史、临床表现及组织病理学改变，考虑如下诊断可能：①感染性皮肤病，如着色芽生菌病、孢子丝菌病、三期梅毒、非结核分枝杆菌感染等。着色芽生菌病是由暗色真菌引起的皮肤及皮下组织慢性感染，好发于小腿、足部和前臂，起病前常有外伤史。皮损初始为小丘疹、结节，后逐渐扩大、融合，表面疣状或乳头瘤样增生，常有溃疡及褐色痂，组织病理可见棕色圆形厚壁孢子。本例患者起病前无外伤史，皮损自发破溃，表面无结痂，外院组织病理及 PAS 染色无真菌感染证据，考虑该病可能性不大。孢子丝菌病由孢子丝菌复合体感染引起，局限性皮肤型可出现疣状结节、浸润性斑块、脓肿、溃疡改变，需与本例患者的皮损鉴别。孢子丝菌病组织病理可见炎症细胞浸润形成的特征性"三区结构"，真菌培养可见孢子丝菌。本例患者的组织病理及真菌检查均无孢子丝菌感染证据，可再次完善皮肤组织病理及病原学检查排除诊断。三期梅毒可出现树胶肿，开始时为皮下小结节，逐渐增大形成浸润性斑块，中心软化并发生溃疡。多见于四肢伸侧、前额、头部和臀部等处。患者常有梅毒血清学改变。本例患者否认感染接触史，且缺乏一

笔记

355

期、二期梅毒的病程经过，皮损质地不硬，考虑梅毒树胶肿溃疡可能性小，可完善梅毒血清学检查进一步排除。非结核分枝杆菌皮损形态可有局部疼痛性结节、脓肿、溃疡、蜂窝织炎等多种表现，诊断主要依靠抗酸染色及非结核分枝杆菌培养等检查，本例患者外院病理抗酸染色（－），培养无非结核分枝杆菌生长，考虑该病可能性小，可再次完善病原学检查排除诊断。②血管炎，如结节性血管炎、变应性血管炎、结节性多动脉炎等。多数为多发，且结节性血管炎多数不破溃。临床上可引起皮肤溃疡的血管炎常累及真皮中下层及皮下组织的中等或较大血管，其共同特点是早期有浸润性结节形成，继而表面坏死结痂、逐渐形成萎缩，损害常多发，一般为数毫米至 1 cm，直径大小不一，边缘锐利，皮损多在数周内愈合，愈后可见明显萎缩性瘢痕及色素沉着。本例患者为膝部单发巨大溃疡，无自发缓解及愈合倾向，表面无结痂、萎缩，且组织病理未见血管炎改变，考虑血管炎类疾病可能性不大。③皮肤肿瘤，包括上皮细胞来源的肿瘤如鳞状细胞癌，以及皮肤淋巴瘤如 MF。鳞状细胞癌好发于老年人，男性较多，常见于头皮、面、颈和手背等暴露部位，早期表现为浸润性质硬斑块，逐渐进展扩大，中央可见溃疡，易坏死、出血，溃疡边缘高起呈菜花状，部分肿瘤表现为凹陷性溃疡，多继发于原有皮肤病基础上，其临床表现需要与本例患者的皮损进行鉴别，确诊依靠组织病理学检查。但病例无前期基础病史，既往病理未见典型的异型性鳞状细胞肿瘤团块，免疫组化 CK（－），考虑该病可能性不大，必要时需再次行组织病理学检查确诊。皮肤淋巴瘤如肿瘤期 MF 可表现为局限性斑块、结节、溃疡，且外院组织病理学检查提示淋巴细胞增生性疾病，考虑皮肤淋巴瘤可能性大。MF 是一种低度恶性、进展缓慢的皮肤 T 细胞淋巴瘤，病程常数年至数十年，按病程进展可分为红斑期、斑块期和肿瘤期。其中肿瘤期为晚期表现，常在早期红斑、浸润性斑块的基础上发展而来，可出现明显隆起的蕈样肿物、结节，部分出现坏死和溃疡，临床表现上需与本例患者的皮损进行鉴别。但 MF 一般起病呈慢性经过，在肿瘤形成前可有数年的局限或泛发红斑、斑块，与本例患者的病程不符合，完善组织病理学及免疫组化检查可进一步排除。

下一步诊疗计划：完善血常规、生化、肿瘤标志物、梅毒血清学检查、PPD 试验、分泌物细菌、真菌培养＋药敏、分枝杆菌培养、心电图、浅表淋巴结超声、胸腹部 CT；行皮肤组织病理、免疫组化、抗酸染色。治疗方面，暂予患者局部换药，外用复方多粘菌素 B 软膏抗感染治疗。向上级医师汇报病情，调整诊疗方案。

主治医师查房

住院医师补充病历资料。

北京协和医院组织病理检查结果：表皮棘层肥厚，皮突延长，真皮中下部至脂肪层肿瘤细胞呈团块状浸润，在血管及附属器周围也可见淋巴样浸润，肿瘤细胞为单一核细胞，核大，异型性明显，可见较多有丝分裂相，散在嗜酸性粒细胞，局灶性坏死，可见中性粒细胞及核尘，符合皮肤淋巴瘤表现（图 29-2）。免疫组化：CD3（＋）（图 29-3）、CD4（＋）（图 29-4）、CD8（－）（图 29-5）、CD20（－）、CD30（＋）（图 29-6）、CD45RO（散在+)（图 29-7）、CD79a（−）（图 29-8）、ALK（−）、Ki-67（60%+）。
抗酸染色（−）。实验室检查：生化检查：β₂ 微球蛋白 2.25 mg/L，
Glu 8.6 mmol/L；血常规、梅毒血清学检查、PPD 试验、分泌物
细菌、真菌培养＋药敏、分枝杆菌培养均（−）。影像学检查：
胸腹部增强 CT 示双肺下叶胸膜下少许磨玻璃样影；左肺散在索
条影，炎症可能；两肺门及纵隔内多发淋巴结；双肾周围索条影；
腹膜后及双侧腹股沟见小淋巴结。心电图、浅表淋巴结超声均无
异常。

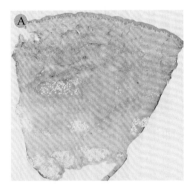
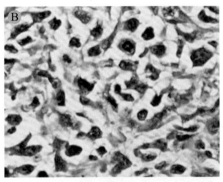

A. HE×4；B. HE×100。

图 29-2 患者皮肤组织病理：真皮中下部至脂肪层肿瘤细胞呈团块状浸润，血管及
附属器周围也可见淋巴样浸润。肿瘤细胞为单一核细胞，核大，异型性明显，可见
较多有丝分裂相

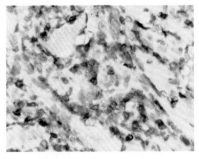
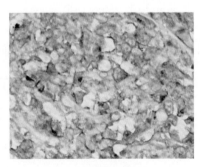

图 29-3 免疫组化 CD3（+）
（×100）

图 29-4 免疫组化 CD4（+）
（×100）

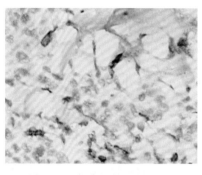
图 29-5　免疫组化 CD8（−）
（×100）

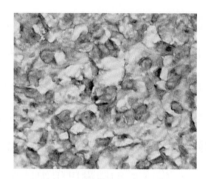
图 29-6　免疫组化 CD30（＋）
（×100）

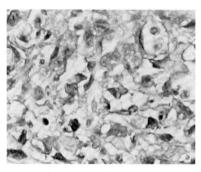
图 29-7　免疫组化 CD45RO 散在（＋）
（×100）

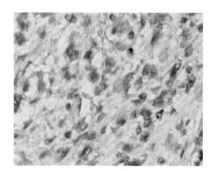
图 29-8　免疫组化 CD79a（−）
（×100）

主治医师总结病例特点

　　患者中年男性，病程 2 月余，近 1 个月破溃，临床表现为下肢单发紫红色斑块、肿物基础上的巨大溃疡，皮损逐渐进展，无自发愈合倾向，既往头孢类抗生素治疗无明显改善，分泌物细菌、真菌培养＋药敏、分枝杆菌培养、组织病理抗酸染色均为阴性，根据目前病原学检查证据考虑感染性皮肤病可能性不大，但不除外溃疡形成后继发感染的可能。在组织病理方面，可见真皮中下层至脂肪层均有单一核肿瘤细胞呈团块状浸润，细胞异型性明显，可见局灶坏死及炎症细胞浸润，未见血管炎改变，据此可以基本排除血管炎类疾病引起的下肢溃疡。结合免疫组化 CD3（＋）、CD4（＋）、CD8（－），提示为 T 淋巴细胞来源肿瘤，需要考虑最常见的皮肤 T 细胞淋巴瘤如 MF。但值得注意的是，本例患者免疫组化有 CD30（＋），该标记常见于淋巴瘤样丘疹病、间变性大细胞淋巴瘤及霍奇金淋巴瘤等，因此也需要考虑原发性皮肤 CD30（＋）T 细胞淋巴组织增殖性疾病。MF 是一种病程惰性的皮肤 T 细胞淋巴瘤，临床病程可达数年至数十年。该病皮肤表现多样，包括斑片、斑块、肿瘤、泛发性红皮病和皮肤异色样改变等，出现肿瘤时多为晚期，一般已有数月至数年的红斑、斑块发病过程。MF 皮肤活检可见具有脑形核的单一核细胞亲表皮性或在表皮内形成 Pautrier 微脓肿。在免疫组化方面，MF 通常表达 CD2、CD3、CD4 和 CD5，不表达 CD7 和 CD8，有文献报道，22% 发生了组织学大细胞转化的 MF 患者表达 CD30。CD30 阳性细胞的比例可随 MF 病程进展而增加，是预后不良因素之一，但目前研究认为 CD30 并不能作为大细胞转化型 MF 的特异性标志物。原发性皮肤 CD30（＋）T 细胞淋巴组织增殖性疾病是一组谱系疾病，包括两端的淋巴瘤样丘疹病和原发性皮肤间变性大细胞淋巴瘤，以及一些介于两者之间的交界性病例。淋巴瘤样丘疹病和原发性皮肤间变性大细胞淋巴瘤在临床及组织病理表现上有一定相似和重叠之处，但大部分可通过临床表现来鉴别。淋巴瘤样丘疹病好发于青年人，表现为反复出现的丘疹，部分皮损会自行消退，单个皮损的直径常＜ 2 cm，而原发性皮肤间变性大细胞淋巴瘤则好发于中老年人，通常表现为大的、散在或孤立性的紫红色结节、斑块、溃疡。根据患者发病年龄、临床表现，更符合原发性皮肤间变性

笔记

大细胞淋巴瘤，其组织病理学特征为真皮内肿瘤细胞呈弥漫性浸润，常侵及皮下脂肪甚至更深层组织。瘤细胞体积大，胞质丰富，胞核圆形或不规则，核仁明显，常可见形态怪异的细胞或类似 R-S 细胞的多核巨细胞。肿瘤病灶周围常有中性粒细胞、嗜酸性粒细胞、组织细胞、淋巴细胞和浆细胞等炎细胞浸润。免疫表型上肿瘤细胞表达 CD30，大多数肿瘤细胞表达 CD3（＋）、CD4（＋），少数患者 CD8 可阳性，也可表达细胞毒性蛋白（颗粒酶 B、穿孔素及 TIA-1），而 CD4（－）、CD8（－）。此外，原发性皮肤间变性大细胞淋巴瘤还需要与系统性间变性大细胞淋巴瘤进行鉴别诊断，后者常伴发其他脏器受累，皮损更泛发，且免疫表型为 EMA（＋）、ALK（＋）。本例患者组织病理上可见真皮及皮下组织弥漫性大细胞浸润，免疫组化染色示肿瘤细胞 CD30 强阳性表达，ALK 阴性，符合原发性皮肤间变性大细胞淋巴瘤的诊断。在治疗方面，本病预后多良好，患者 5 年生存率可达 90%，若无皮肤以外脏器受累且病变孤立或局限时，可采取单纯切除和局部放疗。本例患者表现为较大的单发结节、溃疡，可考虑局部封闭治疗及放射治疗。

主任医师查房

患者中年男性，慢性病程，皮损特点为左下肢单发紫红色结节、溃疡，无自发缓解倾向，病原学检查未找到相关感染证据。根据病史、临床表现、组织病理及免疫组化染色可以做出皮肤 T 细胞淋巴瘤的诊断，结合免疫组化结果，具体分型为原发性皮

361

肤 CD30（＋）间变性大细胞淋巴瘤。原发性皮肤间变性大细胞淋巴瘤患者常表现为缓慢增大的孤立或多发结节，组织病理显示有 CD30 阳性淋巴细胞浸润。该病在鉴别诊断时需考虑以下几种疾病：①淋巴瘤样丘疹病。本病临床、组织病理和免疫表型方面与原发性皮肤间变性大细胞淋巴瘤有重叠之处，但淋巴瘤样丘疹病好发于青年人，常有反复发作的病程及自愈倾向，皮损特征为较小的丘疹、结节，在数周或数月后自发消退，可遗留瘢痕及色素沉着。本例患者的皮损为单发较大溃疡，无自发消退倾向，提示原发性皮肤间变性大细胞淋巴瘤可能。②伴大细胞转化的 MF。40%～50% 的 MF 患者可表达 CD30，且常伴有组织病理学上的大细胞转化，提示预后不良。本例患者缺乏早期 MF 斑片、斑块的进展过程，病程相对较短，且组织病理上未见淋巴细胞亲表皮现象，可以作为二者的鉴别要点。③系统性淋巴瘤。在有皮肤病变的间变性大细胞淋巴瘤患者中，如果存在 ALK 表达或涉及 *ALK* 基因的易位，则高度提示是系统性 ALCL 的皮肤受累。本例患者皮损免疫组化示 ALK 阴性，辅助检查无系统受累证据，考虑诊断为原发皮肤性间变性大细胞淋巴瘤。此外，霍奇金淋巴瘤也可表达 CD30，但是极少出现皮肤受累，霍奇金淋巴瘤可表达 CD15，该分子标记可作为二者的免疫病理鉴别要点。④反应性淋巴组织增生。当机体受到节肢动物叮咬、病毒感染或应用某些药物后可能会出现 CD30（＋）淋巴细胞浸润，但由非肿瘤因素引起的反应性增生中 CD30 阳性细胞占比例较低，且 TCR 基因重排为阴性，可以与原发皮肤性间变性大细胞淋巴瘤进行鉴别。本病预后良好，应注意避免过度治疗。对于局限性、单一皮损的原发性皮肤间变性大细胞淋巴瘤，手术切除或局部放疗是首选治疗方式，如果皮损自行消退或经切除后无复发，则无须进一步治疗。对于皮损数目较多、难以消退的病例可采用放疗或口服小剂量的甲氨蝶呤，存在其他脏器受累时应采用联合化疗。本例患者皮损为单发、局限溃疡，但体积较大，手术切除存在困难，可采用局部封闭治疗或放疗。

诊断

原发性皮肤间变性大细胞淋巴瘤。

诊疗经过

每日局部换药，外用复方多粘菌素 B 软膏（bid），复方倍他米松注射液局部封闭治疗 3 次，皮损面积较前缩小，后患者回当地医院行局部放疗，并口服中药治疗 3 个月，诉溃疡面积基本愈合，随访半年皮损无复发。

病例讨论

原发性皮肤 CD30（＋）T 细胞淋巴组织增殖性疾病是第二常见的皮肤 T 细胞淋巴瘤，约占原发性皮肤 T 细胞淋巴瘤的 30%，包括原发性皮肤间变性大细胞淋巴瘤（PC-ALCL）、淋巴瘤样丘疹病（LyP）和介于两者之间的交界性肿瘤。PC-ALCL 和 LyP 的异型淋巴细胞中均有 CD30 表达，但其发病机制目前尚不清楚。PC-ALCL 多发生于成人，平均发病年龄为 60 岁，男性多见，儿

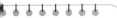
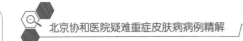
童很少发病。皮损好发于四肢和躯干，临床通常表现多为单发或多发、局限性紫红色丘疹、结节斑块或肿瘤，表面常有溃疡，部分患者原发皮损周围可形成卫星灶。约 50% 的病例皮损可出现自发缩小，但极少完全消退，约 13% 的患者在复发时可出现皮肤外播散。

  PC-ALCL 的组织病理特征为真皮及皮下组织内致密性肿瘤细胞浸润，通常不累及表皮。肿瘤细胞体积较大，具有丰富的苍白色嗜酸性胞质，细胞核为圆形或多形性，常呈马蹄形，核仁明显，常见多核瘤巨细胞，偶见 R-S 细胞样细胞，核分裂相易见。免疫组化染色结果示 75% 以上瘤细胞 CD30 强阳性表达，大多数病例肿瘤细胞表达皮肤淋巴细胞抗原及 CD4，并有不同程度的 CD2、CD3 和 CD5 丢失。与系统性 ALCL 不同的是，PC-ALCL 缺乏 EMA 和 ALK 的表达，可以作为二者的鉴别要点。此外，PC-ALCL 常有 TCR 基因重排阳性，但是缺乏系统性 ALCL 中染色体 2p23 上 *ALK* 基因的基因重排。PC-ALCL 的诊断主要依靠组织病理学及免疫组化检查结果，对于所有诊断皮肤淋巴瘤的病例都应进行系统检查以评估皮肤外器官受累情况，评估的指标包括体格检查、全血细胞计数及分类计数、影像学检查等，对于多发性病灶，必要时应进行骨髓穿刺及活检以评估骨髓受累情况。PC-ALCL 在免疫组化中有 CD30 强阳性表达，因此应注意与其他 CD30 阳性淋巴细胞浸润性疾病进行鉴别，主要包括 LyP、伴大细胞转化的 MF、系统性 ALCL、霍奇金淋巴瘤、反应性淋巴组织增生等。

  在治疗方面，应避免对 PC-ALCL 的过度治疗，其治疗原则

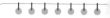

如下：①单发损害可以进行手术切除或放疗，多数病例可获得完全缓解，部分病例会复发，需要进一步治疗。②复发病例需要根据病情来选择治疗手段。多发、局限的复发病例可以进行再次手术或放疗。由于部分皮损有自发缓解倾向，也可以在不影响患者生活的情况下定期随访观察。③多次复发、皮损泛发的病例可以选择系统治疗，首选单一口服甲氨蝶呤，初始计量 15 mg/w，最大剂量一般不超过 25 mg/w，皮损得到有效控制后可以减量，维持治疗不超过 3 年，病情再次复发时可以再次使用。④还可以使用维 A 酸类药物（如贝沙罗汀）或干扰素。⑤对于以上治疗无效的患者，可以采用生物制剂（如抗 CD30 单抗 Brentuximab Vedotin）、序贯化疗、联合化疗或同种异体造血干细胞移植。PC-ALCL 大多预后良好，估计 10 年生存率为 90%，但皮损复发常见，约半数患者可在 5 年内皮损复发，其中腿部受累常提示预后较差，腿部受累和其他部位受累患者的 5 年疾病特异性生存率分别是 76% 和 96%。

（作者：刘兆睿；审校：刘洁）

参考文献

1. RAGHAVAN S S, HONG E K, KIM Y H, et al. Utility of CD30, Ki-67, and p53 in assisting with the diagnosis of mycosis fungoides with large cell transformation. J Cutan Pathol, 2019, 46（1）：33-43.

2. WILLEMZE R, CERRONI L, KEMPF W, et al. The 2018 update of the WHO-EORTC classification for primary cutaneous lymphomas. Blood, 2019, 133（16）：1703-1714.

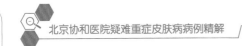

3. BOOKEN N, GOERDT S, KLEMKE C D. Clinical spectrum of primary cutaneous CD30-positive anaplastic large cell lymphoma: an analysis of the Mannheim Cutaneous Lymphoma Registry. J Dtsch Dermatol Ges, 2012, 10 (5): 331-339.

4. WEAVER J, MAHINDRA A K, POHLMAN B, et al. Non-mycosis fungoides cutaneous T-cell lymphoma: reclassification according to the WHO-EORTC classification. J Cutan Pathol, 2010, 37 (5): 516-524.

5. LIU H L, HOPPE R T, KOHLER S, et al. CD30+ cutaneous lymphoproliferative disorders: the Stanford experience in lymphomatoid papulosis and primary cutaneous anaplastic large cell lymphoma. J Am Acad Dermatol, 2003, 49 (6): 1049-1058.

6. KEMPF W, PFALTZ K, VERMEER M H, et al. EORTC, ISCL, and USCLC consensus recommendations for the treatment of primary cutaneous CD30-positive lymphoproliferative disorders: lymphomatoid papulosis and primary cutaneous anaplastic large-cell lymphoma. Blood, 2011, 118 (15): 4024-4035.

7. DECOTEAU J F, BUTMARC J R, KINNEY M C, et al. The t (2; 5) chromosomal translocation is not a common feature of primary cutaneous CD30+ lymphoproliferative disorders: comparison with anaplastic large-cell lymphoma of nodal origin. Blood, 1996, 87 (8): 3437-3441.

8. SAVAGE K J, HARRIS N L, VOSE J M, et al. ALK- anaplastic large-cell lymphoma is clinically and immunophenotypically different from both ALK+ ALCL and peripheral T-cell lymphoma, not otherwise specified: report from the International Peripheral T-Cell Lymphoma Project. Blood, 2008, 111 (12): 5496-5504.

病例 30
右大腿屈侧皮肤肿物 6 月余

病例介绍

患者女，74 岁。右大腿屈侧皮肤肿物 6 月余。

患者 6 月余前无明显诱因出现右大腿屈侧暗红色圆形肿物，略高出皮面，质韧，边界清，偶有轻微疼痛，无瘙痒。不伴发热、水疱、破溃等症状。自行使用红霉素软膏，无明显好转。肿物直径逐渐增大至核桃大小，质硬，皮温升高，表面破溃，挤压及长时间行走后疼痛明显。肿物直径进行性增大为 8 cm × 6 cm，为进一步诊治，遂来北京协和医院就诊。患者自起病以来精神、食欲、睡眠可，二便正常，体重较前无明显变化。患者既往乙型肝炎病毒感染史，高脂血症、颈动脉粥样硬化 3 年，目前口服拜阿司匹灵和降脂药物治疗。腰椎间盘突出病史 10 年余，偶有疼痛，外用膏药治疗。父亲因"食管癌"去世。余既往史、个人史、家族史无特殊。

体格检查：一般情况良好，生命体征平稳，右腹股沟可触及2枚淋巴结，直径约1 cm，边界清，质韧。心肺腹查体未见明显异常。右侧大腿屈侧皮肤可见1处约8 cm×6 cm暗红色浸润性圆形肿物，边界清，略高出皮面，表面光滑，质硬，上覆少许白色鳞屑，皮温明显升高，压痛明显，近边缘处可见1处破溃、结痂，肿物周围可见淡褐色色素沉着（图30-1）。余皮肤黏膜未见明显异常。

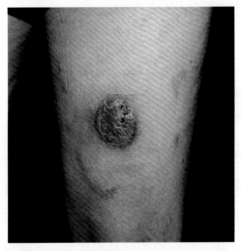

图30-1 患者临床表现：右侧大腿屈侧皮肤可见1处约8 cm×6 cm暗红色浸润性圆形肿物，边界清，略高出皮面，表面光滑，上覆少许白色鳞屑，近边缘处可见1处破溃、结痂

📋 住院医师查房

患者老年女性，慢性病程。临床表现为右大腿屈侧出现红色肿物，伴压痛，肿物进行性增大。体格检查可见右侧大腿1处

8 cm×6 cm 暗红色肿物，表面光滑，近边缘处出现破溃、结痂。其他系统未见明显异常。

根据本例患者的临床表现，在诊断方面需要考虑以下疾病。

（1）炎症性皮肤病

炎症性皮肤病如慢性湿疹、斑块型银屑病等。湿疹是由多种内外因素引起的一种炎症性皮肤病，慢性期可表现为皮肤增厚、浸润、色素沉着，表面粗糙，可出现不同程度的苔藓样变，有明显的瘙痒症状。本例患者皮损为边界清楚的暗红色斑块，皮损隆起，但患者皮损表面光滑，无糜烂、渗出，不伴瘙痒，暂不考虑该诊断。斑块型银屑病是一种慢性炎症性皮肤病，慢性病程，冬重夏轻，反复发作，主要表现为红色丘疹，可逐渐扩大融合为红色斑片或斑块，边界清楚，基底浸润明显，表面覆盖银白色鳞屑，将鳞屑刮除可见发亮的半透明薄膜，再刮除薄屑有点状出血现象。本例为境界清楚的暗红色浸润性肿物，表面少许白色鳞屑，未见薄膜现象和点状出血，且无明显自觉症状，考虑银屑病可能较小，可行组织病理检查以明确诊断。

（2）皮肤肉芽肿

皮肤肉芽肿如皮肤结节病、化脓性肉芽肿等。结节病是一种病因未明的累及多系统的上皮样细胞肉芽肿性疾病，患者通常合并肺内病变、淋巴结肿大等其他系统症状。皮肤结节病的表现多样，可为丘疹、结节、斑块、红斑等，患者一般无自觉症状。斑块型皮肤结节病表现为略隆起的浸润斑块，形状不规则，其上可有数量不等的结节，需与本例患者的皮损相鉴别，可完善系统检查及皮肤活检进行鉴别。化脓性肉芽肿多在外伤后出现，初期为红色

369

或棕红色丘疹，无压痛，通常直径不超过 1 cm，可迅速增大，易破溃、出血。本例患者的皮损为数月内迅速增大的红色肿物，但患者无外伤史，皮损无出血表现，暂不考虑该诊断。

（3）皮肤淋巴瘤

如 MF、原发性皮肤 B 细胞淋巴瘤、原发皮肤 CD30（＋）间变性大细胞淋巴瘤等。MF 是最常见的皮肤 T 细胞淋巴瘤，临床分为红斑期、斑块期、肿瘤期，皮损表现多样，肿瘤期可表现为隆起性肿物，肿瘤可迅速增大，表面可出现破溃，本例患者右侧大腿出现隆起性肿物，且短期内增大，表面破溃，尚不能排除此诊断，但患者既往未出现 MF 红斑期、斑块期的表现，可行皮肤组织活检加以鉴别。原发性皮肤 B 细胞淋巴瘤由 B 淋巴细胞增生形成，包括原发性皮肤边缘区 B 细胞淋巴瘤、原发性皮肤滤泡中心淋巴瘤、原发性皮肤弥漫大 B 细胞淋巴瘤（腿型）等类型，临床表现为单发或多发的结节、斑块或肿瘤，可出现溃疡，与本例患者的皮损特点相符，但需结合皮肤组织病理、免疫组化、基因重排等检查明确诊断。原发皮肤 CD30（＋）间变性大细胞淋巴瘤属于原发性皮肤 CD30（＋）淋巴增殖性疾病，临床表现为局限性紫红色丘疹、结节斑块或肿瘤，表面常有浅溃疡，组织病理表现为真皮内肿瘤细胞弥漫性浸润，75% 以上的肿瘤细胞表达 CD30 抗原，目前本例患者尚不能排除此诊断，可行组织病理检查及免疫组化染色加以鉴别。

下一步诊疗计划：完善常规检查，如血常规、生化全项、浅表淋巴结超声、骨髓穿刺及活检、胸腹盆 CT 等；行皮肤组织病理、免疫组化检查；向上级医师汇报病情。

主治医师查房

住院医师补充病历资料。

北京协和医院皮肤组织病理检查结果：表皮萎缩，棘层内见单一核细胞浸润，真皮全层至皮下脂肪层可见致密的肿瘤细胞浸润，呈弥漫分布，部分细胞核有明显异型性，见不典型性核分裂相（图 30-2）。免疫组化：CD20（＋）（图 30-3），CD79a（＋）（图 30-4），Bcl-2（＋）（图 30-5），Bcl-6（－），Mum-1（＋）（图 30-6），CD3（－），CD4（－），CD5（－），CD10（－），结合免疫组化考虑淋巴瘤。基因重排：TCR 基因重排（－），IgH、IgK（＋）。实验室检查方面，血常规：WBC 4.3×10^9/L，Hb 133 g/L，PLT 168×10^9/L；生化：LDH 163 U/L。骨髓检查方面：骨髓涂片（－）；骨髓活检示组织中可见较多幼稚细胞；免疫组化结果：Bcl-2（散在＋），Bcl-6（－），C-MYC（－），Mum-1（个别＋），P53（－），CD3（散在＋），CD5（散在＋），CD10（散在＋），CD20（散在＋），CD30（Ki-1）（－），Ki-67（70%）。腰椎穿刺：脑脊液压力、常规、生化、细胞学、细胞因子未见异常。影像学检查：胸腹盆 CT 示双肺多发微小及小结节灶，请结合临床除外转移瘤；左肝叶可疑小片稍低密度影；脾脏与胃间类圆形软组织密度影，考虑为淋巴结。

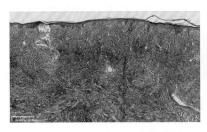
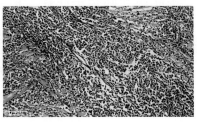

A. HE × 40；B. HE × 200。

图 30-2   皮肤组织病理：表皮萎缩，棘层内见单一核细胞浸润，真皮全层至皮下脂肪层可见致密的肿瘤细胞浸润，呈弥漫分布

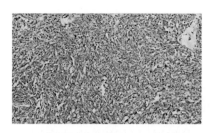
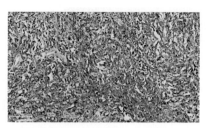

图 30-3　免疫组化示肿瘤
细胞表达 CD20（×200）

图 30-4　免疫组化示肿瘤
细胞表达 CD79a（×200）

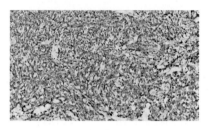
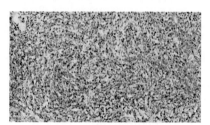

图 30-5　免疫组化示肿瘤
细胞表达 Bcl-2（×200）

图 30-6　免疫组化示肿瘤
细胞表达 Mum-1（×200）

　　患者老年女性，慢性病程，表现为右侧大腿暗红色肿物，压痛明显，且进行性增大，表面光滑，皮温升高，可见破溃。皮肤组织病理可见真皮全层至皮下脂肪层致密的肿瘤细胞浸润，呈弥漫分布，部分细胞核有异型性，可见不典型性核分裂相。免疫组化显示：CD20（＋），CD79a（＋），Bcl-2（＋），Mum-1（＋），Bcl-6（－），CD10（－）。

　　在诊断方面，通过组织病理学检查可除外慢性湿疹、银屑病、皮肤肉芽肿等皮肤病。根据患者的临床表现和病理结果，首先考虑 B 细胞淋巴瘤，在诊断方面需要考虑：①原发皮肤弥漫大 B 细胞淋巴瘤，腿型（primary cutaneous diffuse large B-cell lymphoma，leg type，PCDLBCL-LT）。PCDLBCL-LT 好发于老年女性，病变多位于腿部，组织病理通常表现为真皮及皮下脂肪中心母细胞和免疫母细胞弥漫浸润，肿瘤细胞表达 B 细胞标记，如 CD19、CD20、CD79a、PAX-5，绝大多数病例 Bcl-2（＋）、Mum-1（＋）、FOX-P1（＋）、MYC（＋），部分弱阳性表达 Bcl-6，与本例患者相符。②原发性皮肤滤泡中心淋巴瘤（primary cutaneous follicle center lymphoma，PCFCL）。PCFCL 的生长模式可表现为滤泡性、弥漫性或两者均有，好发于头部或躯干，进展缓慢，组织学表现为滤泡中心细胞在真皮层结节状或弥漫浸润，但 PCFCL 可见较多反应性 T 细胞，且免疫组化 CD20（＋）、CD79a（＋）、Bcl-6（＋）、CD10（＋）、Bcl-2（－）、Mum-1（－），与本例患者不符。③弥漫大 B 细胞淋巴瘤（diffuse large B-cell lymphomas，DLBCL）继发皮肤受累。DLBCL 结外受累多见，累及皮肤往往是晚期表现。DLBCL 通常表现为颈部或腹部淋巴结肿大，可伴有发热、体重减轻、盗汗等全身症状，本例患者无发热、盗汗、体重减轻等表现，结合辅助检查结果，患者无血液、骨髓受累，但胸腹盆 CT 提示脾胃间类圆形淋巴结影，不排除淋巴瘤可能，可进一步行 PET-CT 检查进行评估。④其他少见类型的大 B 细胞淋巴瘤。如 EB 病毒阳性 DLBCL（非特指型）、淋巴瘤样肉芽肿（lymphomatoid granulomatosis，LyG）、浆母细胞性淋巴瘤（plasmablastic lymphoma，PBL）可表现为大的异型 B 细胞浸润，EB 病毒阳性 DLBCL（非特指型）、LyG 患者 EBV（＋），且几乎所有 LyG 患者伴有肺部受累，本例患者无其他系统受累表现，可进一步检查 EBV 进行鉴别。PBL 好发于免疫缺陷患者，本例患者无免疫缺陷性疾病史，未使用免疫抑制药物，考虑此诊断可能性较小。

本例患者目前考虑诊断为 PCDLBCL-LT。治疗方面，PCDLBCL-LT 是一种侵袭性较高的皮肤 B 细胞淋巴瘤，可采用利妥昔单抗加含蒽环类药物的化疗方案。本例患者除外禁忌证后可予 R-CHOP 方案化疗，同时予水化、止吐对症治疗。监测血常规，防止继发感染，定期复查 PET-CT；患者既往乙型病毒性肝炎感染史和动脉粥样硬化病史，请相关科室会诊。

主任医师查房

住院医师补充辅助检查结果。

北京协和医院病理会诊：（大腿皮肤活检）符合 PCDLBCL-LT。免疫组化结果：Bcl-2（+）、Bcl-6（−）、C-MYC（−）、CD20（+）、Ki-67（约 60%）、CD3（−）、CD30（Ki-1）（−）。病理原位杂交结果：EBER FISH（−）。原单位（皮肤科）免疫组化：Bcl-2（+）、CD10（−）、Mum-1（+）。皮肤病理 FISH：C-MYC、Bcl-2、Bcl-6（−）。影像学检查：PET-CT 示右侧大腿外侧皮下代谢增高灶，范围约 5.0 cm×4.5 cm×2.2 cm，放射性摄取增高，SUVmax 23.8，符合恶性病变，右侧髂血管旁、腹股沟多发代谢增高淋巴结（SUVmax 1.5～3.3），大小 0.8～2.0 cm，淋巴瘤累及不除外，胰腺后方代谢轻度增高片状影（SUVmax 2.3），范围 1.2 cm×1.2 cm，性质待定。

主任医师总结病例特点

患者老年女性，以右大腿屈侧出现进行性增大的红色肿物为

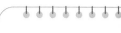

主要表现，组织病理检查示肿瘤细胞在真皮全层至皮下脂肪层弥漫分布，可见异型性细胞及不典型性核分裂相。免疫组化：CD20（＋）、CD79a（＋）、Bcl-2（＋）、Bcl-6（－）、Mum-1（＋）、Ki-67（约 60%）。皮肤病理会诊考虑为 PCDLBCL-LT。辅助检查方面，已完善血常规、骨髓穿刺、腰椎穿刺评估血液、骨髓、神经系统受累情况，PET-CT 提示右侧髂血管旁、腹股沟多发淋巴结受累。结合患者病史、临床表现及皮肤组织病理学检查结果，目前患者 PCDLBCL-LT 诊断明确。

分期方面，患者无全身症状，Ann Arbor 分型考虑为 ⅡE 期。预后评分方面，患者高龄、Ann Arbor ⅡE 期、LDH 正常，ECOG 0 分，故 IPI 评分 1 分。在分型方面，患者免疫组化显示：CD10（－）、Bcl-6（－）、Mum-1（＋）、Bcl-2（＋）、C-MYC（－）；皮肤病理 FISH 显示：C-MYC、Bcl-2、Bcl-6（－），为 nonGCB，双表达阴性，三打击阴性 PCDLBCL-LT。

PCDLBCL-LT 预后较差，易复发和皮肤外播散，应定期检查，关注其他系统是否受累。对于孤立性病变，R-CHOP 方案化疗或联合放疗是一线治疗方案，本例患者目前已完善相关检查，无明确化疗禁忌证，可采用 R-CHOP 方案化疗。本例患者年龄较大，基础疾病较多，应注意可能出现的不良反应，定期复查血常规和肝、肾功能，防止出现感染、出血、贫血等情况。对于基础疾病，同意相关科室的会诊意见，予恩替卡韦预防性抗病毒治疗，定期监测肝功能和 HBV-DNA；动脉粥样硬化方面，口服拜阿司匹灵抗血小板、瑞舒伐他汀钙调脂治疗，定期复查血管超声。

诊断

非霍奇金淋巴瘤（原发皮肤弥漫性大 B 细胞淋巴瘤，腿型，nonGCB，双表达阴性，三打击阴性，Ann Arbor Ⅱ E 期，IPI 评分 1 分）。

诊疗经过

患者行 R-CHOP 方案化疗。

第 1～3 疗程 R-CHOP 方案化疗：利妥昔单抗 700 mg（静脉注射，d0），环磷酰胺 1.3 g（静脉注射，d1），盐酸表柔比星 130 mg（静脉注射，d1），硫酸长春地辛 4 mg（静脉注射，d1），泼尼松 100 mg（口服，d1～5）。休疗期间Ⅳ度骨髓抑制，无发热。

第 3 疗程化疗后复查 PET-CT：原右侧大腿外侧皮下代谢增高灶已不明显，右侧髂血管旁代谢增高淋巴结数量明显减少，代谢活性明显减低，原右侧腹股沟多发代谢增高淋巴结已不明显。患者中期 PET-CT 评估完全缓解（complete response，CR）。

第 4 疗程 R-CHOP 方案化疗，调整药物为：利妥昔单抗 700 mg（静脉注射，d0），环磷酰胺 1.3 g（静脉注射，d1），多柔比星脂质体 53 mg（静脉注射，d1），硫酸长春地辛 4 mg（静脉注射，d1），泼尼松 100 mg（口服，d1～5）。出院后予长效升白治疗，Ⅱ度骨髓抑制，无发热。

第 5 疗程 R-CHOP 方案化疗，因患者近期体重下降，下调化疗药物剂量：利妥昔单抗 640 mg（静脉注射，d0），环磷酰胺

1.2 g（静脉注射，d1），多柔比星脂质体 50 mg（静脉注射，d1），硫酸长春地辛 4 mg（静脉注射，d1），泼尼松 100 mg（口服，d1 ～ 5）。患者病情平稳，监测血常规和肝、肾功能未见明显异常，右大腿肿物较前缩小，压痛较前缓解，嘱其定期门诊随诊，择期行下一程化疗。

病例讨论

原发性皮肤 B 细胞淋巴瘤指病变位于皮肤且诊断时无皮肤外受累的 B 细胞淋巴瘤，占原发性皮肤淋巴瘤的 20% ～ 25%。根据 2018 年 WHO-EORTC 分类，原发皮肤 B 细胞淋巴瘤主要包括原发皮肤边缘区 B 细胞淋巴瘤（primary cutaneous marginal zone lymphoma，PCMZL）、PCFCL 和 PCDLBCL-LT。

PCDLBCL-LT 约占原发性皮肤淋巴瘤的 4%，好发于老年人，男女比例为（1 ∶ 3）～ 4。约 80% 的患者病变位于腿部，也可位于其他部位，临床表现为快速进展的紫红色结节或肿块，表面可出现溃疡。组织病理可见真皮及皮下脂肪中肿瘤细胞弥漫浸润，肿瘤细胞为形态单一的、大的、圆形核的中心母细胞和免疫母细胞，无亲表皮现象，通常不伴有嗜酸性粒细胞、浆细胞浸润，反应性 T 细胞较少。

肿瘤细胞表达 B 细胞标记，如 CD19、CD20、CD79a、PAX-5，绝大多数病例 Bcl-2、Mum-1、FOX-P1 阳性，部分表达 Bcl-6，CD10 通常阴性。PCDLBCL-LT 患者无 t（14；18）染色体易位，Bcl-2 的高表达被认为与基因扩增有关；PCDLBCL-LT 肿瘤细胞的基因表达谱与激活 B 细胞样弥漫大 B 细胞淋巴瘤相似，一些病例中检测到与 NF-κB 通路相关基因的突变，如 *CD79B*、*CARD11*、*MYD88*，提示存在 NF-κB 通路的激活。一些病例中可见 *MYC* 重排，常与 *Bcl-2* 同时发生，部分可伴有 *Bcl-6* 易位，被称为"双次打击"或"三次打击"淋巴瘤；*MYC/Bcl-2* 表达并不伴 *MYC/Bcl-2* 染色体改变，被称为"双表达淋巴瘤"，被认为是预后不良的标志。有研究表明，伴 *MYC* 重排的 PCDLBCL-LT 患者相较于不伴 *MYC* 重排的患者预后差、病死率高，因此在患者诊断 PCDLBCL-LT 后，可考虑行 MYC-FISH 检测以评估其预后情况。

在诊断 PCDLBCL-LT 时，首先需要与弥漫大 B 细胞淋巴瘤累及皮肤相鉴别，因此详细的全身检查十分必要，包括血常规、生化检查、骨髓活检、CT、PET-CT 等，以了解其他系统有无受累。

PCDLBCL-LT 与弥漫型 PCFCL 都表现为大 B 细胞的弥漫浸润，而二者的治疗与预后差别较大，因此两者间的鉴别十分重要。PCFCL 好发于头部或躯干，进展缓慢，组织学表现为滤泡中心细胞在真皮层弥漫浸润，肿瘤细胞核通常不规则且有裂隙，同时 PCFCL 可见较多反应性 T 细胞，且免疫组化 Bcl-6（＋），CD10（＋），Bcl-2（－），Mum-1（－），FOX-P1（－），IgM（－）。此外，在诊断时还需考虑到一些少见类型的皮肤弥漫大 B 细胞淋巴瘤，如浆母细胞性淋巴瘤、EB 病毒阳性弥漫大 B 细胞淋巴瘤（非特指型）、淋巴瘤样肉芽肿等。根据病史、EB 病毒检测及病理表现可进行鉴别。

PCDLBCL-LT 属于中度侵袭性淋巴瘤，预后较差，易出现复发和皮肤外播散，皮损位于腿部、多处病变被认为是预后不良的标志。治疗方面，一线方案是采用包含蒽环类的系统性化疗并联合抗 CD20 单克隆抗体。对于无法耐受化疗者，可选择局部治疗，如放疗或手术切除。本例患者接受 3 个疗程 R-CHOP 方案化疗后，中期 PET-CT 评估为 CR。

（作者：张姗；审校：刘洁）

参考文献

1. DUMONT M，BATTISTELLA M，RAM-WOLFF C，et al. Diagnosis and Treatment of Primary Cutaneous B-Cell Lymphomas：State of the Art and Perspectives. Cancers（Basel），2020，12（6）：1497.

2. WILLEMZE R，CERRONI L，KEMPF W，et al. The 2018 update of the WHO-EORTC classification for primary cutaneous lymphomas. Blood，2019，133（16）：1703-1714.

3. ELDER D E，MASSI D. WHO Classification of Skin Tumours. World Health Organization，2018：260.

4. HOPE C B，PINCUS L B. Primary Cutaneous B-cell Lymphomas. Clin Lab Med，2017，37（3）：547-574.

5. SUKSWAI N，LYAPICHEV K，KHOURY J D，et al. Diffuse large B-cell lymphoma variants：an update. Pathology，2020，52（1）：53-67.

6. WILCOX R A. Cutaneous B-cell lymphomas：2019 update on diagnosis，risk stratification，and management. Am J Hematol，2018，93（11）：1427-1430.

7. HOPE C B，PINCUS L B. Primary cutaneous B-cell lymphomas with large cell predominance-primary cutaneous follicle center lymphoma，diffuse large B-cell lymphoma，leg type and intravascular large B-cell lymphoma. Semin Diagn Pathol，2017，34（1）：85-98.

8. SWERDLOW S H，CAMPO E，PILERI S A，et al. The 2016 revision of the World

Health Organization classification of lymphoid neoplasms. Blood，2016，127（20）：2375-2390.

9. SCHRADER A M R，JANSEN P M，VERMEER M H，et al. High Incidence and Clinical Significance of MYC Rearrangements in Primary Cutaneous Diffuse Large B-Cell Lymphoma，Leg Type. Am J Surg Pathol，2018，42（11）：1488-1494.

10. HRISTOV A C. Primary cutaneous diffuse large B-cell lymphoma，leg type：diagnostic considerations. Arch Pathol Lab Med，2012，136（8）：876-881.

11. SUÁREZ A L，QUERFELD C，HORWITZ S，et al. Primary cutaneous B-cell lymphomas：part Ⅱ. Therapy and future directions. J Am Acad Dermatol，2013，69（3）：343，e1-e11；quiz 355-356.

病例 31
右肩部红色肿物 4 个月，水疱 1 个月

病例介绍

患者女，20 岁。右肩部红色肿物 4 个月，水疱 1 个月。

4 个月前无明显诱因右肩部出现豌豆样大小的红色肿物，逐渐增大。1 个月前行手术切除肿物，术后于切口处出现逐渐增大的水疱。病理检查未回报。

既往史：无特殊。

体格检查：一般情况良好，右侧肩部可见一大小约 35 mm × 25 mm 的半透明水疱（图 31-1），水疱下可触及一质硬、活动度良好的结节。

笔记

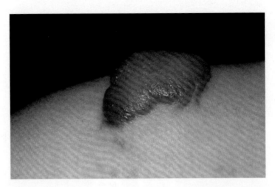

图 31-1　右侧肩部可见一约 35 mm×25 mm 大小椭圆形红色水疱样肿物

住院医师查房

患者青年女性，以肩部红色质硬且活动度良好的结节，表面是水疱为主要临床表现，患者诊断主要从两个方面考虑：一是皮下肿物；二是水疱。本例患者临床表现为右肩部淡红色半球形囊性肿物，触之较软，疱底部可扪及一质硬结节，界清。临床需除外自身免疫性疱病，如天疱疮、BP 等，进一步完善天疱疮抗体测定及组织活检。根据患者的临床表现，考虑水疱型毛母质瘤（anetodermic pilomatricoma）和大疱性硬斑病（bullous sclerosis）。水疱型毛母质瘤是毛母质瘤的一个罕见分型，好发于肩部和上臂，以 10～20 岁青少年多发，常与机械性损伤破坏皮肤完整性有关。大疱性硬斑病是一种少见的皮肤病，表现为硬斑基础上出现大疱，水疱最常见于下肢，表现为表皮下水疱。患者常伴有外周血及皮肤组织中嗜酸性粒细胞增高。本例患者手术切除肿物后，于切口处出现一逐渐增大的水疱，结合该型发病特点及患者的临床表现，水疱型毛母质瘤可能性大，待病理回报后确诊。向上级医师汇报病情。

📋 主治医师查房

组织病理检查回报：真皮中可见基底样上皮细胞聚集而成的边界清楚的结节，外周由一层纤维组织环绕，中央为无细胞核的影细胞。真皮层大量血管和淋巴管扩张，可见血管外红细胞溢出和血管周围炎性细胞浸润（图 31-2）。病史查体无补充。

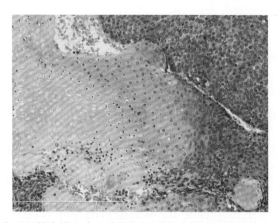

图 31-2　真皮中可见基底样上皮细胞聚集而成的边界清楚的结节，中央为粉红色无
细胞核的影细胞 （HE×200）

[图片出处：LI L, ZENG Y, FANG K, et al. Anetodermic pilomatricoma: molecular characteristics and trauma in the development of its bullous appearance. Am J Dermatopathol, 2012, 34（4）: e41-e45.]

患者青年女性，以右肩部红色肿物起病，后继发水疱为主要表现。本例患者的主要特点如下：①临床表现为红色肿物上出现一个半透明、伴有蓝灰色改变的水疱，质硬，活动度良好。②组织病理示真皮中可见基底样上皮细胞聚集而成的边界清楚的结节，外周纤维组织环绕，中央为无细胞核的影细胞。真皮层大量血管和淋巴管扩张，可见血管外红细胞溢出和血管周围炎性细胞浸润。③免疫荧光染色 LEF1（＋）、KRT17（＋）。结合患者的临床表现、病理及免疫组化结果，考虑诊断水疱型毛母质瘤可能性大。

水疱型毛母质瘤常表现为淡红色或紫红色厚壁半透明水疱，水疱下方可触及质硬结节，组织病理上除具有一般毛母质瘤的典型组织病理改变外，肿瘤团块上部真皮浅层可见淋巴管扩张，充满淡嗜伊红淋巴液，真皮内胶原纤维稀疏分布。本病还需与以下疾病相鉴别：①毛母质癌（pilomatrix carcinoma）。这是一种源于毛囊基质细胞的极其罕见的肿瘤，好发于中年和老年男性的面、颈部，毛母质癌与毛母质瘤均由β-连环蛋白激活突变所致。然而，大多数毛母质癌病例中未发现良性毛母质瘤成分，提示大多数毛母质癌是新发病例。病理常表现为边界不清、肿瘤坏死、细胞多形性和不对称性，有助于区分毛母质瘤和毛母质癌。本例患者的病理特点不符合毛母质癌，暂不考虑该病。②大疱性硬斑病。多由感染、淋巴管扩张及较大碱性蛋白沉积所致，表现为硬斑基础上出现大疱，水疱位于表皮下，本例患者的临床表现暂不考虑该病。

治疗方面，待进一步完善评估后，请整形外科会诊，择期行肿物切除术。

主任医师查房

本例患者临床以水疱样外观、基底可触及质硬结节为主要表现；组织病理可见扩张的淋巴管和淋巴液，免疫荧光示 LEF1、KRT17 阳性。综上考虑诊断水疱型毛母质瘤。LEF1 阳性多与 Wnt 信号通路激活有关。角蛋白在不同细胞类型、不同分化程度、不同功能特征的上皮细胞内存在特异性表达，常作为免疫组织化学标志物长期广泛应用于肿瘤病理学诊断。角蛋白在不同组织的表达也与肿瘤的形成和肿瘤细胞的侵袭潜力相关。KRT17 是 I 型角蛋白，主要分布于汗腺的基底细胞和深部外毛根鞘等处，有免疫调节作用，可以促进基底样细胞皮肤肿瘤的形成，并促进上皮细胞增殖和肿瘤生长。KRT17 可见于银屑病、基底细胞癌、鳞状细胞癌、恶性黑色素瘤等增殖性皮肤病。本例患者首次发现 KRT17 阳性细胞也可存在于水疱型毛母质瘤中。

毛母质瘤是以皮肤硬结为主要表现的良性皮肤肿瘤，该病好发于 10 ～ 20 岁的青年和 60 ～ 70 岁的老年患者，呈双峰性，男女比例为 1.0 ∶ 2.5，较少恶变，临床以质硬、生长缓慢并延伸到皮下组织的结节为典型表现。典型病理表现为基底样上皮细胞聚集而成的边界清楚的结节，外周由一层纤维组织环绕，中央为无细胞核的影细胞。真皮层可见大量血管和淋巴管扩张，伴血管周围炎性细胞浸润。早期的肿瘤中有较大比例存在丰富有丝分裂活性的基底样基质细胞。晚期的毛母质瘤可能几乎仅由影细胞组成，部分区域伴有钙化和骨化。Wnt 信号通路中 β- 连环蛋白的激活突变与该肿瘤的发病机制有关。其中水疱型毛母质瘤为毛母质瘤的一个罕见分型，常由机械性外伤、肿瘤引发的炎性反应导致真皮中胶原纤维及弹性纤维含量破坏、毛细血管及淋巴管扩张，真皮中血管微环境遭到破坏所致。还有一种理论称水疱形成是由于肿瘤导致淋巴管堵塞，引发淋巴管扩张、淋巴液外渗，从而在肿瘤外周的真皮组织形成水肿，产生水疱样外观。该分型临床表现为坚硬结节上方可见松弛、壁厚的血疱或大疱，典型病理表现为真皮浅层大量淋巴管和毛细血管扩张、淋巴水肿、弹性纤维破坏。

鉴别诊断方面，水疱型毛母质瘤需与淋巴管瘤和大疱性硬斑病相鉴别。淋巴管瘤分为水囊状淋巴管瘤和局限性淋巴管瘤两种类型，水囊状淋巴管瘤在出生时即存在，表现为边界不清、呈半透明状、质软且上覆正常皮肤的较大肿块，最常位于面颈部、腋窝或侧胸壁；局限性淋巴管瘤可在出生时即存在或出生后几年内出现，最常出现的位置是四肢近端、躯干、腋窝和口腔。结合患者的病程，暂不考虑该病。大疱性硬斑病是由感染、淋巴管扩张及较大碱性蛋白沉积引起，水疱最常见于下肢，病理表现为均匀的束状胶原纤维分布于真皮甚至皮下脂肪层，血管周围有淋巴细胞炎性浸润，硬化的胶原束之间腺体萎缩，水疱位于表皮下，真皮内有水肿及淋巴管扩张。本例患者的皮损及病理表现不符合大疱性硬斑病的特点，暂不考虑该病。治疗方面，良性附属器肿瘤的首选治疗是单纯切除。对于多发性附属器肿瘤的患者，肿瘤可影响外观或造成严重的心理社会影响，可采用其他治疗手段如浅表切除、电凝术、激光消融等辅助治疗。

诊断

水疱型毛母质瘤。

诊疗经过

局麻下肿物切除。

病例讨论

毛母质瘤是毛母质来源、向外毛根鞘分化的良性皮肤肿瘤。好发于头颈部，表现为质硬的皮肤结节。发病人群以 10 ～ 20 岁的青少年和 60 ～ 70 岁的老年患者为主，呈双峰性。发病机制被认为与 β- 连环蛋白基因突变相关，机械摩擦及外伤也被认为是该病重要的诱发因素。典型病理特征为基底样上皮细胞聚集而成，肿瘤中央为嗜酸性影细胞。水疱型为毛母质瘤的一个罕见分型，临床表现为坚硬结节上方伴松弛、壁厚的血疱或大疱形成，典型病理特点为真皮层大量毛细血管和淋巴管扩张，伴淋巴水肿。该型的发病机制尚不明确，目前被广泛接受的理论为毛母质瘤导致淋巴管阻塞、淋巴管扩张，从而引发淋巴液瘀积，淋巴液外渗至真皮层，导致真皮层水肿形成，弹性纤维因此受到破坏。也有学者认为弹性纤维破坏是由肿瘤细胞产生的纤维溶解酶将其破坏所致。

此外，多发性毛母质瘤还可伴发营养不良性肌强直、Gardner's 综合征、Turner 综合征、9- 三体综合征、Kabuki 综合征、Rubinstein-Taybi 综合征和胶质母细胞瘤等疾病。水疱型毛母质瘤需与淋巴管瘤及大疱性局限性硬皮病相鉴别。

治疗方面，手术切除可达到理想的治疗效果，术后复发率低，恶变较为罕见。

（作者：刘阳春，李丽；审校：左亚刚，王涛）

参考文献

1. INUI S, KANDA R, HATA S. Pilomatricoma with a bullous appearance. J Dermatol, 1997, 24（1）: 57-59.

2. 贾虹，赵春霞，石继海，等 . 大疱性硬斑病 1 例 . 临床皮肤科杂志, 2001, 30（1）: 39-40.

3. 廖晓容，吕静. 水疱型毛母质瘤一例. 中国麻风皮肤病杂志，2017，33（7）：427.

4. JULIAN C G，BOWERS P W. A clinical review of 209 pilomatricomas. J Am Acad Dermatol，1998，39（2 Pt 1）：191-195.

5. WEICHERT G E，BUSH K L，CRAWFORD R I. Bullous pilomatricoma：a report of clinical and pathologic findings and review of dermal bullous disorders. J Cutan Med Surg，2001，5（5）：394-396.

6. CAO H L，CHEN J S，YAN J L，et al. Pilomatricoma with a bullous appearance. Indian J Dermatol Venereol Leprol，2015，81（1）：77-78.

7. LLENA PUY M C，FORNER NAVARRO L，FERRANDEZ A，et al. Effet de deux agents de blanchiment sur la surface de l'émail. Etude in vitro [The effect of 2 bleaching agents on the enamel surface. An in-vitro study]. Bull Group Int Rech Sci Stomatol Odontol，1992，35（3-4）：117-120.

8. CHEN S Y，WU F，QIAN Y，et al. Pilomatricoma with bullous appearance：a case report and review of literature. Int J Dermatol，2011，50（5）：615-618.

9. GIORGI V D，ALFAIOLI B，MASSI D，et al. Bullous pilomatricoma：a particular and rare dermal bullous disorder. Acta Derm Venereol，2009，89（2）：189-190.

病例介绍

患者女，34岁。多关节肿痛伴皮肤变硬2年，面颈部、上肢红斑、斑块3个月。

2年前无明显诱因出现多关节肿痛，累及双侧腕关节、肘关节、掌指关节、近端指间关节、膝关节、踝关节和跖趾关节。双手关节晨僵明显，活动1小时以上可缓解。自觉颜面部紧绷感、睁眼困难，双侧肘部斑块状皮肤增厚变硬，后逐渐进展至肘部远端上肢。近3个月无明显诱因面颈部、上肢出现散在红斑、斑块。于当地医院就诊，诊断为"类风湿关节炎（rheumatoid arthritis，RA）、系统性硬化症（systemic sclerosis，SSc）、肺间质纤维化"。先后应用"甲泼尼龙、甲氨蝶呤、雷公藤多苷、阿司匹林肠溶片"

等治疗，具体不详。关节疼痛及晨僵有所缓解。1 年半前改服泼尼松 40 mg（qd），逐渐减量。泼尼松减量至 15 mg（qd）时，关节疼痛复发。3 个月前，患者上肢及颈部出现痛性红斑、紫色斑块，否认发热。为进一步诊治，遂来北京协和医院就诊。

既往史：雷诺现象 8 年。

体格检查：一般情况良好。全身浅表淋巴结未触及肿大。表情僵硬，额纹消失。面部、颈部、双肩、上肢局部色素沉着，伴有散在类圆形红色及紫色斑块、假性水疱（图 32-1A）。双侧腕关节、肘关节、掌指关节、指间关节、膝关节、踝关节、跖趾关节肿痛，伴活动受限。双手第一、第三、第四手指呈天鹅颈样畸形。手指至肘部皮肤硬化增厚（图 32-1B）。

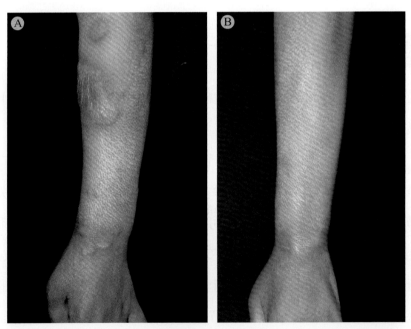

A. 上肢色素沉着，伴有类圆形红色及紫色斑块、假性水疱；B. 治疗 2 周后，皮损恢复。

图 32-1　患者的临床表现

[图 片 出 处：ZHU T, ZHAO W L, ZENG Y P, et al. Systemic sclerosis-rheumatoid arthritis overlap syndrome complicated with Sweet's syndrome. Clin Rheumatol, 2018, 37（8）: 2281-2284.]

住院医师查房

患者青年女性，以多关节肿痛伴皮肤硬化、双手雷诺现象，面颈部、上肢散在红色斑块为主要表现。血常规：WBC 11.89×10^9/L，NEUT% 80.6%。hsCRP 82.14 mg/L，ESR 87 mm/h。免疫指标：抗核抗体（ANA）1 ： 640 斑点型，抗 Scl-70 抗体（＋），类风湿因子（rheumatoid factor，RF）259.3 IU/mL。组织病理检查表现为表皮层和真皮乳头层水肿，真皮层中性粒细胞、少量嗜酸性粒细胞浸润，无血管炎表现（图 32-2A、图 32-2B）。胸部高分辨率 CT（high-resolution CT of the chest，HRCT）提示肺间质病变。结合临床表现、辅助检查，考虑患者面颈部、上肢皮损为急性发热性嗜中性皮肤病（Sweet 综合征）可能性大。

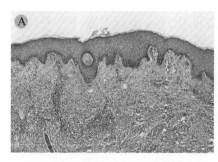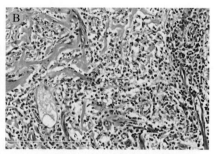

A. 皮肤病理示表皮层和真皮乳头层水肿，真皮层中性粒细胞、少量嗜酸性粒细胞浸润（HE×50）；B. 高倍镜下可见大量中性粒细胞和少量嗜酸性粒细胞浸润（HE×400）。

图 32-2　组织病理检查

患者临床表现为雷诺现象，皮肤变硬、增厚，胸部 HRCT 提示肺间质病变，ANA 及抗 Scl-70 抗体（＋），根据 2013 年美国风湿病学会（American College of Rheumatology，ACR）和欧洲抗风湿病联盟（European League Against Rheumatism，EULAR）系统

性硬化症分类标准,包含1条即可诊断:延伸到掌指关节的手指皮肤增厚。如果不满足此单一标准,则用其他不同权重的7个条目进行评估:手指皮肤增厚、指尖损害、毛细血管扩张、甲襞微血管异常、间质性肺病或肺动脉高压、雷诺现象及与SSc相关的自身抗体,得分≥9分的患者可诊断为SSc。本例患者SSc诊断明确。此外,患者多关节肿痛2年,RF强阳性,炎性指标升高,根据2010年ACR-EULAR类风湿关节炎分类标准,当患者至少有1个关节出现无法用其他疾病解释的滑膜炎,且在4个方面(受累关节数量和位置、血清学分类、异常急性期反应物和症状持续时间)评分相加≥6分(最高10分)时,即可确诊。本例患者得分9分,类风湿关节炎诊断明确。

SSc需与以下疾病鉴别:①系统性血管炎。可有相似皮肤结节样皮损伴炎性指标升高,患者皮肤病理无血管炎表现,系统性血管炎可能小,可完善ANCA和其他系统筛查。② SLE。患者有皮肤、关节、肺等多系统受累,需警惕SLE。但患者无dsDNA(-),入院后完善相关免疫指标检查。综上,目前考虑患者患有系统性硬化症、类风湿关节炎,皮损可能为Sweet综合征。治疗方面,首选糖皮质激素。待完善常规检查后,向上级医师汇报病情。

主治医师查房

患者青年女性,皮损主要表现为双上臂、颈肩部痛性红色斑块。从皮损表现分析:皮肤病理提示表皮层和真皮乳头层水肿,真皮层中性粒细胞、少量嗜酸性粒细胞浸润,无血管炎表现。目前诊断为Sweet综合征。

Sweet 综合征需与以下疾病相鉴别：①感染。患者皮损表现为痛性红色斑片、斑块，炎性指标升高，有皮肤感染可能，可取皮肤渗出液培养以排除。②肿瘤。皮肤淋巴瘤、皮肤白血病等皮损可表现为红色丘疹、结节。皮肤病理可见肿瘤细胞、淋巴细胞或白细胞浸润。本例患者病理示真皮层中性粒细胞、少量嗜酸性粒细胞浸润，皮肤肿瘤可能性小，但尚不排除取材造成的假阴性。③结节性红斑。患者青年女性，为结节性红斑好发人群。患者临床表现为以双小腿伸侧为主的疼痛性红色结节，表面无假性水疱，患者可能伴有发热及关节疼痛。组织病理表现为脂肪小叶间隔性脂膜炎改变。本例患者皮损集中在躯干及上肢，有假性水疱，病理不符合结节性红斑，暂不考虑。

Sweet 综合征临床可分为经典型、恶性肿瘤相关型、药物型。患者目前无肿瘤证据，也无明确药物诱发可能，暂考虑经典型 Sweet 综合征。需进一步筛查肿瘤。并发症方面，患者 SSc 和类风湿关节炎符合最新的国际诊断标准，诊断为 Sweet 合并 SSc- 类风湿关节炎重叠综合征。治疗方面：予泼尼松 30 mg（qd）、环磷酰胺 0.1 g（qod），外用卤米松软膏、硫酸新霉素软膏。注意药物不良反应。完善 RA、SSc 系统评估，进一步筛查肿瘤，必要时请风湿免疫科和血液内科会诊。

📋 主任医师查房

患者青年女性、多关节肿痛伴皮肤变硬，散在红斑。皮肤病理符合 Sweet 综合征；炎性指标升高；免疫指标：ANA、抗 Scl-70 抗体、RF 阳性。胸部 HRCT 提示双肺间质性改变。本例患者的诊断思路可从以下几方面入手：①临床表现方面。患者全身散在红色斑块，伴瘙痒，有假性水疱，考虑的疾病包括 Sweet 综合征、皮肤感染、药疹、恶性肿瘤、血管炎、自身免疫性大疱性疾病等。②病理表现方面。患者病理提示表皮浅层水肿，真皮层中性粒细胞、少量嗜酸性粒细胞浸润，无血管炎表现，符合 Sweet 综合征表现。结合患者发病年龄、皮损表现、实验室检查、皮肤病理，Sweet 综合征诊断明确。Sweet 综合征分型方面，检查尚未发现肿瘤，且无可疑药物诱发，暂排除药物性或恶性肿瘤相关的 Sweet 综合征表现。并发症方面，患者表现为雷诺现象，皮肤变硬，胸部 HRCT 提示肺间质病变，ANA 及抗 Scl-70 抗体（＋），SSc 诊断明确。此外，患者多关节肿痛，RF 强阳性，炎性指标升高，类风湿关节炎诊断明确，故考虑患者为 SSc- 类风湿关节炎重叠综合征。由此推测，本例患者 Sweet 综合征可能与自身免疫性疾病相关。Sweet 综合征首选糖皮质激素治疗。对于难治性 Sweet 综合征，可考虑激素冲击、激素联合免疫抑制剂治疗。

诊断

Sweet 综合征合并 SSc- 类风湿关节炎重叠综合征。

诊疗经过

予口服泼尼松 30 mg（qd）、环磷酰胺 0.1 g（qod），外用卤米松软膏、硫酸新霉素软膏。2 周后，皮损明显改善。后续随访中，激素规律减量，RA 及 SSc 症状明显改善。随访 1 年，皮损未复发，未检测到肿瘤。

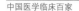
病例讨论

SSc 是以全身器官血管炎和纤维化为主的疾病。本例患者以雷诺现象为首发表现,后逐渐出现皮肤硬化、增厚;胸部 HRCT 显示肺间质病变;ANA（+）,抗 Scl-70 抗体（+）,故 SSc 诊断明确。RA 患者多关节受累,RF 阳性,CRP 及 ESR 异常。本例患者 RA 诊断明确。综上,本例患者诊断为重叠综合征。此外,关节炎可能为 SSc 的表现之一,造成早期 RA 的漏诊。

Sweet 综合征可分为经典型、恶性肿瘤相关型、药物型 3 型。大部分恶性肿瘤相关的 Sweet 综合征多为血液系统肿瘤,Sweet 综合征发病可早于肿瘤、晚于肿瘤,或两者同时期发生。本例患者检查未发现肿瘤,暂不考虑此类型。药物性 Sweet 综合征较为罕见,目前报道最为广泛的药物为粒细胞集落刺激因子,常发生于用药 3～7 天后。停药 1～3 天后,体温可恢复正常。停药 3～30 天内,皮损可逐渐恢复。此外,此类型患者白细胞及中性粒细胞数目多正常。本例患者体温正常,中性粒细胞数目明显增多,无明显相关用药史,暂不考虑药物型 Sweet 综合征。类风湿性嗜中性粒细胞皮炎发生于 RF 强阳性的严重 RA 患者中,皮损表现多样,伴瘙痒。但这些患者通常外周血白细胞数目无明显升高,表皮层及真皮层无水肿,也无发热、乏力的表现。临床表现及皮肤病理可将其与 Sweet 综合征相鉴别开。根据 1996 年 Walker 提出的 Sweet 综合征诊断标准,本例患者 Sweet 综合征诊断明确。

Sweet 综合征属于嗜中性皮肤病（neutrophilic dermatosis, ND）。已有报道发现结缔组织疾病（connective tissue diseases,

CTD）患者合并 ND，并以自身免疫相关 ND 命名此类疾病。CTD 合并 ND 可能与辅助性 T 细胞 17 亚群有关。CTD 患者皮损内中性粒细胞的大量浸润可能与粘附、迁移分子异常表达有关，这可能成为新的药物靶点。此病例提醒医师应注意筛查 Sweet 综合征患者是否罹患 CTD 及其他系统性疾病。

　　Sweet 综合征以全身性糖皮质激素治疗为主，可有效改善皮肤和皮肤外表现。对于皮损较少且局限、无全身性症状的患者，可考虑局部外用糖皮质激素治疗。若患者无法系统应用糖皮质激素时，秋水仙碱、氨苯砜、碘化钾可作为一线用药。顽固性疾病可考虑糖皮质激素冲击治疗，或联合免疫抑制剂治疗。近期的病例报道显示，利妥昔单抗和阿达木单抗对难治性 Sweet 综合征有效。本例患者采用糖皮质激素联合免疫抑制剂治疗，皮损明显改善。

（作者：陈心怡，朱天，李丽；审校：左亚刚，王涛）

参考文献

1. ROUJEAU J C. Neutrophilic drug eruptions. Clin Dermatol，2000，18（3）：331-337.

2. ZHANG K，ZHOU G，YU C，et al. Pustular rheumatoid neutrophilic dermatitis with Koebner phenomenon. Indian J Dermatol Venereol Leprol，2016，82（5）：569-571.

3. SAEB-LIMA M，CHARLI-JOSEPH Y，RODRÍGUEZ-ACOSTA E D，et al. Autoimmunity-related neutrophilic dermatosis：a newly described entity that is not exclusive of systemic lupus erythematosus. Am J Dermatopathol，2013，35（6）：655-660.

4. HAU E，VIGNON PENNAMEN M D，BATTISTELLA M，et al. Neutrophilic skin

lesions in autoimmune connective tissue diseases: nine cases and a literature review. Medicine (Baltimore), 2014, 93 (29): e346.

5. NÉMETH T, MÓCSAI A. The role of neutrophils in autoimmune diseases. Immunol Lett, 2012, 143 (1): 9-19.

6. SEMINARIO-VIDAL L, GUERRERO C, SAMI N. Refractory Sweet's syndrome successfully treated with rituximab. JAAD Case Rep, 2015, 1 (3): 123-125.

7. HASHEMI S M, FAZELI S A, VAHEDI A, et al. Rituximab for refractory subcutaneous Sweet's syndrome in chronic lymphocytic leukemia: A case report. Mol Clin Oncol, 2016, 4 (3): 436-440.

8. AGARWAL A, BARROW W, SELIM M A, et al. Refractory Subcutaneous Sweet Syndrome Treated With Adalimumab. JAMA Dermatol, 2016, 152 (7): 842-844.

病例 33
双腋下、腹股沟、臀部红斑水疱伴瘙痒 3 个月

📋 **病例介绍**

患者男，87 岁。双腋下、腹股沟、臀部散在红斑水疱，伴瘙痒 3 个月。

患者于 3 个月前无明显诱因双侧腋下、腹股沟、臀部出现红斑，伴瘙痒。近 1 个月加重，出现水疱（图 33-1）。皮肤病理示表皮下水疱，伴少量炎症细胞浸润（图 33-2）。DIF 示基底膜带 IgG、C_3 线状沉积（图 33-3）。IIF 示抗基底膜带抗体 1：320（图 33-4）。HRCT 示双肺少量粟粒样结节及纵隔淋巴结钙化。为进一步诊治，遂来北京协和医院就诊。

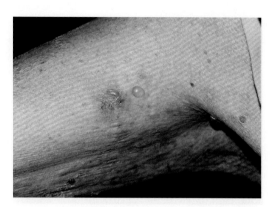

图 33-1　右侧腋下多发紧张性水疱、红斑、糜烂

[图片出处：ZHU T，MA D L，ZENG Y P，et al. Bullous pemphigoid associated with silicosis. J Eur Acad Dermatol Venereol，2018，32（1）：e1-e2.]

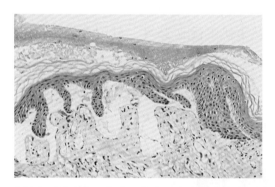

图 33-2　皮肤病理示表皮下水疱，伴少量炎症细胞浸润（HE×200）

[图片出处：ZHU T，MA D L，ZENG Y P，et al. Bullous pemphigoid associated with silicosis. J Eur Acad Dermatol Venereol，2018，32（1）：e1-e2.]

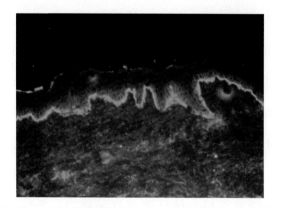

图 33-3　DIF 示基底膜带 IgG、C_3 线状沉积（×200）

[图片出处：ZHU T，MA D L，ZENG Y P，et al. Bullous pemphigoid associated with silicosis. J Eur Acad Dermatol Venereol，2018，32（1）：e1-e2.]

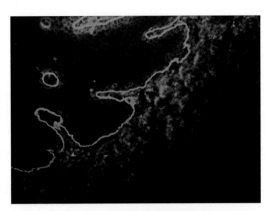

图 33-4　IIF 示抗基底膜带抗体线状沉积（×100）

[图片出处：ZHU T, MA D L, ZENG Y P, et al. Bullous pemphigoid associated with silicosis. J Eur Acad Dermatol Venereol，2018，32（1）：e1-e2.]

既往史：从事矿工行业 25 年，硅沉着病 30 余年。吸烟 70 年。

体格检查：一般情况良好，全身浅表淋巴结未触及肿大。双侧腋下、腹股沟、臀部散在数个紧张性水疱、糜烂，伴淡黄色渗出液（图 33-1）。黏膜未受累。

🏥 住院医师查房

患者老年男性，主要临床表现为全身散在红斑水疱，伴瘙痒。病理表现为表皮下水疱，DIF 示基底膜带 IgG 和 C_3 沉积，IIF 示抗基底膜带抗体阳性。结合临床表现、皮肤病理、DIF、IIF，考虑以下大疱性皮肤病：大疱性类天疱疮、抗 -p200（层粘连蛋白 γ-1）类天疱疮（anti-p200/laminin γ1 pemphigoid）、EBA、BSLE。以上 4 种疾病均可出现上述病理和免疫荧光表现，目前尚不能确诊。并发症方面，患者硅沉着病 30 余年，需复查肺部 HRCT，评估肺部病变。肺部结节需与分枝杆菌或真菌感染、恶性肿瘤、类风湿结节、结节病、肺朗格汉斯细胞组织细胞增生症相鉴别。良性结

笔记

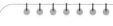

节常表现为边界清晰、钙化的结节，大约 80% 的良性结节是由感染造成。恶性结节边缘可有毛刺或分叶。患者肺部 HRCT 示双肺少量粟粒样结节，伴有纵隔淋巴结钙化，目前无发热、咳嗽咳痰、胸痛、喘憋、体重下降等，结合患者职业为矿工，考虑硅沉着病可能性大。此外，硅沉着病可并发结核，需进一步询问患者病史，完善 PPD 等检查以筛查结核。

下一步诊疗计划：完善常规检查，如血、尿常规，肝、肾功能，凝血指标；完善抗 BP180、抗 Dsg-1、Dsg-3 抗体检查、盐裂 IIF；免疫指标；完善肺部 HRCT、肺功能评估，请呼吸内科会诊。治疗方面：患者病变范围较小，可外用强效激素卤米松，口服米诺环素 100 mg（bid）和烟酰胺 200 mg（tid）。向上级医师汇报病情。

📋 主治医师查房

补充病史。盐裂 IIF：IgG 表皮侧沉积，抗 BP180（＋），抗 Dsg-1、Dsg-3（－）。血常规：WBC 10.52×10^9/L，NEUT% 66.8%，Hb 104 g/L，PLT 223×10^9/L。肝、肾功能：Alb 30 g/L，TBil 3.8 μmol/L，ALT 76 U/L，肌酐 67 μmol/L。凝血指标：PT 12.2 s，APTT 26.3 s，国际标准化比值（international normalized ratio，INR）1.09。肺部 HRCT：双肺多发粟粒结节，结合病史，符合硅沉着病改变，右上肺索条影；右下肺支气管扩张，伴感染；双肺门、纵隔及双侧腋窝多发淋巴结，部分钙化。

患者老年男性，皮损表现为全身分布的红斑水疱，伴瘙痒。

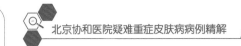

首先从疱病角度分析：皮损表现为紧张性水疱，瘙痒明显，发病年龄、组织病理、DIF、IIF、盐裂 IIF 均符合 BP 的表现，BP 诊断明确。根据病变范围，判断病情为轻度。BP 常见于老年人，典型皮损为红斑上出现紧张性大疱，尼氏征阴性，常伴瘙痒，水疱消退后不留瘢痕和粟丘疹。病理上表现为表皮下水疱形成。抗 BP180 阳性，DIF 可见基底膜带线状 IgG 和 C_3 沉积，IIF 可检测到血清中出现抗基底膜带抗体。盐裂 IIF 检测示致病抗体沉积于表皮侧。需与以下疾病相鉴别：①抗 -p200 类天疱疮。两者临床特点相似，但发病年龄通常比 BP 小，盐裂 IIF 示血清 IgG 基底膜带抗体结合到盐裂皮肤底物的真皮侧，抗 BP180 阴性，与本例患者不一致，暂不考虑。② EBA。可见于任何年龄，但多数见于中年人，临床分为经典型和炎症型两型。炎症型 EBA 可表现为 BP 样、黏膜类天疱疮样、线状 IgA 大疱性皮病样等多种临床表现。其中大疱性类天疱疮样 EBA 与 BP 有类似的临床表现，可见紧张性大疱，伴瘙痒。但 EBA 表现为皮肤和黏膜的表皮下水疱形成，盐裂 IIF 示抗体结合在真皮侧，常遗留瘢痕和粟丘疹，且抗 BP180 抗体阴性，本例患者盐裂 IIF 示表皮侧沉积，暂不考虑。③ BSLE。多见于青年女性，面部、颈部等曝光部位的水疱多见，且患者 SLE 诊断明确。盐裂 IIF 示致病抗体沉积于真皮侧，且抗 BP180 阴性。本例患者不符，可以排除。并发症方面：患者患有硅沉着病，肺部结节需筛查结核、恶性肿瘤、结节病等。治疗方面：根据 BP 病变范围和严重程度的不同可采用不同的治疗方法，轻度患者以外用糖皮质激素为一线治疗方案，外用 20 g/d，包括水疱部位和正常皮肤。观察时间为 3 周。3 周后若不能控制病情，可加量至 40 g/d，继续外用 3 周。若仍不能控制病情，可系统应用糖皮质激素 0.3 mg/（kg·d）。此外，口服米诺环素和烟酰胺也是常用的治疗方案，由于米诺环素具有很强的抗感染活性，不仅可以用于感染性疾病的治疗，而且对免疫性炎症同样发挥重要作用，常用剂量为 100 mg（bid），但患者年龄较大，容易出现肝、肾损害，可采用 50 mg（bid），注意监测药物不良反应。

主任医师查房

老年男性、全身散在红斑水疱，组织病理、DIF、IIF、盐裂 IIF、致病抗体符合 BP。本例患者的诊断思路可从以下几方面入手：①临床表现方面。表现为双侧腋下、腹股沟、臀部紧张性水疱，考虑的疾病包括 BP、抗 -p200 类天疱疮、EBA、线状 IgA 大疱性皮病（LABD）、疱疹样皮炎（dermatitis herpetiformis，DH）、BSLE 等。②病理表现方面。上述疾病病理表现均为表皮下水疱，单纯从病理表现，不能除外上述疾病。③免疫荧光方面。DIF 表现为基底膜带 IgG、C_3 线状沉积，盐裂 IIF 致病抗体表皮侧沉积，可除外抗 -p200 类天疱疮、EBA 和 BSLE（盐裂 IIF 示抗体均沉积在真皮侧）、LABD（DIF 为 IgA 线状沉积）、DH（真皮乳头 IgA 颗粒状沉积）。结合患者发病年龄、皮损表现、实验室检查，BP 诊断明确。BP 患者常合并多种疾病，如神经系统疾病（帕金森病、脑卒中、痴呆等）和恶性肿瘤，注意筛查。本例患者的特殊之处在于合并硅沉着病，在既往文献中两者合并概率很小，临床罕见。两者合并发生的确切发病机制尚不明确。二氧化硅可能

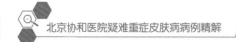

会激活肺泡巨噬细胞和淋巴细胞，进而释放炎症介质。这些细胞也会增加基质金属蛋白酶的释放、最终造成细胞外基质的降解。推测二氧化硅引起的肺部炎症造成炎症因子的释放、免疫耐受的破坏和自身抗体的产生。但目前确切发病机制尚不清楚。同意目前治疗方案。

诊断

BP 合并硅沉着病。

诊疗经过

予米诺环素和烟酰胺口服、卤米松外用治疗 3 周后，皮损明显好转，出院后继续米诺环素和烟酰胺口服及外用激素治疗，且逐渐减量。

病例讨论

BP 是常见于老年人的自身免疫性水疱性疾病。典型皮损为红斑上出现紧张性大疱，尼氏征阴性，常伴瘙痒，大疱破裂，遗留糜烂面，结痂消退后不留瘢痕。常见受累部位包括躯干、四肢屈侧、腋窝、腹股沟。部分患者可有黏膜累及。病理上表现为表皮下水疱形成。DIF 可见基底膜带线状 IgG 和 C_3 沉积，IIF 可检测到血清中出现抗基底膜带抗体。盐裂 IIF 检测示致病抗体沉积于表皮侧，而 BSLE、EBA、黏膜类天疱疮等沉积于真皮侧，与致病抗体的靶抗原位置不同有关。此外，可行 ELISA 检测抗 BP180、抗

BP230 抗体进一步诊断。BP 患者常有多种共存疾病，包括神经系统疾病（脑卒中、痴呆、帕金森病等）和恶性肿瘤。治疗方面，一线治疗为局部或全身应用糖皮质激素。免疫抑制剂及抗感染药物可减轻患者对激素的依赖。对于难治性疾病，可选择免疫球蛋白、血浆置换或利妥昔单抗。

近期流行病学证据表明结晶型二氧化硅可引起自身免疫性疾病的发生，如 SSc、SLE、RA 及 ANCA 相关血管炎。1953 年，Caplan 首先发现患有 RA 的煤矿工肺部示多发结节，并以"Caplan 综合征"命名此类疾病。研究表明，硅沉着病患者患 SSc 的风险为正常人的 28 倍，SSc 合并硅沉着病较为多见。而目前有关 BP 相关硅沉着病的报道只有 1 例。此外，有研究对 54 名硅沉着病患者检测天疱疮及类天疱疮抗体，发现 7 名患者天疱疮抗体阳性，1 名患者类天疱疮抗体阳性。

二氧化硅生物效应机制尚不清楚。推测活化的肺泡巨噬细胞释放炎症介质以促进对二氧化硅的吞噬作用。结晶型二氧化硅可作为免疫调节因子，触发炎症过程，激活更多的巨噬细胞和淋巴细胞，而这些细胞增加了参与细胞外基质降解和重塑的基质金属蛋白酶的产生。总而言之，硅沉着病合并自身免疫性疾病的可能机制为固有免疫系统的激活，造成大量促炎性细胞因子的产生，进而产生自身抗体，最终造成组织损伤。近期发现，Th_{17} 细胞在自身免疫性疾病的发生中起重要作用，而二氧化硅的暴露刺激细胞因子如 IL-6 和转化生长因子（transforming growth factor，TGF）-β 释放，打破了 Th_{17} 和 Treg 细胞之间的平衡，可能会引发自身免疫性疾病。此外，人类白细胞抗原（human leukocyte antigen，HLA）基因在硅沉着病与自身免疫性疾病的关系中有着明显的作用。*HLA-A*30* 和 *HLA-DQB1*04* 等位基因被认为是此疾病的标志，*HLA-DQB1*05* 被认为是保护基因。具有遗传易感性的患者暴露于二氧化硅可能诱发自身免疫性疾病。故对于硅沉着病患者，出现相关症状时应考虑合并自身免疫疾病的可能。

（作者：陈心怡，朱天，李丽；审校：左亚刚，王涛）

参考文献

1. MILLER F W, ALFREDSSON L, COSTENBADER K H, et al. Epidemiology of environmental exposures and human autoimmune diseases: findings from a National Institute of Environmental Health Sciences Expert Panel Workshop. J Autoimmun, 2012, 39（4）: 259-271.

2. MAKOL A, REILLY M J, ROSENMAN K D. Prevalence of connective tissue disease in silicosis （1985—2006）-a report from the state of Michigan surveillance system for silicosis. Am J Ind Med, 2011, 54（4）: 255-262.

3. UEKI H, KOHDA M, HASHIMOTO T, et al. Bullous pemphigoid associated with silicosis. Dermatology, 2000, 201（3）: 265-267.

4. UEKI H, KOHDA M, NOBUTOH T, et al. Antidesmoglein autoantibodies in silicosis patients with no bullous diseases. Dermatology, 2001, 202（1）: 16-21.

5. ROCHA L F, LUPPINO ASSAD A P, MARANGONI R G, et al. Systemic sclerosis and silica exposure: a rare association in a large Brazilian cohort. Rheumatol Int, 2016, 36（5）: 697-702.

6. POLLARD K M. Silica, Silicosis, and Autoimmunity. Front Immunol, 2016, 7: 97.

7. LEE S, MATSUZAKI H, KUMAGAI-TAKEI N, et al. Silica exposure and altered regulation of autoimmunity. Environ Health Prev Med, 2014, 19（5）: 322-329.

8. DEL RIO A P, SACHETTO Z, SAMPAIO-BARROS P D, et al. HLA markers for poor prognosis in systemic sclerosis Brazilian patients. Dis Markers, 2013, 35（2）: 73-78.

病例 34
头皮红斑、鳞屑伴脱发
5 个月，累及全身 3 月余

📋 病例介绍

患者男,46岁。头皮红斑、鳞屑伴脱发5个月,累及全身3月余。

患者5个月前无明显诱因出现头顶枕部红斑、丘疹及鳞屑,瘙痒不明显,皮疹逐渐增多、扩大,并出现脱发,就诊外院,考虑"银屑病""脂溢性皮炎",予他克莫司软膏外用,效果不佳,脱发区新发未再长出。3个月前,患者无明显诱因于前胸出现多发红斑、斑块,上覆细碎鳞屑,无明显瘙痒,后皮疹逐渐增多扩大累及躯干、四肢,就诊外院,考虑"玫瑰糠疹",予糖皮质激素软膏外用及药浴浸浴治疗,部分皮疹可逐渐变淡、变平至消退,皮疹消退后局部遗留色素沉着或色素减退斑,伴细小脱屑及全身皮肤干燥，患者双足逐渐出现皲裂，仍有部分淡红色斑疹，2019 年 9 月再次就诊外院，于腰部一皮损处行皮肤活检，组织病理学提示"亚急性皮炎"，予中药口服，效果不佳，遂就诊北京协和医院皮肤科门诊，考虑"湿疹"，予他克莫司软膏、苯海拉明乳膏及薄酚甘油洗剂外用，部分皮疹较前消退，面部皮肤干燥较前改善，但躯干、四肢仍可见散在淡红斑及脱屑，现为进一步诊治收入北京协和医院皮肤科住院治疗。患者既往曾患"慢性胃炎""肝囊肿""胆囊息肉"10 余年，未规律诊治。45 年前左手热水烫伤，修复术后遗留左手小指、环指瘢痕及挛缩。吸烟 20 余年，约 5 支 / 日；社交性饮酒 20 余年。余既往史、个人史、婚育史及家族史均无特殊。

体格检查：一般情况良好，生命体征平稳，全身浅表淋巴结未触及肿大，心肺腹查体未见明显异常。全身皮肤干燥，头皮可见散在红斑、丘疹及脱屑，顶枕部头发密度明显下降，前额及两侧发际线后移。躯干、四肢多发淡红色斑及广泛脱屑，局部呈苔藓样变，可见抓痕及结痂，双下肢腿毛脱失，全身皮肤干燥。双足可见多发红斑、斑块及皲裂，少量渗出结痂（图 34-1）。口腔黏膜、生殖器黏膜、眼结膜未见明显异常，指（趾）甲未见明显异常。

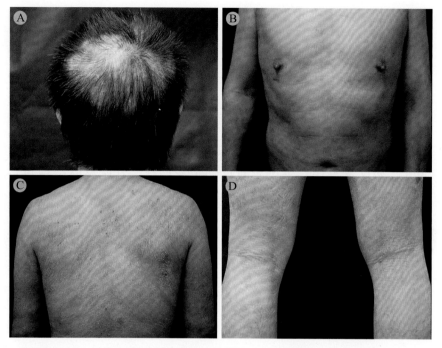

A. 头皮散在红斑、丘疹及脱屑，顶枕部头发明显脱失；B+C. 前胸、后背及双上肢多发淡红色斑及广泛脱屑；D. 双下肢屈侧多发红斑、脱屑，局部轻度苔藓样变，可见抓痕及结痂。

图 34-1　患者临床照片

🩺 住院医师查房

患者中年男性，慢性病程。临床主要表现为头皮多发红斑、丘疹、鳞屑伴脱发，此后皮疹逐渐增多，累及躯干及四肢，呈多发类圆形暗红斑，上覆细碎鳞屑，皮损瘙痒不明显，外院曾予糖皮质激素等治疗，皮损可部分消退。查体见全身皮肤干燥脱屑、头皮、躯干及四肢多发红褐色至暗红色斑片，部分斑片表面略萎缩，局部可见色素沉着或色素减退，右足背可见一苔藓样斑块，头皮及双下肢毛发明显脱失，全身浅表淋巴结未触及肿大。曾于外院完善皮肤活检，病理符合"亚急性皮炎"（未见片）。结合患者病史、临床表现及辅助检查结果，考虑诊断及鉴别诊断如下：①湿疹。湿疹是各种内外因素引起的一种炎症性皮肤病，皮损有多形性的特点，急性期多表现为多发红斑、丘疹及丘疱疹，瘙痒及渗出明显，亚急性期以丘疹、鳞屑和结痂为主，可有轻度浸润，慢性期则表现为患部皮肤增厚、粗糙，有不同程度的苔藓样变，易反复发作。本例患者皮损呈多形性，外院皮肤活检符合"亚急性皮炎"，但无明显瘙痒或渗出，湿疹亦难以解释患者毛发脱失表现，且发病时曾接受外用钙调磷酸酶抑制剂治疗效果不佳，不甚符合湿疹，入院后可重复皮肤活检进一步除外。②银屑病。银屑病为一种较常见的慢性炎症性皮肤病，多发生在青壮年，多为慢性病程，反复发作，冬重夏轻，根据临床表现等不同可进一步分为寻常型、关节病型、红皮病型及脓疱型，其中寻常型银屑病最常见，主要表现为红色丘疹、斑疹，可融合成片，边缘明显，上覆多层银白色鳞屑。将鳞屑刮去后有发亮薄膜（薄膜现象），再刮除薄屑有点状出血现象（Auspitz 征），皮疹可以发生在身体任何部位，但好发于头皮、肘、膝伸面和臀部等部位。多为泛发，也可局限于某一部位。部分患者可有指（趾）甲病变，初期甲板呈点状下陷，以后甲板增厚，失去光泽，甲板与甲床分离等。患者头皮受累可出现典型的束状发表现。本例患者鳞屑细碎，Auspitz 征阴性，无甲受累，头皮亦无束状发样改变，外院病理未见典型的银屑病样改变，故考虑银屑病诊断可能性不大。③副银屑病。副银屑病为一组较少见、病因不明的红斑、鳞屑性皮肤病，多发生于成人，男多于女，呈慢性病程，包括两种主要的类型，即小斑块状副银屑病（small plaque parapsoriasis，SPP）

和大斑块状副银屑病（large plaque parapsoriasis，LPP）。SPP 通常表现为无症状的圆形或卵圆形粉红色或淡黄棕色斑疹或斑片，直径为 2 ～ 5 cm，并且有程度不一的鳞屑。皮损最常累及躯干、腰侧和肢体近端。LPP 则表现为面积较大且形状不规则的红色至暗红色或棕色斑片，覆有细小鳞屑。皮损通常表现为表皮萎缩（呈"卷烟纸"样外观）或皮肤异色症样改变，通常累及非曝光部位。部分患者可有 SPP 和 LPP 重叠的表现。本病诊断主要依赖临床表现结合组织病理学检查。SPP 的组织病理学特点可类似湿疹或皮炎，如轻度海绵形成伴局部角化不全及少量血管周围淋巴细胞浸润。而 LPP 则主要表现为表皮增生或萎缩，真皮小淋巴细胞条带样浸润（部分细胞可能有卷曲的脑状核），局灶可见单个细胞亲表皮现象。SPP 多呈良性经过，而因为临床表现及病理表现有时难以区分，既往曾认为 LPP 有一定风险进展为 MF，但目前观点认为两者为不同疾病。本例患者为中年男性，慢性病程，临床主要表现为躯干、四肢多发类圆形红斑、斑块伴鳞屑，无明显自觉症状，外用激素及光疗有效，均符合 LPP 特点，如前所述，也需要警惕皮肤淋巴细胞增生性疾病可能，入院后可请患者将外院切片借至北京协和医院皮肤科病理会诊，必要时重复活检进一步明确诊断。

下一步诊疗计划：完善常规检查，如血、尿、便常规，肝、肾功能；借阅外院切片至北京协和医院皮肤科会诊，重复皮肤活检、加做免疫组化染色检查，暂继续予他克莫司软膏、苯海拉明乳膏及薄酚甘油洗剂外用。向上级医师汇报病情。

主治医师查房

患者中年男性，慢性病程，临床主要特点为头皮起病的多发红斑、丘疹、斑块及鳞屑，无明显自觉症状，红斑呈红色、褐色或暗紫红色，表面覆有细碎鳞屑，皮损逐渐累及周身，并出现脱发，外院曾完善皮肤病理提示"亚急性皮炎"并予糖皮质激素外用及光疗，皮损可部分消退，但患者病程中始终未曾完全缓解，脱发区急性炎症期皮损消退后，新发也未再重新长出。结合上述病例特点，需要重点考虑：① LPP。本病较为少见，皮损表现为面积较大的红斑，覆有细小鳞屑，如前述，患者皮损较为符合 LPP，LPP 诊断主要依靠组织病理学检查，主要表现为表皮增生或萎缩，真皮淋巴细胞带状浸润（部分细胞可有脑状核），局灶可见单个细胞亲表皮现象，但浸润的淋巴细胞无明显异型性。② MF 及其亚型。最常见的原发性 CTCL，典型患者可逐步出现斑片、斑块及肿瘤期皮损，伴不同程度瘙痒，病程多为慢性，若病变累及毛囊可出现受累区域脱毛，本例患者以头皮红斑、鳞屑伴脱发起病，此后周身出现多发红斑、斑块鳞屑，需高度警惕本病，入院后尽快完善皮肤活检及免疫组化染色进一步明确。③毛发红糠疹（pityriasis rubra pilaris，PRP）。PRP 为一种相对少见的慢性炎症性皮肤病，临床异质性较大，可分为 6 型，其中最常见的 I 型 PRP 典型的临床表现为头颈及躯干上部起病的多发红色至橘红色斑疹、毛囊性丘疹至斑块，皮损逐渐向下累及至躯干及四肢，常伴有头皮糠秕状脱屑，掌跖角化过度，甲板粗糙、增厚及变黄等，本例患者以头皮红斑、鳞屑起病，逐渐累及全身，需要与 PRP 鉴别，完善皮肤活检后根据组织病理学表现不难除外 PRP。此外，若从合并脱发性疾病考虑，则需要鉴别以下常见脱发疾病：①斑秃。斑秃为一种自身免疫介导的慢性非瘢痕性脱发性疾病，临床多表现为数周内出现的分散的圆形脱发区域，这些区域的毛发完全脱落、皮肤光滑，本例患者脱发前头皮有红斑、鳞屑，脱发主要表现为毛发稀疏而未完全脱失，暂不考虑。②雄激素性脱发。雄激素性脱发是男性最常见的脱发类型，多发生于青、中年，表现为毛发变细、稀疏和脱失，但通常以特征性分布方式进行性脱落，前额发际线、颞部及顶部为典型的受累区域，本例患者脱发前有红斑、鳞屑样皮损，毛发脱失无本病典型的分布特点，暂不考虑。③梅毒性脱发。常表现为虫蚀状脱发，本例患者既往无梅毒病史或可疑接触史，入院查梅毒螺旋体抗体（treponema pallidum antibody，TP-Ab）（−），暂不考虑。④麻风。麻风患者的脱毛通常累及眉毛（从外侧开始脱失）和睫毛等部位，且伴有麻风的其他表现，如浸润性斑疹、斑块或结节等皮损及周围神经受累等。本例患者以头发脱落为主，且无明显感觉异常、麻木等神经受累表现，暂不考虑。

治疗方面，同意目前治疗方案，患者外用他克莫司软膏可有局部刺激症状，应注意监测，必要时对症处理。皮肤活检应于毛囊明显受累部位取材，免疫组化染色应包含常见的淋巴瘤细胞表面抗体，如 CD3、CD4、CD8、CD20、CD30 及 CD56 等，待明确诊断后及时调整诊治方案。

主任医师查房

住院医师补充病史资料。

　　患者入院后完善血常规，肝、肾功能及感染 4 项等常规检验未见明显异常，胸腹盆 CT 未见明显异常，腹股沟及腋窝淋巴结超声示多发淋巴结肿大。将外院皮肤组织切片送至北京协和医院皮肤科病理会诊，阅片可见真皮浅层及血管周围淋巴细胞浸润，部分侵入表皮。结合该片，考虑普通的皮炎湿疹类疾病难以解释患者病情全貌，遂于头顶一脱发区及左上肢一红斑处完善皮肤活检，送检皮肤组织病理学及免疫组化染色检查，头皮组织病理检查（图 34-2）可见表皮角化过度伴角化不全，棘层不规则肥厚，皮突下延，可见单一核细胞移入表皮现象；真皮内多个毛囊上皮周围团块状单一核细胞浸润，单一核细胞明显移入毛囊上皮，可见 Pautrier 微脓肿形成；真皮全层血管周围单一核细胞浸润。免疫组化：单一核细胞 CD3（＋）、CD4（＋）、CD8（＋）、CD20 散在（＋）；左上臂组织镜下检查见表皮角化过度，轻度乳头瘤样增生，可见单一核细胞移入表皮现象，真皮全层血管周围少量单一核细胞浸润；免疫组化：单一核细胞 CD3（＋）、CD4（＋）、CD8 散在（＋）、CD20（－）。

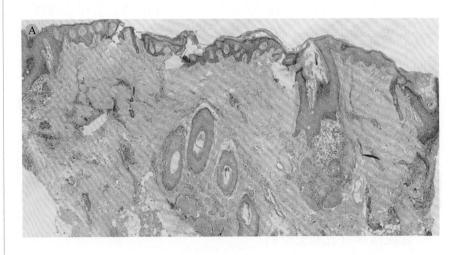

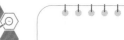
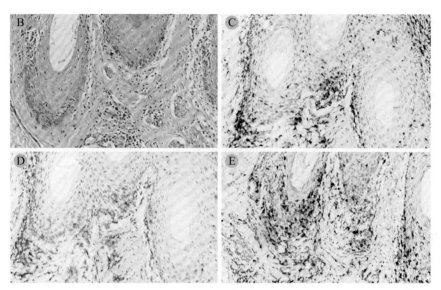

A. 表皮角化过度，棘层肥厚，真皮及毛囊附属器周围较多细胞浸润（HE×40）；B. 真皮浸润细胞以异型淋巴细胞为主，可见明显侵入毛囊上皮现象（HE×200）；C. 淋巴细胞 CD3 染色阳性；D. 淋巴细胞 CD4 染色（＋）；E. 淋巴细胞 CD8 染色阳性。

图 34-2　患者皮肤病理及免疫组化染色

🩺 主任医师总结病例特点

　　患者中年男性，慢性病程，头皮红斑、鳞屑伴脱发，继而出现躯干、四肢多发类圆形暗红色斑片、斑块，部分皮损表面有萎缩，并覆有细小鳞屑，两处皮肤组织病理学检查见真皮淋巴样细胞浸润，可见典型亲表皮现象、Pautrier 微脓肿形成，淋巴样细胞 CD3（＋）、CD4（＋）、CD8（±）、CD20（－），头皮皮损可见淋巴样细胞亲毛囊性浸润，毛囊上皮明显受累。结合患者病史、临床表现及两次皮肤组织病理学检查结果，考虑患者诊断为原发性皮肤 T 细胞淋巴瘤，亲毛囊性蕈样肉芽肿相对明确。病情评估及分期方面，目前亲毛囊性蕈样肉芽肿暂无专用的肿瘤分级分期系统，可参考经典型 MF 分级分期。患者既往有躯干、四肢多发红斑、斑块，累及范围＞ 10% BSA（T_2）；双侧腹股沟与双腋下多发肿大淋巴结，长径＞ 1.5 cm，皮髓质分界尚清，暂未行淋巴结活检（N_X）；完善胸腹盆 CT、外周血细胞形态学检查等系统评估未见内脏或血液受累（M_0，B_0），因此目前患者肿瘤分期为 $T_2N_XM_0B_0$，为 ⅡA 期。治疗方面，目前患者头皮仍可见较多红斑、鳞屑及脱发区，躯干、四肢散在暗红斑，皮损范围较广泛，可加用阿维 A 20 mg（qd，口服）及 IFN-α 3 MU（qod，肌内注射）治疗，头皮皮损加用氟轻松二甲亚砜擦剂外用，躯干、四肢皮损部位加用卤米松乳膏外用，若患者条件允许可于头皮皮损处加用 UVA1 光疗，注意强效及超强效糖皮质激素外用所致局部刺激反应，口服阿维 A 期间应加强全身皮肤及唇部保湿，口服用药及肌内注射干扰素期间定期监测肝、肾功能及血脂水平。

诊断

亲毛囊性蕈样肉芽肿（$T_2N_XM_0B_0$，ⅡA 期）。

诊疗经过

患者经肌内注射 IFN-α 3 MU（qod），口服阿维 A 20 mg（qd），头皮皮损处外用氟轻松二甲亚砜擦剂（qd），躯干、四肢皮损处外用卤米松乳膏（bid），全身加强润肤治疗后，躯干、四肢多发红斑较前变淡，周身脱屑较前缓解，无新发皮疹，药物耐受良好，无不适主诉，监测肝、肾功能，血脂水平未见明显异常，

笔记

遂予出院后北京协和医院皮肤科门诊继续密切随诊及治疗。

病例讨论

亲毛囊性蕈样肉芽肿（folliculotropic mycosis fungoides，FMF）被 WHO-EORTC 分类为 MF 的一种独特变异型，其区别于经典 MF 的基本组织病理学特征是肿瘤细胞亲毛囊性浸润及毛囊上皮黏蛋白变性，而亲表皮现象和 Pautrier 微脓肿形成相对少见。研究显示，FMF 好发于成人，尤其是中年男性，但儿童和青少年也偶可发生，且未成年的 MF 患者更容易出现亲毛囊表现。FMF 的临床表现多样，皮损多发，病程中始终只有单个皮损的病例也偶有报道，头颈部最常受累，但多数患者也有躯干和四肢部位的皮损，典型者表现为群集性分布的毛囊性丘疹、痤疮样皮损（可有粉刺或囊肿样损害）和浸润性斑片或斑块，有时也可表现为肿瘤或出现"狮面"征，绝大多数患者（约 81%）同时出现毛发脱失，其中眉毛部位的浸润性斑块并发脱发是本病高度特征性的损害，少数 FMF 患者也可发展为红皮病，此时也常可发现明显的基于毛囊的原发损害，患者常自觉有不同程度的瘙痒。FMF 的诊断需要综合患者的临床表现、皮肤组织病理学和免疫组化染色检查，有时较为困难，有研究显示出现皮损后的平均确诊周期为 18～48 个月。如前所述，FMF 的基本组织病理学特征是有明显亲毛囊性的淋巴样肿瘤细胞浸润，而毛囊间的表皮常不受累，肿瘤细胞可有不同程度的异型性，表现为有脑回样细胞核、胞质丰富的单核细胞，常为小至中等大小，但有约 15% 病例可出现大细胞转化。FMF 的另一特征是所谓毛囊黏蛋白病，即毛囊上皮的黏蛋白沉积，见于约 75% 病例。此外，小汗腺周围也可伴有肿瘤细胞浸润。免疫组化染色则多可提示 T 淋巴细胞表现，如 CD2、CD3（+），多数病例表达 CD4，而 CD4/CD8 比例为（6 ～ 10）∶ 1。出现大细胞转化的病例也可有不同程度的 CD30 表达。大多数病例的皮肤活检组织尚可检测到克隆性的 TCR 重排。

目前尚无针对 FMF 的标准治疗方案，治疗选择与经典型 MF 相似，需要参考患者的肿瘤分期。既往认为由于 FMF 肿瘤细胞浸润相对较深，对各种皮肤定向治疗（SDT）的治疗反应多不甚理想，需要更早地采取积极的治疗方案，而总体预后较差，几乎与经典型 MF 肿瘤期相当。但近来发现，FMF 可分为早期 / 惰性组和晚期 / 侵袭组，早期 / 惰性组 FMF 临床多表现为躯干、四肢的斑片和较平坦的斑块、毛周角化症样皮损和痤疮样皮损，头颈部受累较少见（约 40%），病理上肿瘤细胞在毛囊上皮的浸润相对较浅表而稀疏；晚期 / 侵袭组 FMF 临床则多表现为头颈部有明显浸润感的斑块和肿瘤，病理上肿瘤细胞浸润相对更深、更致密，上述两组有着截然不同的治疗反应和预后。研究表明，SDT 足以控制大多数仅有皮肤受累的早期 / 惰性组 FMF 患者的病情进展，可根据皮损的性质和面积选择外用强效糖皮质激素、窄谱 UVB 及 PUVA，或外用强效糖皮质激素及光疗联合治疗，但上述治疗对于晚期 / 侵袭组 FMF 患者而言常效果不佳，这部分患者的 SDT 选择可考虑局部放疗、全身皮肤电子束照射或可联合 PUVA。对于病情控制不佳的早期 / 惰性组 FMF 或晚期 / 侵袭组 FMF，应考虑加用系统治疗，常用者为维 A 酸类药物（如贝沙罗汀）、IFN-α

和甲氨蝶呤。初始治疗反应较好的患者，一般可经维 A 酸类药物或 IFN-α 维持治疗得到长期病情控制。而如果疗效欠佳，或出现皮肤外受累（包括外周血、淋巴结和内脏），经仔细的风险获益评估可考虑进行单药化疗（如吉西他滨、多柔比星脂质体及阿仑单抗）或联合化疗，但后者常仅可获得暂时的治疗反应。总体而言，早期 / 惰性组 FMF 的 5 年生存率和 10 年生存率分别为 92% 和 72%，而晚期 / 侵袭组则分别为 23% 和 2%。综上所述，根据近年来的研究进展，我们或许应该在一定程度上重新认识 FMF，对每例确诊患者进行全面细致的评估、分期及分型，并在充分考虑风险获益和患者生存治疗的基础上选择恰当的治疗方案。

（作者：王煜坤；审校：刘洁）

参考文献

1. MITTELDORF C，STADLER R，SANDER C A，et al. Folliculotropic mycosis fungoides. J Dtsch Dermatol Ges，2018，16（5）：543-557.

2. KAMIJO H，SUGAYA M. Two distinct variants of mycosis fungoides （MF）：Folliculotropic MF and erythrodermic MF. J Dermatol，2019，46（12）：1136-1140.

3. KEMPF W，ZIMMERMANN A K，MITTELDORF C. Cutaneous lymphomas-An update 2019.Hematol Oncol，2019，37 Suppl 1：43-47.

4. WILLEMZE R，CERRONI L，KEMPF W，et al. The 2018 update of the WHO-EORTC classification for primary cutaneous lymphomas. Blood，2019，133（16）：1703-1714.

5. 刘洁，罗毅鑫，刘兆睿，等 . 原发性皮肤淋巴瘤 WHO-EORTC 分类最新进展解读 . 协和医学杂志，2020，11（6）：698-702.

6. DOORN R V, SCHEFFER E, WILLEMZE R. Follicular mycosis fungoides, a distinct disease entity with or without associated follicular mucinosis: a clinicopathologic and follow-up study of 51 patients. Arch Dermatol, 2002, 138(2): 191-198.

7. GERAMI P, GUITART J. The spectrum of histopathologic and immunohistochemical findings in folliculotropic mycosis fungoides. Am J Surg Pathol, 2007, 31(9): 1430-8.

8. DEMIRKESEN C, ESIRGEN G, ENGIN B, et al. The clinical features and histopathologic patterns of folliculotropic mycosis fungoides in a series of 38 cases. J Cutan Pathol, 2015, 42(1): 22-31.

9. BAYKAL C, ATCI T, OZTURK SARI S, et al. Underrecognized clinical features of folliculotropic mycosis fungoides: a large clinical series. J Dtsch Dermatol Ges, 2017, 15(3): 289-299.

10. HODAK E, AMITAY-LAISH I, FEINMESSER M, et al. Juvenile mycosis fungoides: cutaneous T-cell lymphoma with frequent follicular involvement. J Am Acad Dermatol, 2014, 70(6): 993-1001.

11. KEMPF W, KAZAKOV D V, BELOUSOVA I E, et al. Paediatric cutaneous lymphomas: a review and comparison with adult counterparts. J Eur Acad Dermatol Venereol, 2015, 29(9): 1696-1709.

12. MUNIESA C, ESTRACH T, PUJOL R M, et al. Folliculotropic mycosis fungoides: clinicopathological features and outcome in a series of 20 cases. J Am Acad Dermatol, 2010, 62(3): 418-426.

13. SANTEN S V, ROACH R E, DOORN R V, et al. Clinical Staging and Prognostic Factors in Folliculotropic Mycosis Fungoides. JAMA Dermatol, 2016, 152(9): 992-1000.

14. AMITAY-LAISH I, FEINMESSER M, BEN-AMITAI D, et al. Unilesional folliculotropic mycosis fungoides: a unique variant of cutaneous lymphoma. J Eur Acad Dermatol Venereol, 2016, 30(1): 25-29.

笔记

15. BAKAR O，SEÇKIN D，DEMIRKESEN C，et al. Two Clinically Unusual Cases of Folliculotropic Mycosis Fungoides：One with and the Other without Syringotropism. Ann Dermatol，2014，26（3）：385-391.

16. BROWN D N，WIESER I，WANG C，et al. Leonine facies （LF） and mycosis fungoides （MF）：A single-center study and systematic review of the literature. J Am Acad Dermatol，2015，73（6）：976-986.

17. WILLEMZE R，JAFFE E S，BURG G，et al. WHO-EORTC classification for cutaneous lymphomas. Blood，2005，105（10）：3768-3785.

18. HODAK E，AMITAY-LAISH I，ATZMONY L，et al. New insights into folliculotropic mycosis fungoides （FMF）：A single-center experience. J Am Acad Dermatol，2016，75（2）：347-355.

19. NUMAJIRI H，MIYAGAKI T，SUGAYA M，et al. A case of folliculotropic mycosis fungoides successfully treated with topical steroid treatment. J Cancer Res Ther，2020，16（1）：196-198.

20. SANTEN S V，DOORN R V，NEELIS K J，et al. Recommendations for treatment in folliculotropic mycosis fungoides：report of the Dutch Cutaneous Lymphoma Group. Br J Dermatol，2017，177（1）：223-228.

病例 35
全身红色丘疹伴瘙痒 23 天，面部水疱 9 天

病例介绍

患者男，18 岁。全身红斑丘疹伴瘙痒 23 天，面部水疱 9 天。

患者 23 天前无明显诱因胸背部出现红色粟粒大小丘疹，自觉瘙痒明显。后逐渐发展至面部、四肢，可见散在红色丘疹，米粒大小，以腘窝、肘窝、腋窝为主，后形成红斑，搔抓后大量渗出。9 天前，面部出现红色水疱，米粒大小，伴瘙痒及大量渗出。5 天前于外院就诊，体温 40 ℃，血常规：WBC 14.53×10^9/L，中性粒细胞 10.92×10^9/L，淋巴细胞 1.43×10^9/L，考虑"特应性皮炎合并感染"，给予头孢呋辛酯静脉输注，抗组胺药、盐酸莫西沙星片口服及糠酸莫米松等外用药物治疗，皮损、发热均未控制。3 天前，于北京协和医院门诊就诊，复查血常规：WBC 11.46×10^9/L，

中性粒细胞 7.71×10^9/L，嗜酸性粒细胞 0.84×10^9/L，考虑"特应性皮炎合并感染"，给予克拉霉素片 250 mg（口服，bid），硼酸洗液及硼锌糊外用药物治疗，现热退，躯干、四肢皮损好转。现为进一步诊治收入北京协和医院皮肤科病房。

既往史：过敏性鼻炎 5 年，已愈。

家族史：父母均患过敏性鼻炎，母亲患哮喘。

体格检查：一般情况良好，全身浅表淋巴结未触及肿大。面部、耳后密集粟粒大小红色丘疱疹，伴大量结痂，左侧眼睑红肿，伴少量渗出（图 35-1）。躯干、四肢可见散在暗红色斑片，以腘窝、肘窝、腋窝为主，部分融合，可见散在抓痕，胸部散在绿豆大小红丘疹，全身皮肤干燥。

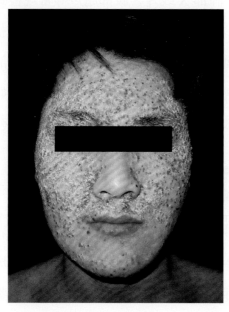

图 35-1　面部多发较一致的红色丘疱疹，直径 2 ～ 3 mm，表面黄色结痂，左侧眼睑红肿，伴少量渗出

[图片出处：赵文玲，任荣鑫，贾力. 成人 Kaposi 水痘样疹 1 例. 中国皮肤性病学杂志，2015，29（2）：181-182.]

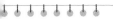 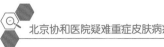

📋 住院医师查房

本例患者为青年男性，主要以面部水疱，全身红斑、丘疹伴瘙痒为主。本例患者诊断主要从两个方面考虑：一是全身红斑丘疹、红斑伴瘙痒；二是面部水疱。根据全身红斑、丘疹，屈侧为著，全身皮肤干燥及患者与双亲的特应性疾病史，根据 Williams 诊断标准，可明确诊断特应性皮炎。近日出现面部密布粟粒大小水疱、丘疱疹，并伴随发热，白细胞、中性粒细胞升高，首先考虑合并皮肤感染。根据辅助检查倾向于细菌感染，但皮损特点更符合疱疹病毒感染。

下一步诊疗计划：完善常规检查，如血、尿常规，肝、肾功能，凝血指标，肺部 X 线片，腹部超声等常规检查，完善感染相关检查及血 IgE 检查。诊疗方面：全身治疗以口服抗组胺药为主，腰背部及四肢面积较大，应保湿和对症治疗，颈部皮疹肥厚，应外用糖皮质激素。皮疹尽量避免一切外来刺激，如避免搔抓及热水刺激等。面部保持清洁、干燥。向上级医师汇报病情。

📋 主治医师查房

患者青年男性，成年起病，急性发作。临床表现为躯干、四肢红斑、丘疹伴瘙痒，面部疱疹伴结痂。全身红斑、丘疹方面，根据 Williams 标准，诊断考虑成人特应性皮炎。鉴别诊断上主要需要与非特应性湿疹、慢性单纯性苔藓、嗜酸性粒细胞增多性皮病等相鉴别。本例患者及直系亲属均有特应性疾病病史，皮损特点符合特应性皮炎表现，可进一步完善 IgE 检查，以排除非特应性湿疹。慢性单纯性苔藓表现为苔藓样变及多角形扁平丘疹，无个人和家族遗传过敏史，皮损表现与本例患者不符。嗜酸性粒细胞增多性皮病外周血嗜酸性粒细胞持续增高,绝对计数＞1.5×10^9/L，大于6个月，本例患者嗜酸性粒细胞计数轻度升高，且病程仅23天，未达到嗜酸性粒细胞增多性皮病的诊断标准，且目前治疗有效，可定期检查嗜酸性粒细胞情况，进一步排除。面部疱疹考虑 Kaposi 水痘样疹（Kaposi varicelliform eruption，KVE）。Kaposi 水痘样疹常在特应性皮炎或其他皮肤病损害基础上，突然发生脐窝状水泡样皮疹，并以单纯疱疹病毒（herpes simplex virus，HSV）-1 感染最常见。本例患者病情变化符合该病，可进一步完善血清单纯疱疹病毒抗体检查。目前特应性皮炎逐渐好转，治疗上以抗病毒治疗为主，予盐酸伐昔洛韦 0.5 g（tid）口服，同时保持眼部清洁，预防感染。

📋 主任医师查房

住院医师补充病史资料。

入院后完善相关检查。T-IgE 2652 KU/L。全血细胞分析：NEUT% 45.3%，EOS% 13%，EOS# 0.91×10^9/L。单纯疱疹病毒抗体4项：HSV-1-IgG 阳性（6.52）。凝血、血沉、血脂、输血8项、便隐血、胸部正侧位、腹部 B 超均无异常。

📋 主任医师总结病例特点

患者青年男性，急性发病，表现为在红斑、丘疹基础上出现疱疹，伴有发热。根据病史、临床表现及实验室检查，首先考虑 Kaposi 水痘样疹、特应性皮炎。Kaposi 水痘样疹的基础皮肤病大多是特应性皮炎，偶尔可发生于脂溢性皮炎、脓疱疮、疥疮、落叶型天疱疮或其他炎症性皮肤病。此外，还应与以下疾病鉴别：① EB 病毒感染。EB 病毒是一种普遍存在的人类疱疹病毒，可引起一系列疾病，最常见的是传染性单核细胞增多症。好发于 17～25 岁青少年，EB 病毒感染多侵犯人黏膜上皮和 B 淋巴细胞，与本例患者皮损特点不符。②大疱性系统性红斑狼疮。该病为红斑狼疮的特殊类型，极为少见，可在红斑狼疮皮疹上出现水疱。组织病理提示真皮乳头以中性粒细胞为主的细胞浸润和微脓肿。本例患者未见红斑狼疮的典型皮损，且水疱集中于面部，与该病不符，可完善免疫学筛查进一步排除。③ MF。为原发性 T 细胞淋巴瘤最常见的类型，多好发于老年人，但儿童及青少年均可发病，男性多见。早期可表现为大小不等的红斑伴轻度脱屑，好发于臀部、躯干和四肢的非暴露部位。本例患者在面部及四肢暴露部位均有皮疹，必要时可完善皮肤病理进行鉴别。治疗方面，继续以抗病毒、预防继发感染为主，患者应当隔离以避免传染。同意当前治疗，根据病情调整用药。

📋 诊断

Kaposi 水痘样疹，特应性皮炎。

📋 诊疗经过

入院后给予盐酸西替利嗪片 10 mg（qd）、酮替芬 1 mg（qn）、

笔记

盐酸伐昔洛韦片 0.5 g（bid）口服。耳后用硼酸溶液湿敷，眼部用阿昔洛韦滴眼液，面部用硫酸新霉素软膏祛痂后喷昔洛韦乳膏涂抹，全身涂抹白凡士林保湿。治疗 4 天后面部皮损明显好转（图 35-2），但躯干、四肢瘙痒未缓解，改用盐酸苯海拉明乳膏。治疗 7 天后皮疹基本消退（图 35-3），出院后门诊治疗。

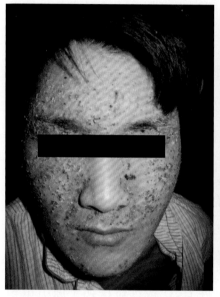

图 35-2　治疗 4 天后皮损明显好转
[图片出处：赵文玲，任荣鑫，贾力.成人 Kaposi 水痘样疹 1 例.中国皮肤性病学杂志，2015，29（2）：181-182.]

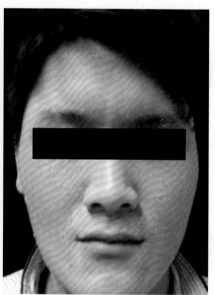

图 35-3　治疗 7 天后皮损基本消退
[图片出处：赵文玲，任荣鑫，贾力.成人 Kaposi 水痘样疹 1 例.中国皮肤性病学杂志，2015，29（2）：181-182.]

📋 病例讨论

　　Kaposi 水痘样疹又称疱疹性湿疹，其特点为在特应性皮炎或其他皮肤病损害基础上，突然发生脐窝状水疱样皮疹，可由 HSV、牛痘病毒、天花病毒及柯萨奇 A16 病毒感染引起，其中以 HSV-1 感染最常见。研究发现，丝聚蛋白及紧密连接闭合蛋白减少使皮肤屏障功能受损及干扰素、抗菌肽减少导致的固有免疫应答减弱；Th₂型免疫反应占主导、调节性T细胞水平异常导致适应性免疫应答异常等多因素共同参与了本病的发病。本病多见于婴幼儿，成年人发病率较低，故临床上易被忽略和误诊。当患者并发多种内科疾病，如皮肌炎或近期感染或免疫功能低下时，皮疹使患者皮肤屏障功能破坏。糖尿病也可促使本病的发生，因此临床医师在诊治这类型的患者时，应注意观察患者的皮肤改变，警惕Kaposi水痘样疹的发生。本例患者全身瘙痒、干燥、屈侧皮肤受累，既往有过敏性鼻炎病史，父母均患过敏性鼻炎，母亲患哮喘，根据Williams诊断标准诊断为特应性皮炎明确。在特应性皮炎的基础上，患者面部突发散在大小均一的疱疹，血清学证实既往有HSV感染病史，也曾有发热病史，符合Kaposi水痘样疹的诊断。HSV的隐性感染比有症状和体征的感染更常见，单纯依靠临床表现做出的诊断只能发现HSV感染病例的20%左右，而大部分感染者被漏诊。在原发性HSV感染机体约1周内出现HSV、IgM抗体，10～20天时达到高峰，随后逐渐下降。治疗上以抗病毒、预防细菌感染为主，同时应注重预防，患有湿疹、异位性皮炎等皮肤病的儿童和成人，近期不要接种疫苗，也不要与HSV感染者接触，已患本病者应当隔离，以避免传染。阿昔洛韦对HSV、水痘-带状疱疹病毒、EB病毒、巨细胞病毒均有抑制作用，但口服生物利用率较低。伐昔洛韦为阿昔洛韦的前体药物，在阿昔洛韦结构上添加了L-缬氨酸，其水溶性较阿昔洛韦提高了150倍，口服能迅速被人体吸收，其生物利用度可达65%，

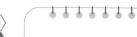

是阿昔洛韦的 3 ～ 4 倍。成人 Kaposi 水痘样疹患者使用伐昔洛韦 5 天时皮损可基本消退。

（作者：赵文玲，贾力，李丽；审校：左亚刚，王涛）

参考文献

1. FUJII M，TAKAHASHI I，HONMA M，et al. Kaposi's varicelliform eruption presenting with extensive skin lesions and sepsis. J Dermatol，2017，44（10）：1180-1181.

2. 孟慧敏，谢立夏，蒋存火. 成人面部 Kaposi 水痘样疹 1 例. 皮肤病与性病，2018，40（5）：747-748.

3. WANG W L，LI H Y，ZHANG M S，et al. Thymic stromal lymphopoietin：a promising therapeutic target for allergic diseases. Int Arch Allergy Immunol，2013，160（1）：18-26.

4. 汤建萍. 儿童单纯疱疹病毒感染血清学检查分析. 第三届中南地区皮肤性病学术会议论文集，2006：77-79.

5. 孙嫦娥. Kaposi 水痘样疹 1 例. 中国皮肤性病学杂志，2005，19（4）：239.

6. 王建才，王爱平. 成年 Kaposi 水痘样疹 1 例. 临床皮肤科杂志，2013，42（4）：245-246.

附录 1 中英文对照表

中文名称	英文全称	英文缩写
间接免疫荧光	indirect immunofluorescence	IIF
寻常型天疱疮	pemphigus vulgaris	PV
桥粒芯糖蛋白	desmoglein	Dsg
脉搏	pulse	P
呼吸	respiration	R
血压	blood pressure	Bp
脉搏血氧饱和度	pulse oxygen saturation	SpO_2
白细胞计数	white blood cell count	WBC
中性粒细胞比例	neutrophil ratio	NEUT%
中性粒细胞绝对值	neutrophil	NEUT#
血红蛋白	hemoglobin	Hb
嗜酸性粒细胞百分比	percentage of eosinophils	EOS%
血小板计数	platelet count	PLT
白蛋白	albumin	Alb
谷丙转氨酶	alanine aminotransferase	ALT
总胆红素	total bilirubin	TBil
肌酐	creatinine	Cre
肌酸激酶	creatine kinase	CK
直接免疫荧光	direct immunofluorescence	DIF
免疫球蛋白 G	immunoglobulin G	IgG
静脉注射人免疫球蛋白	human immunoglobulin for intravenous injection	IVIG
肿瘤坏死因子	tumor necrosis factor	TNF
免疫球蛋白 E	immunoglobulin E	IgE

（续表）

中文名称	英文全称	英文缩写
超广谱 β- 内酰胺酶	extended-spectrum beta-lactamase	ESBL
Stevens-Johnson 综合征	Stevens-Johnson syndrome	SJS
副肿瘤性天疱疮	paraneoplastic pemphigus	PNP
扁平苔藓	lichen planus	LP
尿隐血	urine occult blood	BLD
隐血试验	occult blood test	OBT
总蛋白	total protein	TP
超敏 C 反应蛋白	hypersensitive C-reactive protein	hsCRP
红细胞沉降率	erythrocyte sedimentation rate	ESR
白细胞介素	interleukin	IL
桥粒芯胶粘蛋白	desmosome core adhesive protein	DSC
包斑蛋白	envoplakin	—
周斑蛋白	periplakin	—
α-2 巨球蛋白样蛋白 1	α-2-macroglobulin-like protein 1	—
结核感染 T 细胞斑点试验	T cell spot test of tuberculosis infection	T-SPOT.TB
肉芽肿性蕈样肉芽肿	granulomatous mycosis fungoides	GMF
蕈样肉芽肿	mycosis fungoides	MF
肉芽肿性皮肤松弛症	granulomatous slack skin	GSS
补骨脂素联合长波紫外线	psoralen plus ultraviolet-A light	PUVA
干扰素	interferon	IFN
匐形性回状红斑	erythema gyratum repens	EGR
离心性环状红斑	erythema annulare centrifugum	EAC
亚急性皮肤型红斑狼疮	subacute cutaneous lupus erythematosus	SCLE
嗜酸性粒细胞性环状红斑	eosinophilic annular erythema	EAE

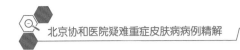

（续表）

中文名称	英文全称	英文缩写
坏死松解性游走性红斑	necrolytic migratory erythema	NME
抗中性粒细胞胞质抗体	antineutrophil cytoplasmic antibody	ANCA
结核菌纯蛋白衍生物试验	pure protein derivative test	PPD
可提取性核抗原	extractable nuclear antigen	ENA
鲍温病	Bowen's disease	BD
基底细胞癌	basal cell carcinoma	BCC
鳞状细胞癌	squamous cell carcinoma	SCC
Paget 样鲍温病	Pagetoid Bowen's disease	PBD
原位恶性黑色素瘤	malignant melanoma in situ	MIS
乳房外 Paget 病	extramammary Paget's disease	EMPD
皮肤鳞状细胞癌	cutaneous squamous cell carcinoma	cSCC
人乳头瘤病毒	human papilloma virus	HPV
体表面积	body surface area	BSA
乳酸脱氢酶	lactate dehydrogenase	LDH
Sézary 综合征	Sézary syndrome	SS
体外光分离置换疗法	extracorporeal photopheresis	ECP
皮肤定向治疗	skin-directed therapy	SDT
谷氨酰转肽酶	gamma-glutamyltranspeptidase	GGT
快速血浆反应素环状卡片试验	rapid plasma reagin circle card test	RPR
梅毒螺旋体颗粒凝集试验	treponema pallidum particle agglutination test	TPPA
皮肤淋巴管型孢子丝菌病	lymphocutaneous sporotrichosis	LS
边缘离心性角化棘皮瘤	keratoacanthoma centrifugum marginatum	KCM
5- 氟尿嘧啶	5-fluorouracil	5-FU

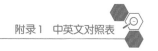

（续表）

中文名称	英文全称	英文缩写
淋巴细胞百分比	lymphocyte percentage	LY%
前白蛋白	prealbumin	PA
高密度脂蛋白胆固醇	high density liptein cholesterol	HDL-C
总免疫球蛋白E	total immunoglobulin E	T-IgE
躺椅征	deck-chair sign	—
丘疹性红皮病	papuloerythroderma	—
霍夫曼征	Hoffmann's sign	—
先天性黑色素细胞痣	congenital melanocytic nevi	CMN
神经皮肤黑变病	neurocutaneous melanosis	NCM
世界卫生组织	World Health Organization	WHO
欧洲癌症研究和治疗组织	The European Organization for Reasearch and Treatment of Cancer	EORTC
体温	temperature	T
泛发性脓疱型银屑病	generalized pustular psoriasis	GPP
寻常型银屑病	psoriasis vulgaris	PsV
急性泛发性发疹性脓疱病	acute generalized exanthematous pustulosis	AGEP
角层下脓疱性皮肤病	subcorneal pustular dermatosis	SPD
天冬氨酸氨基转移酶	aspartate aminotransferase	AST
淋巴细胞计数	lymphocyte	LY#
嗜酸性粒细胞绝对值	absolute eosinophil count	EOS#
药物超敏反应综合征	drug induced hypersensitivity syndrome	DIHS
伴嗜酸性粒细胞增多和系统症状的药疹	drug rash with eosinophilia and systemic symptoms	DRESS
人类疱疹病毒	human herpes virus	HHV
传染性单核细胞增多症	infectious mononucleosis	IM

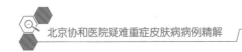

（续表）

中文名称	英文全称	英文缩写
抗链球菌溶血素 O	antistreptolysin O	ASO
巨细胞病毒	cytomegalovirus	CMV
碱性磷酸酶	alkaline phosphatase	ALP
乳酸脱氢酶	lactate dehydrogenase	LD
抗核抗体	antinuclear antibody	ANA
降钙素原	procalcitonin	PCT
中毒性表皮坏死松解症	toxic epidermal necrolysis	TEN
葡萄球菌性烫伤样皮肤综合征	staphylococcal scalded skin syndrome	SSSS
凋亡相关因子配体	factor-related apoptosis ligand	FasL
大疱性类天疱疮	bullous pemphigoid	BP
双链脱氧核糖核酸	—	dsDNA
疱疹样天疱疮	herpetiform pemphigus	HP
噬血细胞综合征	hemophagocytic syndrome	HPS
皮下脂膜炎样 T 细胞淋巴瘤	subcutaneous panniculitis like T-cell lymphoma	SPTCL
嗜酸性粒细胞增多症	hypereosinophilic dermatitis	HED
特应性皮炎	atopic dermatitis	AD
皮肤 T 细胞淋巴瘤	cutaneous T cell lymphoma	CTCL
嗜酸性粒细胞增多综合征	hypereosinophilic syndrome	HES
活化部分凝血活酶时间	activated partial thromboplastin time	APTT
大疱性红斑狼疮	bullous systemic lupus erythematosus	BSLE
系统性红斑狼疮	systemic lupus erythematosus	SLE
获得性大疱性表皮松解症	epidermolysis bullosa acquisita	EBA
线状 IgA 大疱性皮病	linear IgA bullous dermatosis	LABD

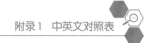

（续表）

中文名称	英文全称	英文缩写
正电子发射断层 -X 线计算机断层组合系统	positron emission tomography-computed tomography	PET-CT
酶联免疫吸附试验	enzyme linked immunosorbent assay	ELISA
淋巴瘤样丘疹病	lymphomatoid papulosis	LyP
原发性皮肤间变性大细胞淋巴瘤	primary cutaneous anaplastic large cell lymphoma	PC-ALCL
系统性间变性大细胞淋巴瘤	anaplastic large cell lymphoma	ALCL
上皮膜抗原	epithelial membrane antigen	EMA
间变性淋巴瘤激酶	anaplastic lymphoma kinase	ALK
单核细胞百分比	monocyte	MONO%
红细胞计数	red blood cell	RBC
空腹血糖	—	Glu
游离脂肪酸	free fat acid	FFA
彩色多普勒血流显像	color Doppler flow imaging	CDFI
血管紧张素转换酶	angiotensin-converting enzyme	ACE
红细胞压积	hematocrit	HCT
红细胞平均血红蛋白浓度	mean corpuscular hemoglobin concentration	MCHC
三项尿素	—	Urea
凝血酶原时间	prothrombin time	PT
淀粉酶	amylase	AMY
人类嗜 T 淋巴细胞病毒	human T-cell lymphotropic virus	HTLV
纤维蛋白原定量	—	Fbg
长波紫外线	ultraviolet A	UVA
中波紫外线	ultraviolet B	UVB
甲型流感病毒抗原	—	FluA-Ag

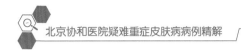

（续表）

中文名称	英文全称	英文缩写
粒细胞单核细胞吸附分离技术	granulocyte and monocyte apheresis	GMA
环状脓疱型银屑病	circinate and annular pustular psoriasis	—
扁平苔藓样角化病	lichen planus-like keratosis	LPLK
慢性苔藓样角化病	keratosis lichenoides chronica	KLC
扁平苔藓样药疹	lichenoid drug eruptions	LDE
微肌病性皮肌炎	hypomyopathic dermatomyositis	HDM
红斑狼疮	lupus erythematosus	LE
急性皮肤型红斑狼疮	acute cutaneous lupus erythematosus	ACLE
慢性皮肤型红斑狼疮	chronic cutaneous lupus erythematosus	CCLE
盘状红斑狼疮	discoid lupus erythematosus	DLE
游离三碘甲状腺原氨酸	free triiodothyronine	FT_3
游离甲状腺素	free thyroxine	FT_4
促甲状腺素	thyroid stimulating hormone	TSH
胫前黏液性水肿	pretibial myxedema	PTM
国际皮肤淋巴瘤协会	International Society for Cutaneous Lymphomas	ISCL
全身皮肤电子束治疗	total skin electron beam therapy	TSEBT
疾病特异性生存期	disease-specific survival	DSS
原发皮肤弥漫大 B 细胞淋巴瘤，腿型	primary cutaneous diffuse large B-cell lymphoma，leg type	PCDLBCL-LT
原发性皮肤滤泡中心淋巴瘤	primary cutaneous follicle center lymphoma	PCFCL
弥漫大 B 细胞淋巴瘤	diffuse large B-cell lymphomas	DLBCL
淋巴瘤样肉芽肿	lymphomatoid granulomatosis	LyG
浆母细胞性淋巴瘤	plasmablastic lymphoma	PBL
完全缓解	complete response	CR

（续表）

中文名称	英文全称	英文缩写
原发皮肤边缘区 B 细胞淋巴瘤	primary cutaneous marginal zone lymphoma	PCMZL
类风湿关节炎	rheumatoid arthritis	RA
系统性硬化症	systemic sclerosis	SSc
类风湿因子	rheumatoid factor	RF
胸部高分辨率 CT	high-resolution CT of the chest	HRCT
美国风湿病学会	American College of Rheumatology	ACR
欧洲抗风湿病联盟	European League Against Rheumatism	EULAR
嗜中性皮肤病	neutrophilic dermatosis	ND
结缔组织疾病	connective tissue diseases	CTD
抗 -p200（层粘连蛋白 γ-1）类天疱疮	anti-p200/laminin γ1 pemphigoid	—
国际标准化比值	international normalized ratio	INR
疱疹样皮炎	dermatitis herpetiformis	DH
转化生长因子	transforming growth factor	TGF
人类白细胞抗原	human leukocyte antigen	HLA
小斑块状副银屑病	small plaque parapsoriasis	SPP
大斑块状副银屑病	large plaque parapsoriasis	LPP
毛发红糠疹	pityriasis rubra pilaris	PRP
梅毒螺旋体抗体	treponema pallidum antibody	TP-Ab
亲毛囊性蕈样肉芽肿	folliculotropic mycosis fungoides	FMF
Kaposi 水痘样疹	Kaposi varicelliform eruption	KVE
单纯疱疹病毒	herpes simplex virus	HSV

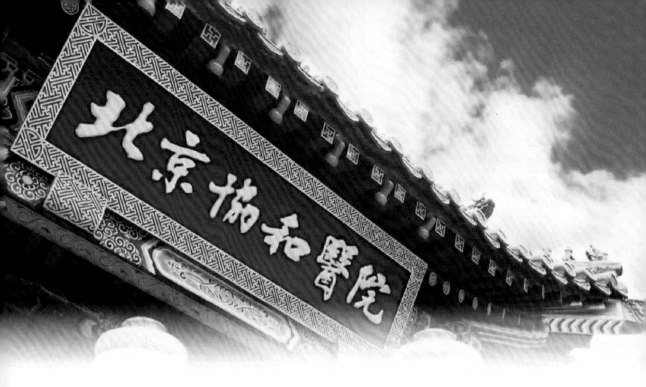

附录2 北京协和医院皮肤科简介

北京协和医院是一所集医疗、科研、教学为一体的大型综合医院，建于1921年，由洛克菲勒基金会创办，建院之初就志在"建成亚洲最好的医学中心"，现今是国家卫生健康委员会指定的全国疑难重症诊治指导中心，也是最早承担高干保健和外宾医疗任务的医院之一，以学科齐全、技术力量雄厚、特色专科突出、多学科综合优势强大享誉海内外。

北京协和医院创立了"三基""三严"的现代医学教育理念，

形成了以"教授、病案、图书馆"著称的协和"三宝",培养造就了张孝骞、林巧稚、曾宪九、黄家驷等一代医学大师和多位中国现代医学的领军人物,并向全国输送了大批的医学管理人才。先后被评为"全国文明单位""全国创先争优先进基层党组织""全国卫生系统先进集体""首都卫生系统文明单位""最受欢迎三甲医院",荣获全国五一劳动奖章。在复旦大学医院排行榜中连续11年名列第一位。

1869年,英国医生John Dudgeon于北京施医院(北京协和医院前身)设立皮肤科,这是我国最早的皮肤病治疗机构。1922年,时任北京协和医学院董事会秘书的Roger S. Greene邀请Chester North Frazier(1892—1973年)来华组建协和医院皮肤梅毒科,是北京协和医院最早成立的科室之一。1933年,Frazier聘用当年以优秀成绩从协和医学院毕业的李洪迥(1908—1993年)医生任住院医师,李洪迥医生在青年时期即在临床和研究领域显示出超群的实力。1941年,太平洋战争爆发,日军占领协和医院,皮肤科被迫停办。1950年冬,李洪迥医生重新被聘为协和医院皮肤科教授兼主任,肩负着重建协和皮肤科的重任。1951年9月9日,中华医学会北京分会皮肤花柳科学会成立,李洪迥教授任主任委员。1957年12月,奉卫生部令,北京皮肤性病研究所划归中国医学科学院建制,易名"中国医学科学院皮肤性病研究所",同时,李洪迥教授调该所任副所长,北京协和医院皮肤科有留守医生王定邦大夫等。1960年,李洪迥教授第三次重建北京协和医院皮肤科,先后有周光霁教授、陈锡唐教授加入,从上海医科大学分配来朱文元、冯澍芳、王家璧等医生，科室工作逐渐步入正轨，开设了多项专病门诊（如性传播疾病、硬皮病、红斑狼疮、银屑病、大疱病等）。1985 年，李洪迥教授退休，此后分别由周光霁教授、王家璧教授、王宝玺教授、孙秋宁教授、晋红中教授担任皮肤科主任。

北京协和医院皮肤科现任主任晋红中教授兼任中国医师协会皮肤科医师分会副会长、中国医疗保健国际交流促进会皮肤科分会主任委员、中国罕见病联盟 / 北京罕见病诊疗与保障学会皮肤罕见病专业委员会主任委员，带领北京协和医院皮肤科在专科建设方面成绩卓著，已成为我国专业技术名列前茅的科室，多个亚专业达到国内领先水平。

北京协和医院皮肤科现有工作人员 53 人：正教授 9 人，副教授 9 人，主治医师 11 人；博士研究生导师 7 人，硕士研究生导师 4 人。目前开设了性病，皮肤组织病理，皮肤无创检测，免疫性皮肤病（自身免疫性疾病、银屑病、大疱病、硬皮病、白癜风、血管炎等），皮肤美容，皮肤外科治疗，过敏性疾病，皮肤肿瘤等亚专业。日均门诊量 1000 人次以上，年门诊总量 30 多万人次。可用病床位数 20 张，年收治患者数 400 余人次。

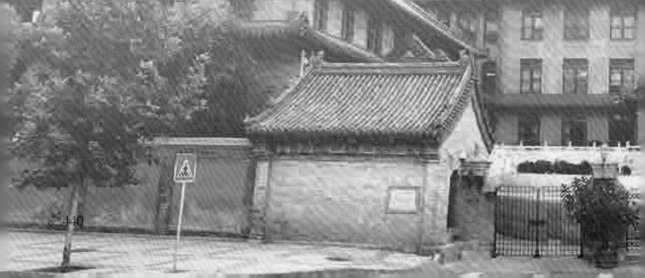